W0257707

W. Schäberle   **Interventionelle Sonographie**

Springer

Berlin
Heidelberg
New York
Barcelona
Hongkong
London
Mailand
Paris
Singapur
Tokio

Wilhelm Schäberle

Interventionelle Sonographie

Mit 110, zum Teil farbigen Abbildungen
in 308 Einzeldarstellungen und 16 Tabellen

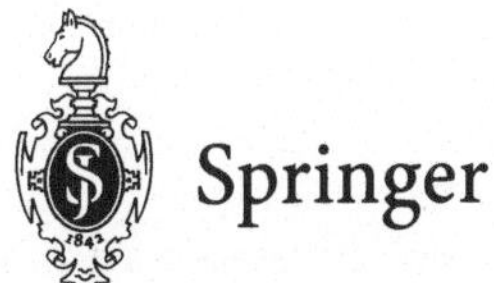

Springer

Dr. med. Wilhelm Schäberle
Allgemeinchirurgische Klinik
Visceral-, Gefäß- und Thoraxchirurgie
Klinik am Eichert
Eichertstr. 3, 73035 Göppingen

ISBN-13:978-3-642-64066-7   Springer Verlag Berlin Heidelberg New York

Die Deutsche Bibliothek – CIP-Einheitsaufnahme
Schäberle, Wilhelm:
Interventionelle Sonographie / Wilhelm Schäberle. – Berlin ; Heidelberg ;
New York ; Barcelona ; Hongkong ; London ; Mailand ; Paris ; Singapur ;
Tokio : Springer, 2000
ISBN-13:978-3-642-64066-7   e-ISBN-13:978-3-642-59646-9
DOI: 10.1007/978-3-642-59646-9

Springer-Verlag ist ein Unternehmen
der Fachverlagsgruppe BertelsmannSpringer.
© Springer-Verlag Berlin Heidelberg 2000
Softcover reprint of the hardcover 1st edition 2000

Einbandgestaltung: E. Kirchner, Heidelberg
Satz: Fotosatz-Service Köhler GmbH, Würzburg

Gedruckt auf säurefreiem Papier   SPIN 10667901   21/3135/op 5 4 3 2 1 0

Vorwort

Die Sonographie ist fächerübergreifend das primäre bildgebende Verfahren nach der klinischen Untersuchung und für die weitere Diagnostik wie auch Therapie wegweisend. Vorteile der Methode sind die fehlende Invasivität, jederzeitige Wiederholbarkeit und Kostengünstigkeit. Mit zunehmender technischer Verbesserung lassen sich immer präziser auch kleine herdförmige Veränderungen von parenchymatösen Organen oder auch Lymphome in frühen Stadien diagnostizieren. Obwohl sonomorphologisch Rückschlüsse auf die Dignität der tumorösen Veränderung gezogen werden können, verbleibt eine erhebliche Grauzone, die einer weiteren Abklärung bedarf. Für das weitere therapeutische Procedere ist eine eindeutige Diagnose (maligne oder benigne) notwendig; das differenzierte chemotherapeutische Vorgehen bei Lymphomen und einigen Carcinomen wie auch insbesondere bei nicht mehr kurativ resezierbaren Carcinomen erfordert eine genaue histologische Differenzierung der Subtypen. Die Steuerung einer gezielten perkutanen Biopsie durch bildgebende Verfahren zur Klassifizierung von Raumforderungen ersetzt die Probelaparotomie, Probethorakotomie beziehungsweise Probefreilegung von Tumoren, wobei dem Patient ein operativer Eingriff erspart bleibt. Für die Steuerung der perkutanen Punktion steht neben der Sonographie die Computertomographie als bildgebendes Verfahren zur Verfügung, wobei der Ultraschall Vorzüge hat, weil dieses Verfahren kostengünstiger ist, eine kontinuierliche Verlaufskontrolle beim Punktionsvorgang erlaubt und schräge Punktionsrichtungen zur Umgehung von bestimmten Organen einfach durchführbar sind.

Im Streben um „minimal invasiv" ist die ultraschallgesteuerte Intervention sicherlich der minimalste unter den invasiven Eingriffen. Neben den diagnostischen Eingriffen bieten sich auch therapeutische Ansätze: Die ultraschallgesteuerte Drainage von Flüssigkeitsansammlungen ist vor allem in der Chirurgie bei postoperativen Abszessen, aber auch in der inneren Medizin, z. B. bei Leberabszessen oder Pleurempyemen, eine nicht mehr wegzudenkende Methode. Die Leber zeigt sich als „Organ der Wahl" für perkutane Interventionen, z. B. bei der Therapie von Leberzysten oder den primären Leberzellcarcinomen.

Die komplikationsarme und den Patienten wenig belastende Methode ist zusätzlich auch kostengünstig, die meisten diagnostischen und therapeutischen, perkutanen Interventionen sind auch ambulant durchführbar.

Für den Chirurgen, Internisten und interventionell tätigen Radiologen bietet die ultraschallgesteuerte Intervention somit eine Fortführung der diagnostischen Möglichkeiten durch die Sonographie mit relativ einfachen Mitteln sowie weiterführende therapeutische Ansätze für ausgewählte Krankheiten. Organspezifisch zeigen sich dabei allerdings in der Diagnostik je nach Tumorbiologie Vor- und Nachteile, bzw. Grenzen der diagnostischen Punktion. Durch den Einsatz von großlumigeren Stanzbiopsien können Grenzen aufgehoben werden, die durch die diagnostische Unsicherheit bei der Aspirationszytologie mit zum Teil mangelnder Ausbeute entstanden sind. Dazu muss die Methode jedoch soweit beherrscht sein, dass Organe auf dem Punktionsweg sicher nicht verletzt werden. Wichtiges Anliegen im Buch ist es, bei Bewertung der Methode auf die Risiken einzugehen und in studienfundierten Ergebnissen die Vor- und Nachteile der unterschiedlichen ultraschallgesteuerten Interventionen darzustellen. Wie schon die Sonographie an sich, wird weiterführend die interventionelle Sonographie in der Hand des diagnostisch und therapeutisch tätigen Arztes als Fortsetzung der klinischen Untersuchung mit technischen Mitteln verstanden.

Die für die interventionelle Sonographie relevanten Organe werden in sieben Kapiteln abgehandelt. In jedem Kapitel folgt dem Abschnitt über Indikation und Wertigkeit der ultraschallgesteuerten Intervention ein Unterkapitel über technisches Vorgehen mit speziellen Tipps, Tricks und Komplikationsmöglichkeiten, bezogen auf das jeweilige Organ. Im anschließenden Atlasteil wird für das jeweilige Kapitel das ultraschallgesteuerte Vorgehen reich bebildert und detailliert bei bestimmten Krankheitsbildern an den unterschiedlichen Organen dargestellt. Computertomographische Vergleichsabbildungen und histologische Befundabbildungen erhöhen die Anschaulichkeit. In den Fallbeispielen soll speziell auf die Möglichkeiten der interventionellen Sonographie sowie auf Therapieverläufe eingegangen werden.

Bei Herrn PD Dr. Bürkle möchte ich mich für die Auswahl und Beurteilung der histologischen Befundabbildungen bedanken, die die Möglichkeiten der Stanzbiopsie an verschiedenen Organen illustrieren. Frau G. Rieker, Frau B. Sihler und insbesondere Frau E. Stieger danke ich für die Durchführung der Schreibarbeiten bei der Erstellung des Manuskriptes sowie Frau R. Mütschele für die Herstellung von Fotoarbeiten.

Weiterhin möchte ich dem Springer-Verlag, insbesondere Frau Zech und Frau Dr. Heilmann für die hervorragende Zusammenarbeit sowie die konstruktive Unterstützung danken.

Mein besonderer Dank gilt Herrn Prof. Dr. med. R. Eisele für die Förderung der Sonographie in der Chirurgischen Abteilung sowie die wertvollen Ratschläge. Ihm sei dieses Buch zu seinem 60. Geburtstag gewidmet.

Göppingen, im Mai 2000 Wilhelm Schäberle

Inhaltsverzeichnis

1 Ultraschallgesteuerte interventionelle Maßnahmen

1.1 Einleitung

Die Sonographie hat sich zu einer diagnostischen Methode in allen Bereichen der Medizin entwickelt, die bedingt durch ihre universelle Einsetzbarkeit, Kostengünstigkeit und fehlende Invasivität nicht mehr ersetzbar ist. Die Entwicklung von Ultraschallgeräten und Sondentechnik ermöglicht es, immer weitere Körperregionen sonographisch zu erschließen. So können methodisch bedingte Einschränkungen umgangen werden, wie transösophagial die Beurteilung des hinteren Mediastinums, das transkutan durch Luftüberlagerung des Lungengewebes nicht einsehbar ist. Durch den breiten Einsatz der Sonographie wird es notwendig, zufällig oder gezielt aufgefundene pathologische Veränderungen zu charakterisieren. Sonomorphologisch lassen sich solide und flüssige Strukturen zwar mit großer Sicherheit unterscheiden; zwischen maligner oder benigner Läsion, seröser oder infizierter Flüssigkeit kann nur anhand indirekter Kriterien und mit großer Unsicherheit differenziert werden. Daraus entstand das Bestreben ultraschallgesteuert durch Gewebe oder Flüssigkeitsentnahme mit weiterer mikroskopischer Aufarbeitung diagnostisch voranzukommen.

Die perkutane Punktion wurde schon vor Einsatz der bildgebenden Verfahren aufgrund von palpatorischer und perkutorischer Ortung pathologischer Flüssigkeits- oder Gewebeansammlungen eingesetzt. Der Einsatz beschränkte sich jedoch auf oberflächliche Organe (Schilddrüse) oder ausgedehntere Prozesse, wie größere, perkutorisch abgrenzbare Pleuraergüsse (Söderström 1952, Martin et al. 1930). Die Röntgendarstellung ermöglichte Punktionen der Thoraxorgane unter Röntgenkontrolle oder der Niere nach i. v.-Pyelogrammen (Lindblom 1952). Außer Leberblindpunktionen war die diagnostische Punktion von intraabdominellen Organen erst durch die Weiterentwicklung der bildgebenden Verfahren mit genauer Darstellung von Organlokalisation und Organgröße sowie der pathologischen Läsion möglich. Erste sonographisch gesteuerte Punktionen wurden zu Beginn der 70er Jahre durch deutsche, skandinavische und amerikanische Gruppen durchgeführt (Holm et al. 1972; Goldberg und Pollak 1972; Lutz et al. 1973). Aus den Erfahrungen mit der Leberblindpunktion bei diffusen Leberveränderungen wurden ultraschallgesteuert dann Biopsien aus fokalen Leberveränderungen gewonnen (Lutz et al. 1973). Mit zunehmender Verbesserung der Ultraschallauflösung und insbesondere auch der Sondentechnik wurden immer mehr Organe mit den entsprechenden pathologischen Läsionen für die ultraschallgesteuerte Gewebegewinnung zugänglich. So kann heutzutage davon ausgegangen werden, dass prinzipiell eine tumoröse Veränderung, die sonographisch sichtbar ist, auch durch eine Biopsie mit histologischer Aufarbeitung abgeklärt werden kann.

Die hohe Aussagekraft der ultraschallgesteuerten Aspirationszytologie und insbesondere der Schneidbiopsie in der Differenzierung von malignen und benignen Prozessen macht diese zur Methode der Wahl in der Abklärung von zufällig entdeckten oder nach der klinischen Symptomatik gezielt aufgesuchten tumorösen Organveränderungen.

Diagnostische Punktionen/Biopsien

- Leber
  - Dignität fokaler Leberveränderungen
  - Abszess
- Pankreas
  - Tumoröse Veränderung: Dignität, Pankreaskarzinom DD, fokale Pankreatitis
  - Pankreatitis: Nekrosen infiziert
- Intraabdominelle Flüssigkeitsansammlungen
  - Aszites maligne
  - Intraabdomineller Abszess
- Magen/Darm
  - Intramurale Tumoren: Dignität
- Milz
  - Abszess
  - Milztumor: Metastase, Lymphom
- Retroperitoneale Tumoren
  - Organtumor: Dignität
  - Malignes Lymphom
  - Metastase
  - Nebennierenmetastase
- Niere
  - Tumor: Dignität
  - Zyste (eingeblutet, infiziert)
  - Transplantatniere
  - Parenchymerkrankung
- Schilddrüse
  - Kalter Knoten: Dignität
  - Zyste
- Pleura
  - Erguss: Exsudat, Transudat, maligne
  - Tumor: Dignität
- Lunge, Mediastinum
  - Tumor: Dignität
- Weichteile
  - Infizierte Flüssigkeitsansammlung
  - Tumor: Dignität

Neben der Primärtumordiagnostik, in der die Schneidbiopsie mit histologischer Aufarbeitung der Aspirationszytologie bei der Differenzierung verschiedender Malignome überlegen ist, besteht eine weitere Indikation in der Verlaufsbeobachtung nach therapeutischen Interventionen (Chemotherapie) sowie in der Differenzierung von Zweittumoren und Metastasen.

Die Biopsie von Primärtumor und metastasenverdächtigen Arealen kann das therapeutische Procedere vereinfachen und Probelaparotomien vermeiden. Für die ultraschallgesteuerte Tumorbehandlung ergeben sich bisher nur wenige Indikationbereiche. Sie beschränken sich auf die Behandlung des primären Leberzellkarzinoms durch ultraschallgesteuerte Alkoholinjektion. Metastasen der Leber sind hiermit schlechter zu therapieren, hier erscheint die Hochfrequenzhyperthermie mit ultraschallgesteuerter Plazierung der Sonde im Tumor erfolgversprechender zu sein. Die ultraschallgesteuerte Punktion von Flüssigkeitsansammlungen ist diagnostisch wie therapeutisch wegweisend. Sie kann von der diagnostischen Punktion mit Verlaufsbeobachtung (bei Keimfreiheit und Fehlen von malignen Zellen) bis zur therapeutischen Aspiration oder perkutanen Drainage von infizierten Höhlen führen. Das Vorgehen ist bestimmt von der bakteriologischen und zytologischen Aufarbeitung der aspirierten Flüssigkeit.

Therapeutische Punktionen und Drainagen – ultraschallgesteuerte Anwendungsgebiete

● Abszesse (Milz, Leber) retroperitoneal, postoperativ	Punktion, Drainage
● Leberzysten, symptomatisch	Punktion, Sklerosierung
● Gallefistel, Gallenblasenempyem	Punktion, Drainage
● Galleaufstau (Choledochusobstruktion)	PTCD
● Pankreaspseudozysten	Punktion, Drainage (transkutan, gastrozystisch)
● Pankreatitis, infizierte Nekrosen	Drainage
● Aszites (maligne, infiziert)	Punktion, Drainage
● Harnaufstau	perkutane Nephrostomie
● Pleuraerguss, Empyem	Punktion, Drainage
● Perikarderguss	Punktion
● Ösophaguskarzinom, apallisches Syndrom	Gastrostomie
● Leberzellkarzinom	Alkoholinstillation
● Schilddrüsenadenom	Alkoholinstillation
● Hämatom intraabdominell, verflüssigt	Drainage
● Schwangerschaft	Amniozentese, Chorionbiopsie, intrauterine Therapie

---

Wie die Ultraschalluntersuchung selbst sind Möglichkeiten und Risiken der sonographisch gesteuerten Intervention sehr von der Erfahrung des Untersuchers abhängig. So müssen vor sonographisch gesteuerten Punktionen die Läsion und der Punktionsweg in Beziehung zu den umliegenden Strukturen gesetzt und diese eindeutig identifiziert werden. Gefäßstrukturen können durch den Einsatz von farbduplexsonographischen Untersuchungen verifiziert und so ein Blutungsrisiko durch Verletzung größerer Gefäße minimiert werden.

Große Studien belegen die Risikoarmut der Methode (Tabellen 1.1, 1.2). Hervorzuheben ist eine Umfrage der Deutschen Gesellschaft für Ultraschall in der Medizin (DEGUM) 1988. In der Sammelstatistik wurden bei 66397 Punktionen 337 (0,51%) Komplikationen beobachtet, davon 294 (0,44%) leichte Komplikationen, die keiner weiteren Therapie bedurften, und 38 schwere Komplikationen. Fünf Komplikationen (0,0075%) waren mit Todesfolge, davon 4 durch Blutungen einer Feinnadelschneidbiopsie und eine durch eine verschleppte Infektion. Leichte Komplikationen waren:

- Blutungen transkutan, in freie Bauchhöhle oder Tumoreinblutung,
- Schmerzreaktion, peritoneale Reizung,
- Pneumothorax,
- fokale Infektion,
- Pankreatitis.

Seit Einführung der transkutanen (ultraschall- oder computertomographisch gesteuerten) Tumorbiopsie zur Dignitätsbestimmung und Klassifikation des Tumors wurde die mögliche Abschwemmung von Zellen in die Blut- und Lymphbahnen bei der Tumormanipulation oder die Stichkanalmetastasierung

Tabelle 1.1. Komplikationen verschiedener diagnostischer Verfahren im Vergleich. (Mod. nach Rowley u. Cooperberg 1989)

	Komplikationen [%]	Mortalität [%]
Sonographisch gesteuerte Feinnadelpunktion	0,51	0,008
Leberstanzbiopsie	6,0	0,15
Endoskopische Polypektomie	3,5	0,09
Laparoskopische Biopsie	1	0,003
ERCP	3,5	0,001

Tabelle 1.2. Komplikationen der sonographisch gesteuerten Feinnadelpunktionen – Literaturübersicht. (Mod. nach Smith u. Stuckmann 1985)

Autoren	Feinnadelpunktionen [n]	Letalitätsrate [n]	Letalitätsrate [%]	Tumorverschleppung [%]	Tumorverschleppung [h]
Livraghi 1983	11700	1	0,008	2	0,007
Smith 1984	63108	4	0,006	3	0,005
Gebel 1986	2072	2	0,096	–	–
Weiss 1988	66397	5	0,008	2	0,003
Fornari 1990	10766	2	0,018	1	0,009
Noisoe 1990	3500	1	0,028	–	–
Smith 1991	16381	5	0,031	1	0,006

diskutiert. Bei jeder Tumormanipulation kommt es bei einem Teil der Patienten zum Nachweis von einer vermehrten Tumoraussaat (Berg u. Robbins 1962; Spjut 1958). Wie die operative Manipulation führt auch jede manuelle Palpation durch Tumormassage zu einem sog. Tumorzellschauer im Blut. Über die Relevanz dieses Tumorzellschauers für eine Metastasierung wird kontrovers diskutiert (Jonasson 1961; Engell 1959; Roberts 1962; Schmähl 1963). Entscheidend dabei ist sicher die Immunitätslage des Organismus und die freigesetzte Tumorzellzahl. Die kritische Zellzahl wird zwischen 50 und 3000000 Zellen angegeben (Fisher u. Fisher 1959; Freise et al. 1967; Moore 1957). Dabei ist zu bemerken, dass es in Einzelfällen bei bestimmten Tumoren schon durch Palpation des Tumors zu einer erheblichen Tumorzellausschwemmung kommt (Engell 1959; Jonasson et al. 1961; Roberts 1962). Nach diesen Literaturangaben ist das Ansteigen der Tumorzellzahlen nach Feinnadelbiopsie im Vergleich zu den Tumorzellmengen, die ohnehin spontan durch die Perfusion normalerweise aus dem Tumor ausgeschwemmt oder durch intraoperative Palpation freigesetzt werden, eher gering und durchschnittlich ca. 10 %. Nach den Untersuchungsergebnissen verursacht die Zunahme an Tumorzellen im Blut durch Feinnadelpunktion keine Zunahme von Fernmetastasen. Dabei spielt sicherlich auch die Immunlage des Patienten eine entscheidende Rolle. In einer ethisch fragwürdigen Untersuchungsreihe injizierte Southam (1961) bei 35 Tumorpatienten Suspensionen ihres eigenen Tumorgewebes subkutan. Er kam zu dem bemerkenswerten Ergebnis, dass in der Tumorzellverdünnungsreihe lediglich bei 5 von 27 Patienten ein Tumor entstand und nur dann, wenn Tumorzellmengen von 1000000 und mehr appliziert wurden. Die Patienten hatten alle ein fortgeschrittenes Tumorstadium und Southam schloss aus seinen Ergebnissen, dass unter einer Mindestzahl von 100000 Tumorzellen eine Metastasierung nicht zu erwarten ist. Eine Untersuchung von exstirpierten tumorösen Nieren zeigte in mehreren Abstrichen aus dem Stichkanal einer zuvor durchgeführten Feinnadelbiopsie bis zu 200 Tumorzellen (Weiss 1989).

Die Häufigkeit von Stichkanalmetastasierungen wird in zwei größeren Sammelstatistiken mit 0,005 % (Livraghi et al. 1983) und 0,003 % (Weiss 1988) angegeben. In einer Umfrage unter Mitgliedern der Deutschen Gesellschaft für Ultraschall in der Medizin wurden neben anderen Komplikationen auch Metastasen im Stichkanal erfasst. Bei 66397 Punktionen waren in dieser Studie 337 (0,51 %) Komplikationen registriert, darunter 38 (0,057 %) schwerere Komplikationen. In zwei Fällen (0,003 %) kam es zu Metastasen im Stichkanal. Mindestens 13 weitere Fälle einer Stichkanalmetastasierung nach Feinnadelpunktion sind aus der Literatur bekannt (Sammelstatistik Weiss et al. 1989, Habscheid et al. 1990). Die Latenzzeit zwischen Punktion und Tumormanifestation war 2–10 Monate, der Primärtumor war in 7 Fällen ein Pankreaskarzinom, jeweils einmal ein Lungen-, Mamma-, Leber- oder Nierentumor sowie einmal ein Tumor im kleinen Becken. In der Statistik wird angeführt, dass die Tumoren in der überwiegenden Mehrzahl schnellwachsend waren und die schlechte Prognose des Patienten durch die punktionsbedingten Komplikationen nicht beeinflusst wurde. Von einer gewissen Dunkelziffer muss bei der Erfassung von Stichkanalmetastasen ausgegangen werden, weil akut registrierbare Zwischenfälle, wie Schmerzen oder

Blutungen, leichter erkannt werden als eine Tumorverschleppung, die sich oft erst nach Monaten manifestiert.

Die Komplikationsarmut erlaubt es die Indikation zur diagnostischen ultraschallgesteuerten Punktion relativ weit zu stellen.

Unter Berücksichtigung der möglichen Komplikationen soll jedoch die Indikation bei komplizierteren Punktionen enger gestellt werden (Punktionsweg durch Organe, Möglichkeit der Keimverschleppung, Gefäßverletzung) und es muss abgewogen werden, ob die Diagnose durch eine weniger invasive Methode zu sichern ist. Die verbleibende diagnostische Restunsicherheit nichtinvasiver Verfahren (szintigraphische Untersuchung, Computertomographie) und die damit verbundene Strahlenbelastung oder Kontrastmittelexposition sowie der entsprechende Kostenaufwand beeinflussen die Indikation zur ultraschallgesteuerten Punktion im Spannungsfeld der Risikoabwägung. Hohe Wertigkeit in der Risikoabwägung bekommt die ultraschallgesteuerte Intervention auch, wenn dadurch chirurgische Eingriffe (Probelaparotomie oder chirurgische Abszesstherapie) mit höherem Morbiditäts- und Mortalitätsrisiko ersetzt werden können.

1.2 Apparative Ausrüstung und Instrumentarium für die interventionelle Sonographie

1.2.1 Geräteausstattung

Grundvoraussetzung für jede sichere ultraschallgesteuerte Punktion ist eine gute B-Bildauflösung. Die Sondenwahl richtet sich nach der Lokalisation des zu punktierenden pathologischen Befundes. Linear-, Sektor- oder Curved-array-Scanner können zur perkutanen Punktion verwendet werden, für endosonographische Punktionen kommen spezielle intraluminale Sonden zur Anwendung. Für die sonographisch gesteuerten Interventionen hat jeder Scannertyp Vor- und Nachteile.

Linear-array-Scanner. Hohe Bildqualität, gute Führungsmöglichkeiten, erforderliche Schalleintrittsfläche relativ groß, Darmgas lässt sich durch größeren Schallkopf schwer verdrängen, subkostale Schnittführung schwierig.

Phased-array-Scanner. Sektorförmiges Bild mit sehr kleiner Ankopplungszone, auch ungünstige Lokalisationen lassen sich durch Verschieben und Kippen des Schallkopfes einstellen (subkostal, interkostal, interenterisch), B-Bild im Nahbereich etwas verzerrt mit schlechterer Auflösung.

Curved-array-Scanner. Sektorförmiges Bild breiter als beim Phased-array-Scanner, Kompromiss zwischen Linear und Phased-array-Scanner. Gute Bildqualität auch im Nahbereich. Curved-array-Sonden sind inzwischen von verschiedenen Herstellern mit unterschiedlichem Krümmungsradius und somit unterschiedlich breiter Auflagefläche lieferbar.

Endoluminal-Scanneranwendung transösophageal, transrektal und transvaginal. Mit Wasser gefüllter Ballon führt zur Ankopplung an Schleimhaut und Verdrängung von Gas. Je nach Gerätehersteller ist eine lineare (event curved) und radiale oder nur radiale Bilddarstellung möglich, mit einem Bildausschnitt von 120° bis 360° radial. Während der Punktion wird die Nadel im radialen Schnitt nur sichtbar, wenn sie die Bildebene erreicht. Im Longitudinalschnitt kann der Nadelverlauf verfolgt werden, solange er im Bildausschnitt bleibt.

Über endoskopische Schallköpfe können durch eine flexible Führung eines aufgesetzten Transducers Magen, Ösophagus, Mediastinum und Duodenum endosonographisch dargestellt und die umgebenden Organe durch hochauflösende Schallköpfe mit hoher Bildauflösung beurteilt werden. Über einen im Gerät verlaufenden Kanal kann gezielt Material zu Aspirationszytologie entnommen werden (Abb. 1.1).

Biopsiescanner. Seit den Anfängen der ultraschallgesteuerten Punktion wurden spezielle Biopsiescanner hergestellt. Die Nadelführung ist dabei in eine zentrale oder randständige Aussparung der Schallsonde eingearbeitet. Je nach Hersteller ist die Biopsierichtung fixiert oder innerhalb der ausgesparten Fläche in der Schallebene über einen Bereich von ca. 30° schwenkbar. Die Punktionsrichtung liegt in Schallrichtung, so dass der Punktionsvorgang kontinuierlich beobachtet werden kann. Der vorgegebene Punktionskanal ist auf dem Bildschirm markiert (Abb. 1.2). Während des Punktionsvorganges muss das Zielgebiet von der Markierungslinie getroffen werden und der Nadelverlauf wird entlang dieser Linie kontinuierlich verfolgt. Nach der Hautperforation ist der Punktionsweg vorgegeben, durch die spitzwinklige Anlotung kann die Nadelspitze schlechter sichtbar sein. Während des Biopsievorganges kann das Zielgebiet nicht durch Drehen des Schallkopfes in einer zweiten Ebene in Bezug zur Nadelspitze gesetzt werden.

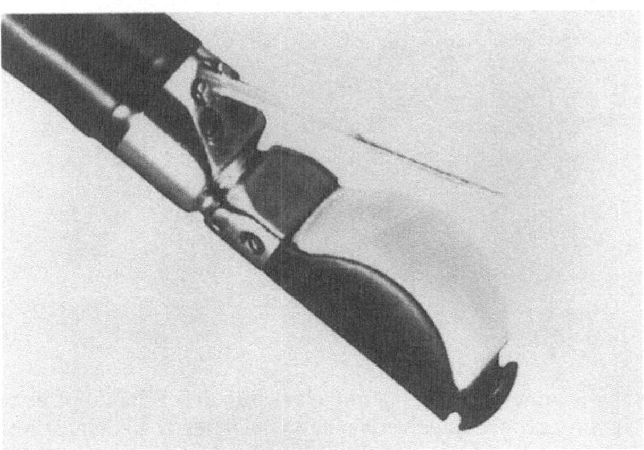

Abb. 1.1. Endosonoskopieschallkopf mit ausgefahrener Biopsienadel

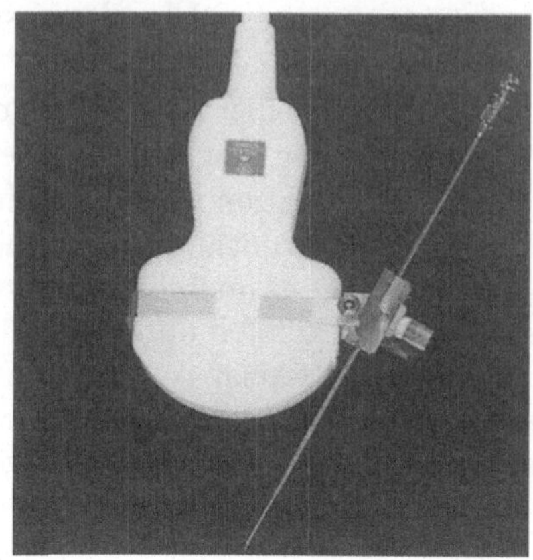

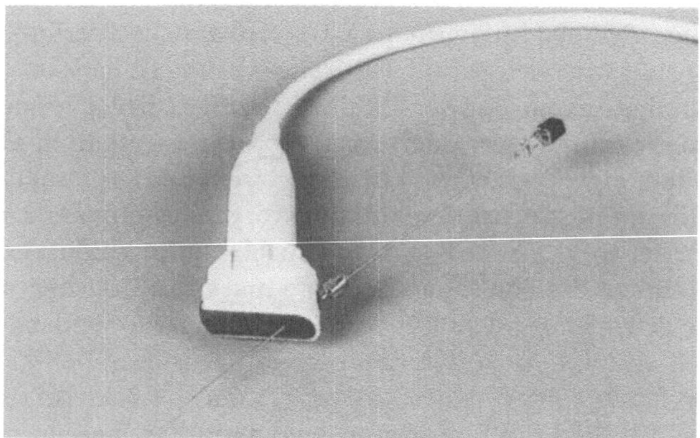

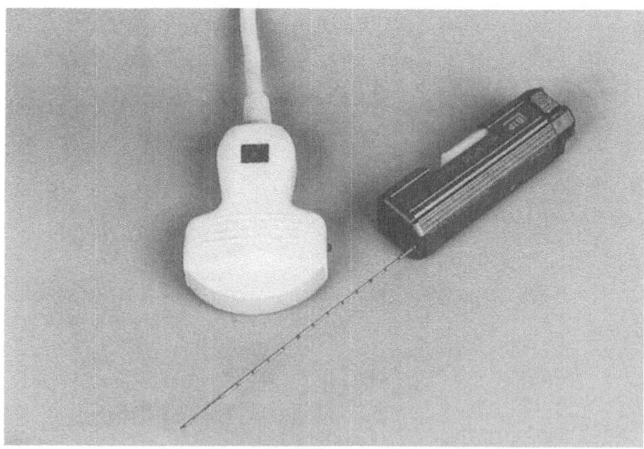

Abb. 1.2. a Curved-array-Scanner (3,5 MHz) mit einer auf den Schallkopf aufsetzbaren Biopsievorrichtung. Der vorgegebene Nadelverlauf kann bei fixierter Nadelposition auf dem Bildschirm eingeblendet werden. **b** Linearschallkopf mit aufgesetzter angeschrägter Vorlaufstrecke und darin schräg verlaufender Biopsieführung. **c** Konvexschallkopf und Biopsienadel ohne feste Kopplung. Die Biopsienadel wird freihand geführt

Eine relativ große Ankopplungsfläche und wenig Variabilität erschweren die Einstellung bei kleinen akustischen Fenstern, atemverschieblichen Organen und partieller Darmgasüberlagerung. Die Schallsonden müssen sterilisiert werden, bei einigen Geräteherstellern ist der Punktionseinsatz aus dem Transducer entfernbar, somit muss nur dieser sterilisiert werden. Die Anschaffungskosten der speziellen Biopsiesonden sind relativ hoch.

Als preisgünstigere Lösung werden spezielle Punktionsvorrichtungen angeboten, die an vorhandenen Phased-array- oder Curved-array-Schallsonden angebracht werden können (Abb. 1.3). In einem fixen Winkel von meist ca. 30° wird die Biopsienadel in der Bildebene geführt und der Punktionskanal im Bildschirm eingeblendet. Für die Handhabung bestehen die gleichen Vor- und Nachteile wie bei im Schallkopf integrierten Punktionsvorrichtungen, wobei der Punktionswinkel jedoch hier nicht variabel ist. Die Punktionsvorrichtung muss nach jeder Punktion sterilisiert werden. Im Gegensatz zu speziellen Punktionsschallköpfen ist bei seitlich angebrachten Punktionsvorrichtungen der Punktionsvorgang im Nahbereich (2–3 cm) schlecht oder nicht sichtbar und es müssen Vorlaufstrecken verwendet werden.

Die preisgünstigste Lösung ist die Punktion unter sonographischer Sicht ohne spezielle Punktionsvorrichtung. Zunächst werden Punktionsstelle und Nadelverlauf zum Herdbefund mit der entsprechenden Transducereinstellung festgelegt und dann 1–3 cm lateral der festgelegten Einstichstelle der Schallkopf so plaziert, dass der Nadelverlauf zum Herdbefund durch entsprechendes Kippen und Schwenken des Schallkopfes kontinuierlich verfolgt werden kann, ohne dass schallauslöschende Strukturen die Bildgebung beeinträchtigen. Dieses Verfahren erfordert Erfahrung, zeigt jedoch dann die größte Variabilität in der Handhabung. Auch subkostale, schwerer zugängliche Punktionverläufe können so unter kontinuierlicher Verlaufskontrolle der Nadel durchgeführt werden. Durch stumpfwinkligeres Anloten der Nadelspitze (Verschieben des Schallkopfes) kann diese besser sichtbar gemacht werden. Als Desinfektion genügt die einfache Spraydesinfektion der Haut, wenn der Transducerhersteller dies erlaubt, ansonsten muss ein steriles Gel verwendet werden. Der Transducer wird in ausreichendem Sicherheitsabstand (1–2 cm) von der Punktionsnadel weggehalten, so dass der Punktionsvorgang steril durchgeführt werden kann.

1.2.2 Punktionsnadeln

Entsprechend dem Nadeldurchmesser wird in Feinnadeln (kleiner 1 mm) und Grobnadeln (größer 1 mm) unterschieden. Entsprechend der Materialgewinnung wird in Nadeln zur Aspirationszytologie und Schneidbiopsienadeln unterschieden. Schneidbiopsienadeln gewinnen mit unterschiedlichen Methoden einen Stanzzylinder zur histologischen Aufarbeitung. Zur Aspirationszytologie werden üblicherweise Feinnadeln (0,7–0,8 mm) verwendet (Abb. 1.4).

Schneidbiopsienadeln sind ab Durchmesser von 0,8 mm erhältlich, demnach kann unterschieden werden in Stanznadeln im Feinnadelbereich und Grobstanznadeln. Feinstanznadeln arbeiten wie die Aspirationszytologie mit Unter-

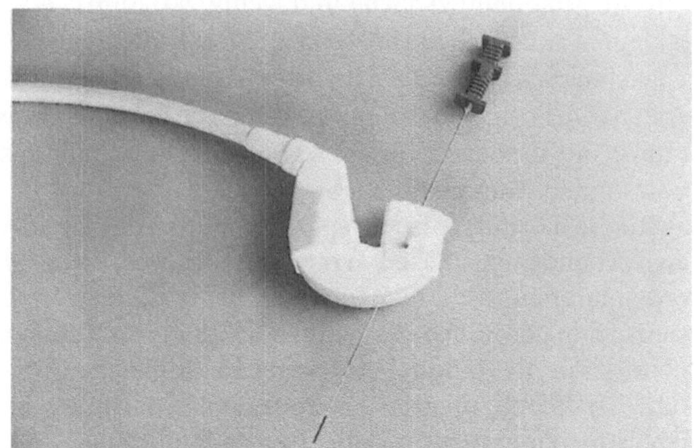

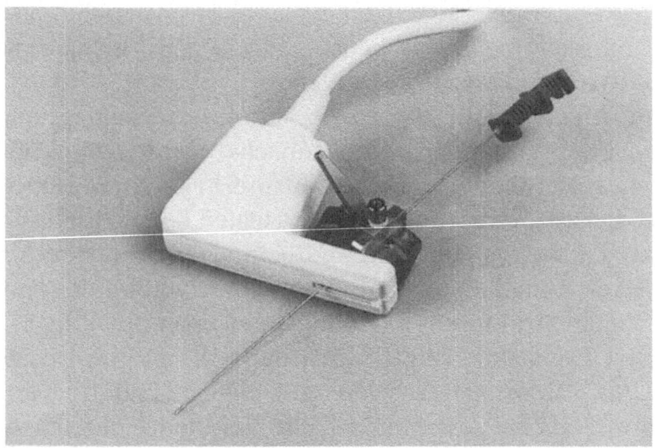

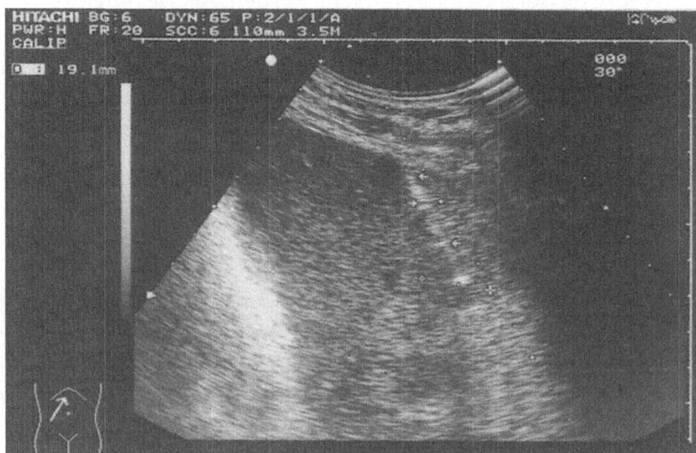

Abb. 1.3. Legende s. S. 11

druck. Mit groblumigen Stanznadeln kann entweder nach dem Vakuumprinzip ein Stanzzylinder eingesogen werden (Sure-cut-Prinzip) oder ein Stanzzylinder wird in einer geschlossenen Kammer innerhalb einer speziellen Biopsienadel-aussparung (Tru-cut-Nadel) geborgen.

Aspirationszytologie

Die Aspirationszytologie wird üblicherweise mit Feinnadeln (Durchmesser 0,7–0,8 mm) durchgeführt. Sie weisen keine spezielle Schneidespitze auf, sind aber je nach Hersteller unterschiedlich angeschliffen (s. Abb. 1.4). Die Verwendung von Nadeln mit Mandrin sind bei der Punktion sinnvoll, weil dadurch vermieden wird, dass Gewebe außerhalb des Punktionsziels abgeschliffen wird und weil der Mandrin zur Stabilisierung der Nadel führt und ein Abweichen vom Ziel in größeren Punktionstiefen verhindert. Spezielle Aspirationszytologienadeln z. T. mit Aufrauung an der Nadelspitze (Ultraschallreflex) sind erhältlich. Die kostengünstigste sowie ausreichende Variante ist die Lumbalpunktionsnadel oder Chibanadel mit Mandrin.

Aspirationszytologie: Fehlermöglichkeiten

- Zielgebiet verfehlt
- Mangelhafte Punktionstechnik
- Wenig oder nicht auswertbares Material
- Blutaspiration
- Falsche Ausstrich- oder Fixationstechnik
- Wenig zytologische Erfahrung
- Tumor zytologisch nicht klassifizierbar – Fehldiagnose

Für die Aspirationszytologie wird nach ultraschallgesteuerter Plazierung der Nadel im Zielgebiet unter ständigem Sog die Nadelspitze fächerförmig innerhalb des entsprechenden Bezirkes horizontal und vertikal bewegt. So werden Zellverbände abgetrennt und in die Nadel gesogen. Bei Malignomverdacht sollte

◄ **Abb. 1.3.** **a** Curved-array-Scanner mit integrierter Biopsievorrichtung. Durch vorgefertigte Öffnungen kann ein Einstichwinkel von 90°, 75° und 60° gewählt werden, die vorgegebene Stichrichtung kann auf dem Bildschirm eingeblendet werden. Variable, sterilisierte Einsätze erlauben Punktionen mit 14-, 18- und 21-gg.*-Nadeln. **b** Linearschallkopf mit integrierter Biopsievorrichtung und variabler Führung mit Winkeln zwischen 90° und 55° in 5°-Schritten. Biopsienadel-Adapter erlauben Punktionen mit Nadeln von 14–23 gg. **c** Beim Punktionsschallkopf mit zentraler Perforation ist der vorgegebene fixierte Punktionsweg über die Elektronik des Ultraschallgerätes eingeblendet. Der Schallkopf muss so positioniert werden, dass der eingeblendete Punktionsweg die Läsion kreuzt. Die Eindringtiefe der Nadelspitze wird real-time entlang der vorgegebenen Linie kontrolliert und die Nadelspitze im Leberrundherd positioniert. Durch einen gekippten Verlauf (30°) gibt die Nadel einen besseren Reflex

---

* gg. = Maßeinheit Gauge.

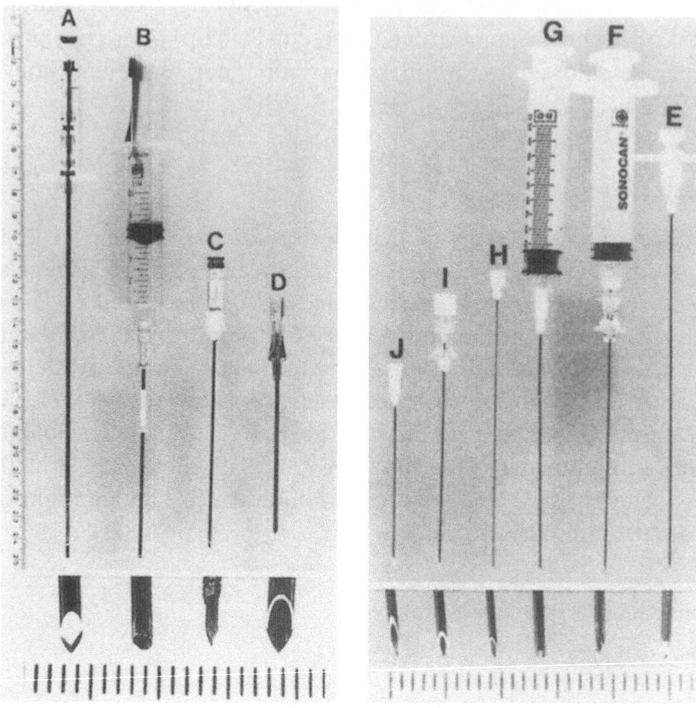

Abb. 1.4a, b. Punktionsnadeln. **a** Grobnadeln: *A* Tru-cut-Nadel, Durchmesser 1,4–2,0 mm (Firma Baxter); *B* Menghini-Nadel, Durchmesser 1,6 mm; *C* Knochenstanznadel (Firma Angiomed); *D* Aspirationsnadel für visköse Flüssigkeiten, Durchmesser 2,0 mm. (Aus Braun et al. 1994). **b** Feinnadeln: *E* Vacu-cut-Nadel nach Köhler (Firma Angiomed), Durchmesser 0,8–1,2 mm, Länge 100–200 mm; Ventilmechanismus im Griffstück. Nach Erreichen des Punktionsziels wird durch Zurückziehen des Stiletts um drei Viertel ein Unterdruck erzeugt. Weiteres Vorgehen entsprechend der Otto-Nadel. *F* Schneidbiopsienadel nach Otto mit Mandrin (Firma Angiomed), Durchmesser 0,8–1,2 mm, Länge 100–200 mm. *G* Sonocan-Biopsiekanüle (Firma Braun, Melsungen), Durchmesser 0,8–1,4 mm, Länge 100–160 mm. Punktionstechnik entsprechend der Otto-Nadel, jedoch ohne Drehbewegung. *H* Chiba-Nadel mit Mandrin, Durchmesser 0,6–0,9 mm, Länge 90–400 mm. *I* Lumbalpunktions-kanüle mit Mandrin, Durchmesser 0,9 mm. *J* Punktionskanüle ohne Mandrin, Durchmesser 0,7 mm. (Aus Braun et al. 1994)

möglichst auch aus dem Randbereich aspiriert werden, weil sich im Gegensatz zum oft zentral nekrotischen Bereich hier die zur Differenzierung wichtigen vitalen Tumorzellen befinden. Nach Einsaugen von Zellmaterial in die Nadel-spitze wird diese ohne weiteren Sog aus dem Herdbefund zurückgezogen, um die Gefahr der Tumorverschleppung durch Einsaugen in den Punktionskanal zu vermindern.

Zur zytologischen Untersuchung wird das gewonnene Material auf einen Objektträger aufgebracht und unter sanftem Druck durch einen zweiten Objekt-träger dünn ausgestrichen. Zufällig gewonnene Gewebspartikel von ausreichen-der Größe können histologisch aufgearbeitet werden.

Entsprechend der erwarteten Tumorformation erfolgen die jeweilige Färbung und die entsprechende Fixierung (Luftrocknung oder Alkoholfixierung). In alkoholfixierten Ausstrichpräparaten sind Zellkernstrukturen besser differenzierbar, in luftgetrockneten Ausstrichen Zytoplasma und extrazelluläre Substanzen. Das Vorgehen muss mit dem pathologischen Institut abgesprochen werden. Wenn das zytologische Ergebnis keine ausreichende Differenzierung zulässt oder kein repräsentatives Material vorliegt (etwa $^1/_3$ der Fälle; Ferruci et al. 1980), müssen ein zweiter Punktionsversuch oder eine Stanzbiopsie mit histologischer Aufarbeitung durchgeführt werden. Wenn ein infiziertes Areal angenommen wird, kann für die bakteriologische Untersuchung ein Ausstrichpräparat nach Gram gefärbt werden. Weil sich aus infizierten Arealen jedoch meist genügend putrides Material aspirieren lässt, sollte daraus eine genaue bakteriologische Differenzierung evtl. mit Anlage von Kulturen durchgeführt werden.

Kontraindikationen zu Punktion

- Absolute Kontraindikationen
  - Fehlende therapeutische Konsequenz
  - Unsicherer Punktionsweg
  - Schlechte Gerinnungsparameter
  - Aneurysma
- Relative Kontraindikationen
  - Echinokokkus
  - Zystischer Ovarialtumor
  - Gefäßreicher Tumor

Stanzbiopsie

Stanzbiopsien können durch 2 unterschiedliche Verfahren gewonnen werden. Die Sure-cut-Nadeln (14–27 gg.) gewinnen die Biopsie durch Erzeugen eines Unterdrucks der Nadel. Die Nadelspitze ist scharf angeschliffen und nach Abscheren eines Gewebezylinders aus der Zielregion nach Entfernung des Mandrins wird durch Zurückziehen des Kolbens ein Unterdruck erzeugt und durch diesen Unterdruck der Gewebezylinder aus dem Verband herausgelöst. Danach wird dieser vorgegebene Sog durch Arettierung des Spitzenkolbens erhalten und die Nadel zurückgezogen. Nach Lösen der Arettierung wird der Gewebezylinder aus der Nadel herausgedrückt. Nach dem gleichen Prinzip, jedoch mit unterschiedlich angeschliffenen Nadeln, arbeiten die Greene-Nadeln sowie die Otto-Nadeln. Die Otto-Nadel enthält 2 schneideartige Zähne, die mit einer Drehbewegung das Biopsat abscheren.

Im Gegensatz zum Vakuumprinzip beim Sure-cut-System wird bei der Tru-cut-Nadel das Biopsat in einer in die Nadel eingelassene Biopsiekammer, die geöffnet und geschlossen wird, geborgen. Das System wird geschlossen in den Körper eingeführt, in der Zielregion wird die Nadel ausgefahren, indem der innere Teil, der Mandrin, nach vorne geschoben wird. Das Gewebe gleitet in die

Aussparung im Mandrin (Biopsiekammer). Danach wird die Nadelhülse der Biopsienadel über die Biopsienadel geschoben und das sich in der Biopsiekammer befindliche Gewebe durch die Kante der äußeren Nadelhülse abgetrennt. Geschlossen wird die Nadel zurückgezogen und das Gewebe aus der Biopsiekammer entnommen. Herkömmliche angeführte Tru-cut-Nadeln sind in einer Stärke von 14–18 gg. lieferbar.

Sowohl für die Stanzbiopsie mit Sure-cut-Nadeln als auch mit Tru-cut-Nadeln wurden Punktionspistolen in verschiedenen Ausführungen entwickelt. Der manuell beschriebene Vorgang zur Biopsiegewinnung wird über einen ausgelösten Mechanismus in hoher Geschwindigkeit durch die Biopsiepistole durchgeführt. Dadurch lassen sich gut verwertbare Punktionszylinder schneiden. Der Biopsievorgang lässt sich mit der Biopsiepistole einhändig und exakter in der Zielregion durchführen als manuell (herkömmliche Tru-cut-Nadel), insbesondere weil dadurch mit der zweiten Hand am Transducer kontinuierlich der Vorgang sonographisch beobachtet werden kann. Durch Sure-cut-Nadeln (Endschnittpistolen mit Vakuumansaugen des Stanzmaterials) lassen sich breitere Stanzzylinder gewinnen als in der ausgesparten Biopsiekammer (Side-notch-Technik) der Tru-cut-Nadel. Andererseits lassen sich, insbesondere bei harter Gewebekonsistenz (Verkalkungen) und sehr weicher Gewebekonsistenz (gallertartige Tumoren), nach dem Vakuumprinzip die Gewebepartikel schlecht herauslösen und z. T. unvollständig bergen und es besteht die Gefahr der Tumorverschleppung. Dies wird in der Side-notch-Technik (Tru-cut-Nadel) verhindert, technisch bedingt ist jedoch der in der Biopsiekammer befindliche Stanzzylinder schmaler als der Nadeldurchmesser.

Eine neuartigere Biopsiepistole (BioPince) versucht die Vorteile der Sure-cut-Nadel und der Tru-cut-Technik miteinander zu verbinden und die Nachteile des jeweiligen Verfahrens zu vermeiden. Nach ultraschallgesteuerter Plazierung der Nadel im Zielgebiet wird eine Schneidenadel durch Auslösen der Biopsiepistole über den Mandrin über eine definierte Länge ausgefahren, die einen Gewebezylinder in ihr Lumen einstanzt. Darauffolgend wird durch die Biopsiepistole entlang der Nadel eine Feder ausgefahren, die an der Spitze einhakt und den Stanzzylinder in der Nadel ohne Vakuumsystem festhält. Das Biopsat wird im geschlossenen System entfernt. Die gewonnenen Gewebeproben besitzen die Größe des gesamten Nadeldurchmessers und die Feder verhindert die Tumorverschleppung sowie Biopsieversuche, bei denen kein Gewebe erhalten wird. (Abb. 1.5, 1.6).

1.2.3 Nadelpositionierung

Die ultraschallgesteuerte Positionierung der Nadel in einem Zielgebiet kann frei oder unter Zuhilfenahme von am Schallkopf fixierten Nadelführungen geschehen. Große Herde können nach sonographischer Ortung und Eingrenzung auf der Haut markiert und ohne weitere sonographische Verlaufskontrolle entsprechend der Markierung punktiert werden. Bei der Punktion von kleineren Herden ist der Nadelverlauf im Zielgebiet kontinuierlich sonographisch zu ver-

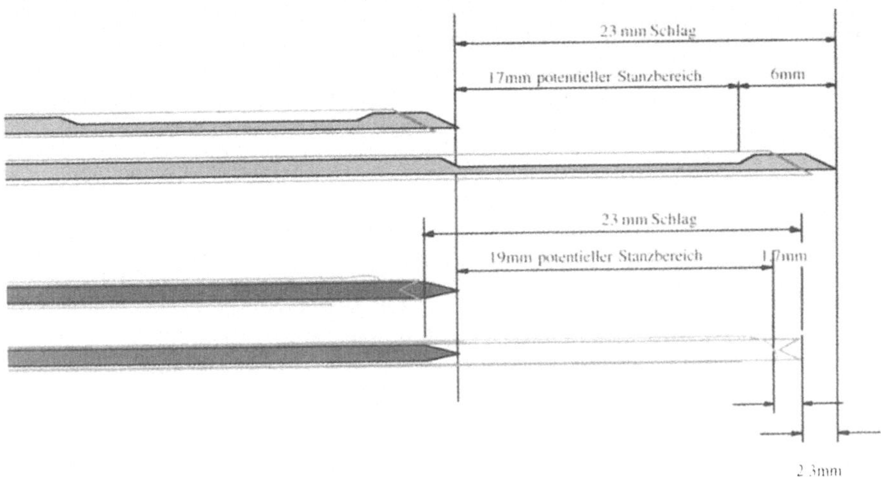

Abb. 1.5. Im oberen Bildabschnitt ist eine Biopsienadel mit Side-notch-Technik (Tru-cut) dargestellt, wie sie in den meisten auf dem Markt abgebotenen Biopsiepistolen verwendet wird. Die unten dargestellte Biopsienadel arbeitet wie frühere Endschnittpistolen, jedoch wird das Stanzmaterial nicht durch Vakuumansaugen zurückgehalten, sondern nach Ausfahren der (inneren) Schnittkanüle schiebt sich eine (äußere) Pinzettenkanüle mit vor. Nachdem die Schnittkanüle stoppt, reicht der Greifer der Pinzettenkanüle durch die Öffnung der Spitze der Schnittkanüle und schneidet die Probe aus. Wenn die Nadel zurückgezogen wird, hält der Greifer der Pinzettenkanüle die Probe fest. Diese Biopience(BP)-Biopsienadel besitzt eine größere Probenkammer und eine größere Biopsiekammerlänge. Gewebeproben der Biopience sind im Vergleich zu den durch Side-notch-Technik erhaltenen Gewebeproben weniger beschädigt, weil sie nicht durch die Sondenführung zuerst zusammengedrückt und anschließend geschnitten werden

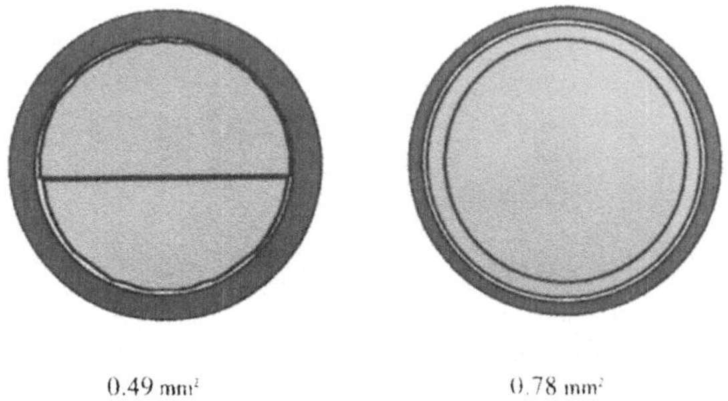

Abb. 1.6. Beim Vergleich der Gewebeprobe in Side-notch-Technik (*links*) und mit der Biopience-Biopsienadel (*rechts*) zeigt sich eine Vergrößerung des Querschnittsbereiches um 59 %

folgen. Dabei kann die Nadel frei und unabhängig vom Schallkopf positioniert werden. Bei dieser sog. freien Punktion unter sonographischer Sicht (Abb. 1.7) wird das Zielgebiet sonographisch mit der kürzesten Verbindung zur Hautoberfläche eingestellt. Bei der Einstellung des Punktionsweges über den Bildausschnitt des Transducers sollte das Tangieren von Gefäßen und Organstrukturen verhindert werden. Dann wird der Transducer im Abstand von 2–3 cm von der geplanten Einstichstelle aufgesetzt und eine Position aufgesucht, von der der Nadelverlauf zum Zielgebiet kontinuierlich, ohne Störung durch schallauslöschende Strukturen verfolgt werden kann. Durch Kippen des Transducers im Querschnitt wird der Verlauf der Nadel in die Tiefe bis zum Zielgebiet verfolgt. Nach Positionierung der Nadel im Zielgebiet wird durch Einstellung des Transducers in der zweiten Ebene die zentrale Lage der Nadel im Zielgebiet kontrolliert und evtl. korrigiert (Abb. 1.8). Je nach Echogenität des umgebenden Gewebes ist die Nadelspitze mehr oder weniger gut sichtbar. Die Stärke des Nadelreflexes hängt ab von der Frequenz des Schallkopfes, dem Winkel zwischen Nadel und Schallwelle und von der Oberflächenbeschaffenheit sowie dem Durchmesser der Nadel. Bei stumpfwinkligerem Anloten der Nadelspitze kann diese einen stärkeren, besser sichtbaren Reflex abgeben. Entsprechend von Resonanzeigenschaften ist für den Nadelreflex das Verhältnis zwischen Transducerfrequenz und Nadeldurchmesser wichtig. Eine dicklumigere Nadel kann meist besser dargestellt werden als eine dünne.

Es gab mehrere Versuche einen besseren Nadelreflex durch Veränderung der Nadeloberfläche zu erzielen. Die Aufrauung der Oberfläche verstärkt zwar den Reflex, birgt jedoch die Gefahr einer Tumorzellverschleppung. Deshalb wurde bei der sog. Greene-Nadel die aufgeraute Stahloberfläche mit Silikon beschichtet um so trotz glatter Oberfläche eine gute Darstellung zu erzielen. Die Verwendung derartiger Nadeln ist jedoch kostspieliger. Eine weitere Möglichkeit ist das Aufrauen der Mandrinspitze oder das Einbringen von etwas Luft über die

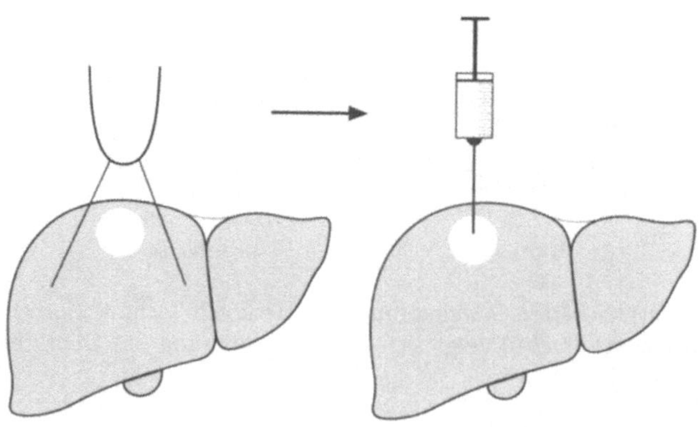

Abb. 1.7. Freihandpunktion nach sonographischer Lokalisation: Nach sonographischer Ortung wird das Zielgebiet ohne sonographische Verlaufskontrolle punktiert. Geeignet für größere Ziele, kostengünstig

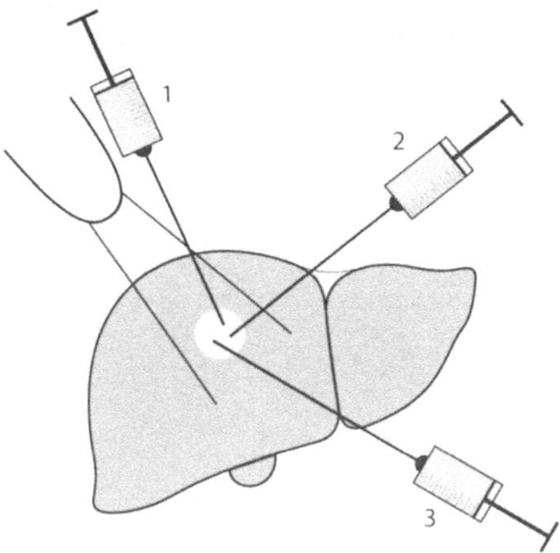

Abb. 1.8. Punktion unter sonographischer Kontrolle ohne Führungsvorrichtung: Zweihandpunktion mit getrennter Führung von Nadel und Schallkopf, Punktionsroute variabel. Punktionsmethode kostengünstig, insbesondere bei kleinen Prozessen Erfahrung notwendig. *Position 1*: Punktionsrichtung parallel zur Transducerebene, gute räumliche Vorstellung des Punktionsvorgangs möglich. Transducerposition während des Punktionsvorgangs variabel verschiebbar. *Position 2*: Durch stumpfwinkliges Anloten der Nadelspitze ist diese während des Punktionsvorgangs gut sichtbar. *Position 3*: Schallschattengebende Strukturen, kleine Schallfenster und komplikationsträchtige Strukturen in der Schallebene können zu Transducerpositionen Anlass geben, die distanziert zur Punktionsposition liegen

Nadel. Zu viel Luft führt jedoch im Gewebe zu einer echoreichen Wolke, die eine weitere Darstellung der Nadelspitze verhindert.

In den meisten Fällen ist jedoch die Nadelspitze ausreichend gut sichtbar; wenn sie nicht mehr sichtbar ist, bewegt sie sich meistens aus der Schallebene. Durch rhythmisches geringes Vor- und Zurückbewegen der Nadel kann diese anhand der Bewegungsartefakte sichtbar gemacht werden.

Die freie Punktion unter sonographischer Sicht ist die flexibelste Form der ultraschallgesteuerten Führung und erlaubt die variabelste Transducerposition. Damit können auch schlecht zugängliche Zielgebiete (subphrenisch von subkostal, interkostal, interenterisch) gut eingestellt und der Nadelverlauf parallel zum Schallkopf kontinuierlich verfolgt werden. Über am Transducer fixierte Punktionshilfen ist der Punktionsweg vorgegeben (Abb. 1.9); der Punktionsweg ist elektronisch eingeblendet. Die Punktionshilfen erleichtern (v. a. den weniger Erfahrenen) die Kontrolle des Nadelverlaufs ins Zielgebiet. Eine Desinfektion der Punktionsnadelführung ist notwendig.

In speziellen Punktionsschallköpfen ist der Punktionsweg ebenfalls vorgegeben, jedoch innerhalb der Schallkopfebene durch Einstellung über verschiedene Eintrittswinkel etwas variabler (Abb. 1.10).

Durch den relativ senkrechten Verlauf ist die Nadelspitze schlechter sichtbar. Das Nahfeld ist jedoch im Gegensatz zur seitlich am Schallkopf befestigten Punktionsnadelführungen gut einsehbar.

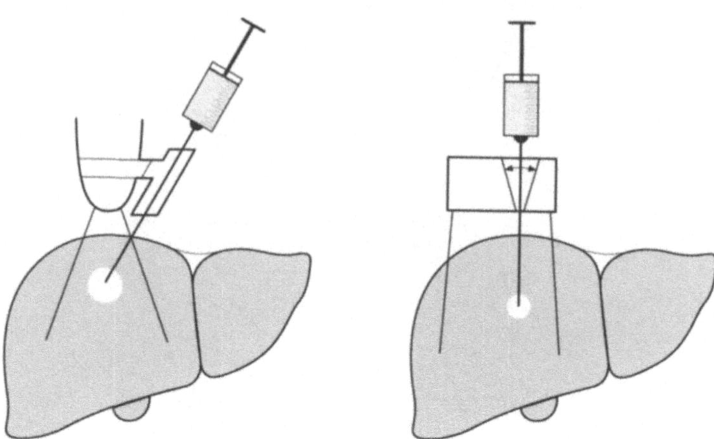

Abb. 1.9 (*links*). Biopsie über am Transducer fixierter Punktionsvorrichtung. Punktionsweg vorgegeben und elektronisch einblendbar, Nahfeld schlecht einsehbar, wenig variabel bei atemabhängiger Positionsänderung des Zielgebiets, Desinfektion der Punktionsvorrichtung notwendig, Punktionsmethode relativ kostengünstig

Abb. 1.10 (*rechts*). Punktion mit Punktionsschallkopf. Punktionsweg vorgegeben und während Biopsievorgang Route nicht mehr korrigierbar, bei parallelen Verlauf von Transducer und Nadel ist die Nadelspitze schlecht sichtbar, Punktionsroute elektronisch eingeblendet, auch Nahfeld gut sichtbar, Desinfektion des Transducers notwendig, Punktionsmethode relativ teuer

Eine Desinfektion des gesamten Schallkopfs oder zumindest der in den Schallkopf eingelassenen Punktionsnadelführung ist notwendig. Durch Zuhilfenahme von speziellen Punktionschallköpfen ist dieses Verfahren kostspieliger.

1.2.4 Katheterdrainage

Für die Drainage von Abszessen oder zystischen Flüssigkeitsansammlungen stehen Drainagekatheter unterschiedlicher Lumenstärke und unterschiedlicher Form (Abb. 1.11) des Drainageendes sowie unterschiedlicher Materialien zur Verfügung (Übersicht, s. S. 19).

Handelsübliche Drainagen besitzen Durchmesser zwischen 6 und 14 Fr. (1 Fr. = 0,33 mm) und zeigen die Form eines J oder Pigtails am Drainageende. Bei handelsüblichen doppellumigen Sump-Kathetern ist neben dem zentral gelegenen drainierenden Lumen ein zweites, schmäleres Lumen zum Einbringen von Spülflüssigkeit vorhanden. Die Wahl des Katheters sollte entsprechend der Charakterisierung der Flüssigkeit nach der vorausgegangenen Feinnadelspiration erfolgen. Dickflüssige Abszesse oder infizierte Hämatome sowie infizierte Nekrosen erfordern dicklumige Katheter. Weil handelsübliche Drainagekatheter nur bis 14 Fr. gehen, kann, wenn erforderlich, auf großlumigere Bülau-Drainagen (bis 32 Fr.), zurückgegriffen werden. Das weiche Material der Drainagekatheter

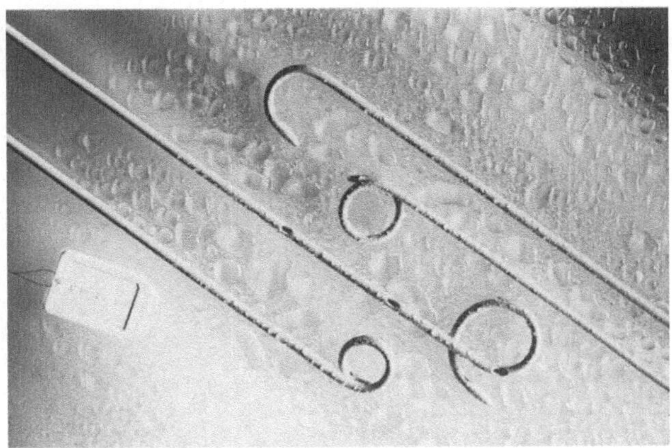

Abb. 1.11. Unterschiedlich geformte Drainenden nach Entfernung des Trokars, die eine Verlegung der Drainagelöcher durch umliegendes Gewebe verhindern. Pigtail-Katheter mit interner Fadenfixation sind lieferbar

---

Indikation zur Punktion/Drainage von Flüssigkeitsansammlungen

- Organabszesse (Leber, Milz, Pankreas, Niere)
- Organzysten, nur bei großer Raumforderung (Leber, Milz, Niere)
- Intraperitoneale Abszesse (subphrenisch, subhepatisch, interenterisch, Douglas, Bursa omentalis, Gallefistel, Lymphozele)
- Aszites: benigne, maligne
- Bauchdecke (Hämatom, Abszesse)
- Retroperitoneale Abszesse (Pankreatitis, Psoasabszess)
- Pankreaspseudozyste
- Lungenabszesse
- Bauchdecke (Hämatom, Abszesse)
- Pleuraerguss: benigne, maligne
- Pleuraempyem
- Weichteile (Hämatom, Abszesse, Zysten)

---

führt auch beim längeren Belassen zu keiner sekundären Arosion von intraabdominellen Strukturen (Darm). Demgegenüber ist bei langer Drainagedauer mit den dicklumigen Bülau-Drainagen von härterer Konsistenz Vorsicht geboten; insbesondere, wenn sie neben Darmschlingen ins kleine Becken plaziert werden, können sie bei langer Drainagezeit und fixierten Darmschlingen selten sekundär zu Drucknekrosen führen.

Drainagekatheter können in Trokar- oder Seldinger-Technik plaziert werden. Vorausgehen sollte jeweils die diagnostische Feinnadelpunktion um die Drainageroute festzulegen und die Flüssigkeit zu charakterisieren.

Bei der Drainage in Seldinger-Technik (Abb. 1.12) wird zunächst eine ultraschallgesteuerte Feinnadelpunktion durchgeführt. Nach Charakterisieren der

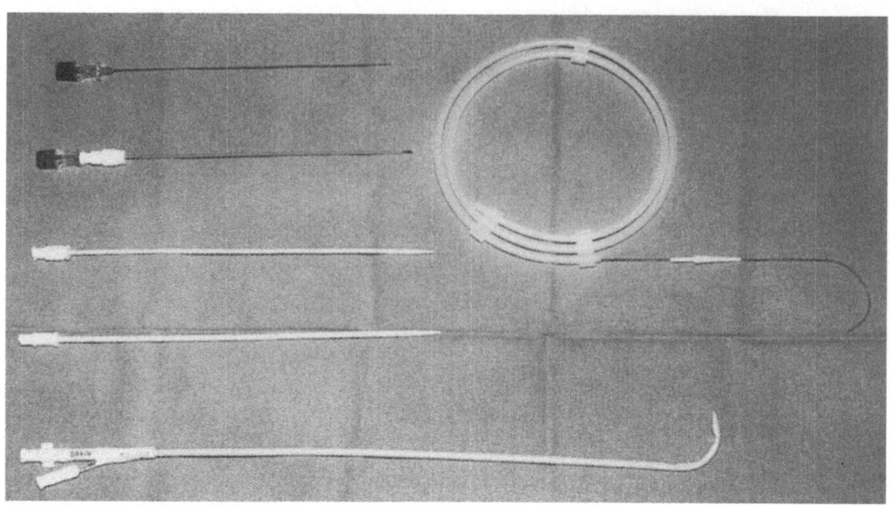

Abb. 1.12. Drainage in Seldinger-Technik *von oben nach unten*: Punktion mit Feinnadel, Einführen des Seldinger-Drahts, Erweiterung des Stichkanals durch Einbringen von Dilatoren über den Seldinger-Draht, Einbringen des Drains und Entfernen des Seldinger-Drahts

Flüssigkeit durch Aspiration und sonographischer Kontrolle der Nadelspitzenposition wird ein Führungsdraht über die Nadel in die Flüssigkeitshöhle vorgeschoben. Über Dilatoren aus Kunststoff, die über den Führungsdraht geschoben werden, wird der Drainagekanal sukzessive auf das Lumen des Drains aufgedehnt. Hier ist eine jeweilige sonographische Kontrolle notwendig, da es durch Knicken des Führungsdrahts zur Dislokation kommen kann. Dies kann durch Verwendung eines härteren Führungsdrahtes vermieden werden. Die Seldinger-Technik wird als schonender beschrieben. Die Drainsätze sind jedoch kostspieliger und das Verfahren zeitaufwendiger, weiterhin ist eine Assistenz notwendig.

Bei Plazierung des Drains in Trokar-Technik (Abb. 1.13) wird dieser zuvor über einer scharfen Führungshülse mit Mandrin von entsprechender Länge aufgespannt. Nach Hautdesinfektion, Lokalanästhesie und Stichinzision an der nach sonographischer Ortung markierten Stelle, wird der Trokar-Katheter in die Flüssigkeitshöhle vorgeschoben. In ausgedehnte Flüssigkeitshöhlen kann nach sonographischer Markierung der Drain frei vorgeschoben werden. Kleinere Flüssigkeitshöhlen erfordern die kontinuierliche sonographische Verlaufskontrolle beim Einbringen des Drains um das Zielgebiet nicht zu verfehlen. Weiterhin muss die Verletzung umliegender Strukturen (Darm, Gefäße, Pleura) verhindert werden (Übersicht, s. S. 21).

Bei interenterischen Abszessen muss nach Durchstoßen von Muskel und Faszie mit dem Trokar-Katheter, insbesondere bei schmalen Flüssigkeitsausläufen zur Bauchdecke, der Drainverlauf beim Vorschieben zwischen den Darmschlingen sehr präzise kontrolliert werden. Das Durchstoßen von Muskel und Faszie erfordert insbesondere bei dicklumigen Kathetern einen erheblichen Kraftaufwand; um tieferliegende Strukturen nicht zu verletzen muss mit einer

---

Kontraindikationen der perkutanen Drainage

- Fehlender Zugangsweg ohne Verletzung von Darm, Pleura oder Gefäßen
- Schlechte Gerinngungsparameter
- Diffuse Peritonitis
- Ausgedehnte Nekrosen (Pankreatitis)
- Koaguliertes Hämatom

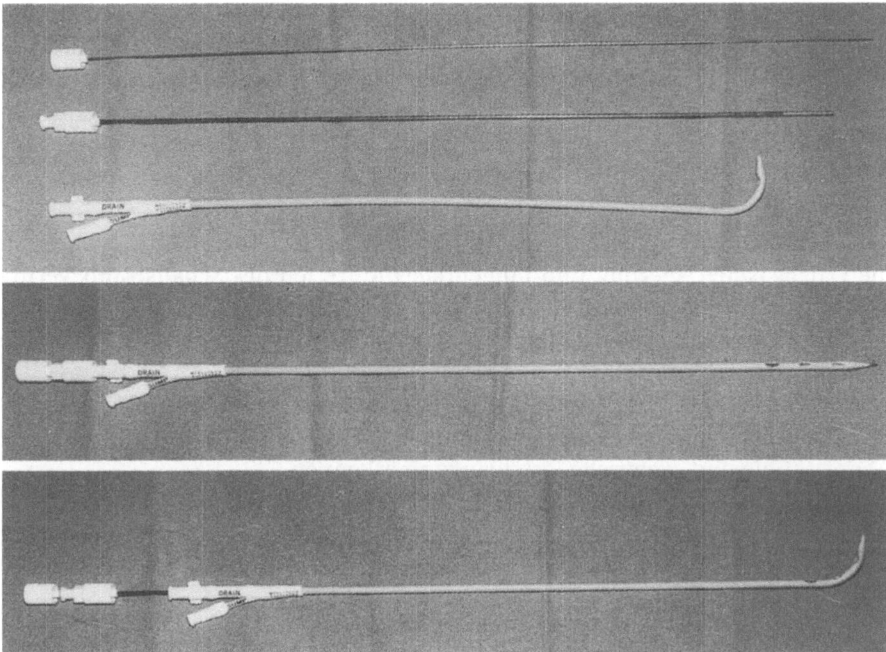

Abb. 1.13. Bei Drainage in Trokar-Technik besteht das Set aus einer scharf angeschliffenen Nadel, die in einer Führungshülse verläuft, auf die der Drain aufgespannt ist (*von oben nach unten*). Nach Plazieren des auf dem Trokar aufgespannten Drains wird zunächst die angeschliffene Nadel entfernt und über die Führungshülse bei noch darauf aufgespanntem Katheter versucht, Flüssigkeit zu aspirieren. Bei liegender Führungshülse kann der Drain noch korrigiert werden. Wenn sich die Flüssigkeit aspirieren läßt, wird der Drain über die Hülse hinweg in die Flüssigkeitshöhle vorgeschoben und er entfaltet seine J- oder Pigtail-Form (*unten*)

Hand in Hautniveau gegengehalten werden. Bei Erreichen der Flüssigkeitshöhle wird der Mandrin entfernt und die korrekte Lage durch Aspiration der Flüssigkeit bestätigt. Danach kann evtl. noch korrigiert werden. Bei korrekter Lage wird der Drain über die Nadelhülse weiter in die Abszesshöhle vorgeschoben und die Nadelhülse entfernt. Danach verformt sich die Drainspitze zum J oder Pigtail.

Damit soll verhindert werden, dass nach Entleerung der Abszesshöhle am Drain anliegendes Gewebe zum Verschluss der Drainlöcher führt. Diese sind deshalb an der Innenseite des J- oder Pigtail-förmigen Katheters eingearbeitet. Bülau-Drainagen können nur in Trokar-Technik gelegt werden. Nach Plazierung des Drains wird die Flüssigkeitshöhle entleert und danach über den Drain oder den separaten Spülkanal die Flüssigkeitshöhle, insbesondere wenn sie infiziert ist, mit Spülflüssigkeit angespült. Das kontinuierliche Anfluten über einen parallel verlaufenden Spülkanal birgt jedoch die Gefahr, dass in der Flüssigkeitshöhle nur ein Spülkanal zwischen Spülöffnung und Drainageöffnung gespült wird. Deshalb ist eine Spülung nach dem Ebbe-Flut-Verfahren vorzuziehen, wobei die verwendete Flüssigkeitsmenge der Flüssigkeitshöhle angepasst werden und am Anfang etwa die Hälfte der abgelassenen Flüssigkeit betragen sollte. Die eingebrachte Spülflüssigkeit sollte nach einigen Minuten wieder abgelassen werden. Die Katheterpflege ist wesentlicher Bestandteil einer erfolgreichen Abszessdrainage und je nach Zellflüssigkeit sollte die Flüssigkeitshöhle 1 bis 2-mal pro Tag angespült werden. Damit wird auch ein Verstopfen des Drainlumens verhindert.

Der interenterische Verlauf des Drains ist oft schlecht darstellbar, was durch die Darmgasüberlagerung und tangentiales Auftreten des Schallstrahls verursacht wird. Farbduplexsonographisch kann der Katheterverlauf bei Flüssigkeitsinstillation farbkodiert beobachtet werden, bei Flüssigkeitsaustritt in die Höhle entsteht eine Farbwolke (s. Abb. A4.7 c). Nach Entleerung und Anspülung der Abszesshöhle sollte eine Darstellung mit Kontrastmittel und Röntgendokumentation durchgeführt werden, insbesondere um die gesamte Ausdehnung der Abszesshöhle und eventuelle Fistelgänge zu erkennen.

Die Drainage in Trokar-Technik ist bei geübter Handhabung eine zeitsparende, kostengünstige und effektive Methode, die bei ausreichender Erfahrung sicher ist und keine erhöhte Komplikationsrate gegenüber der Seldinger-Technik zeigt.

1.3 Sonographische vs. computertomographische Steuerung perkutaner interventioneller Verfahren

Sonographie und Computertomographie sind alternative wie auch ergänzende bildgebende Verfahren in der Diagnostik von fokalen Organläsionen, extraorganischen Raumforderungen und Flüssigkeitsansammlungen. Vor Entwicklung von Sonographie und Computertomographie war die Biopsie nicht tastbarer Läsionen unter Röntgendurchleuchtung auf pulmonale und ossäre Strukturen beschränkt, wo sie auch heute noch ihre Berechtigung hat. Nach Entwicklung der Schnittbildverfahren ist jede sonographisch oder computertomographisch darstellbare Läsion prinzipiell auch einer Punktion zugänglich. Aufgrund von Kostengünstigkeit und der vielseitigen Einsetzbarkeit ist diese sonographische Steuerung die Methode der 1. Wahl. Die kontinuierliche Verlaufskontrolle während des Punktionsvorgangs schafft hohe Treffsicherheit mit minimaler Komplikationsrate, weil der Verlauf von Punktionsroute zu benachbarten Organstrukturen jederzeit verfolgt werden kann. Früher war die Punktion kleinerer fokaler Läsionen trotz erhöhtem technischen Aufwand der Computertomographie vorbehalten; die höhere Auflösung mittels heutiger Ultraschalltechnologie erlaubt die sonographische Steuerung auch bei sehr kleinen Läsionen. Bedingung ist die eindeutige sonographische Darstellung und Abgrenzbarkeit der fokalen Läsion. Limitierende Faktoren sind v. a. Schallstreuung und Schallauslöschung durch Luftüberlagerung oder ossäre Strukturen. Weitere Grenzen sind der sonographischen Steuerung bei der Biopsie tiefgelegener Strukturen, insbesondere bei Adipositas, bedingt durch die gewebebedingte Schallstreuung, gesetzt. In diesen Fällen ist die computertomographisch gesteuerte Biopsie vorzuziehen. Neben der Zeitersparnis und der kontinuierlichen Verlaufsbeobachtbarkeit der Nadelspitze, bietet die sonographische Steuerung gegenüber der Computertomographie v. a. dort Vorteile, wo schräge Punktionsverläufe oder abgewinkelte Punktionsrouten notwendig sind. Auch sehr schmale Korridore zwischen Organstrukturen können sonographisch mit hoher Sicherheit passiert werden, um darunterliegende fokale Läsionen komplikationsarm zu punktieren. Die Farbduplexsonographie bietet zusätzlich die exakte Zuordnung von Gefäßen, so dass das Blutungsrisiko minimiert werden kann. Die höchsten Erfolgsraten zeigt die perkutane Punktion, wenn Computertomographie und Sonographie entsprechend ihrer Vorteile eingesetzt werden. Neben technischen Voraussetzungen ist Selbstkritik und Erfahrung der interventionell Tätigen jedoch eine weitere Bedingung erfolgreicher und komplikationsloser Punktionen. Über 90 % der im klinischen Alltag vorkommenden fokalen Läsionen sind jedoch sonographisch gesteuert punktier- und biopsierbar und bei Flüssigkeitsansammlungen drainierbar. Methodisch bedingte Schwierigkeiten können häufig durch Veränderung der Transducerposition umgangen werden. Weiterhin kann Darmgas durch anhaltende Kompression mit dem Transducer weggedrückt werden und so eine Beseitigung der Schallstreuung mit Einsehbarkeit und Punktierbarkeit darunterliegender Strukturen ermöglichen.

Bei der Diagnose und Klassifizierung von intraabdominellen Flüssigkeitsansammlungen zeigen Computertomographie und Sonographie ebenfalls unterschiedliche methodisch bedingte Vor- und Nachteile. So sind sonographisch Flüssigkeitsansammlungen in schlechter einsehbaren Regionen wie im kleinen Becken schwieriger zu lokalisieren, insbesondere wenn postoperativ die Beschallbarkeit durch Meteorismus, Ileus oder offene Wunden beeinträchtigt ist. Flüssigkeitsansammlungen kranial von Leber und Milz lassen sich computertomographisch zwar einfach entdecken, die Zuordnung subphrenisch oder pleural kann jedoch erschwert sein, weil die Zwerchfellschenkel sich computertomographisch nicht deutlich genug darstellen. Weiterhin verursachen subphrenische, insbesonders infizierte Flüssigkeitsansammlungen pleurale Reizergüsse. Am starken Reflex des Zwerchfells kann die Sonographie zwischen suphrenischer und pleuraler Flüssigkeitsansammlung unterscheiden und über eine Punktion den Charakter differenzieren. Selten kann weiterhin die Unterscheidung zwischen interenterischer Flüssigkeit und intraluminärer Flüssigkeit im Darmlumen Schwierigkeiten bereiten; hier kann die Computertomographie mit Kontrastierung des Darmlumens zur Differenzierung beitragen. Gegenüber diesen Vorteilen besitzt die Computertomographie jedoch bei intraabdominellen Abszessen mit z. T. unspezifischem Verhalten Schwierigkeiten. Durch die Dichtebestimmung kann zwischen solide, zystisch oder flüssig meist unterschieden werden, je nach Charakter der Flüssigkeit sind jedoch große Überschneidungen möglich. So kann aus solid erscheinenden Prozessen mit hohen Dichtewerten Eiter aspiriert werden. Eine weitere Schwierigkeit besteht in der Differenzierung zwischen nekrotischem Gewebe unterschiedlicher Genese (Tumor, Pankreatitis) und Abszessen. Mitunter kann auch nekrotisches Gewebe intrakavitär Gas enthalten, ohne infiziert zu sein. Auch aus dem sonographischen Bild lässt sich infizierte von nichtinfizierter Flüssigkeit nicht sicher unterscheiden. Neben Gasansammlungen und Bodensatz sprechen auch Septen, bedingt durch Fibrin, für infizierte Flüssigkeiten.

Wie auch bei der Punktion sind Sonographie und Computertomographie alternative Verfahren bei der perkutanen Abszessdrainage. Die Vorteile der Computertomographie im kleinen Becken oder im Mediastinum gleicht die Sonographie zunehmend durch Einsatz endoskopischer sonographischer Verfahren aus (transösophagiale, transrektale oder transvaginale Sonographie). Eventuell ist ein kombiniertes Verfahren (Computertomographie und Sonographie) indiziert. So kann z. B. bei einer Flüssigkeitsansammlung, die durch schlechte Schallbedingungen nicht sicher zuzuordnen ist, nach ergänzender computertomographischer Diagnosesicherung ultraschallgesteuert drainiert werden. Dies ist dann oft technisch weniger aufwendig und zeitsparender als die computertomographisch gesteuerte Drainage.

2 Leber

2.1 Solide fokale Leberläsionen

2.1.1 Indikation und Wertigkeit perkutaner Dignitätsbestimmung

Viele fokale Leberveränderungen lassen sich aufgrund der Sonomorphologie der jeweiligen tumorösen Veränderung zuordnen. Entscheidend ist die Differenzierung von benignen und malignen Läsionen. Viele benigne Läsionen, wie das Hämangiom, zeigen ein relativ typisches sonomorphologisches Bild. Jedoch können Leberzellkarzinome oder Metastasen einiger Tumore, insbesondere nach Chemotherapie, ebenfalls echoreicher als das umgebende Lebergewebe und relativ glatt begrenzt in Erscheinung treten (Tabelle 2.1). Andererseits kann ein atypisches Hämangiom sonographisch ähnlich strukturiert sein wie Metastasen oder ein Leberzellkarzinom. Die Komplikationsarmut einer Feinnadelaspiration mit zytologischer Untersuchung oder einer Stanzbiopsie mit histologischer Untersuchung erlaubt es, dass die Indikation zu einer bioptischen Abklärung von nicht sicher klassifizierbaren Leberrundherden weit gestellt werden kann. Dabei ist die Stanzbiopsie mit histologischer Aufarbeitung des Stanzzylinders einer aspirationszytologischen Untersuchung vorzuziehen, weil einige fokale Leberveränderungen in der Aspirationszytologie nicht eindeutig zuzuordnen sind. In Studien mit größeren Fallzahlen zeigt die Feinnadelaspiration zwar mit einer Treffsicherheit von 80 bis 95% insgesamt relativ gute Ergebnisse. Der Wert der zytologischen Tumorklassifikation hängt jedoch vom Tumortyp ab und so sind die unterschiedlichen diagnostischen Aussagemöglichkeiten dieser Studien sehr vom Anteil epithelialer Tumoren abhängig. Epitheliale Tumoren können zytologisch mit hoher Treffsicherheit diagnostiziert werden, während für die Klassifikation von Lymphomen zumindest Stanzzylinder zur histologischen Aufarbeitung notwendig sind. Die zelluläre Ausbeute aus mesenchymalen Tumoren ist für eine zytologische Zuordnung meist ebenfalls nicht ausreichend. Bei repräsentativem Material kann zytologisch ein hepatozelluläres Karzinom diagnostiziert werden, in der zirrhotisch veränderten Leber können jedoch regenerierende Hepatozyten tumorösen Zellen ähneln.

Weiterhin reicht die Feinnadelaspiration zur Differenzierung benigner Lebertumoren (Abb. 2.1) wie der fokal-nodulären Hyperplasie, dem Leberadenom oder einem Hämangiom nicht aus. Beim Hämangiom lassen sich in der aspira-

Tabelle 2.1. Fokale Leberveränderungen (Sonomorphologie)

Solide Veränderungen

Echoreich	Gemischt echogen	Echoarm
Hämangiom	Metastase (Halo)	Metastase
Lipom	Atypisches Hämangiom	Leberzelladenom
Leberzellkarzinom	Leberzellkarzinom	Tumoröses malignes Lymphom
Metastase nach Therapie		Fokale noduläre Hyperplasie Zonale Minderverfettung

Liquide Veränderung

Glatt begrenzt, weitgehend echofrei	Unscharf begrenzt, echoarm, z. T. inhomogen begrenzt
Leberzyste	Hämatom
Zystenleber (viele, disseminiert, unterschiedlich groß)	Abszess (bakteriell, parasitär)
Echinococcus cysticus	Nekrotisch zerfallender Tumor
Echinococcus alveolaris	Echinococcus alveolaris

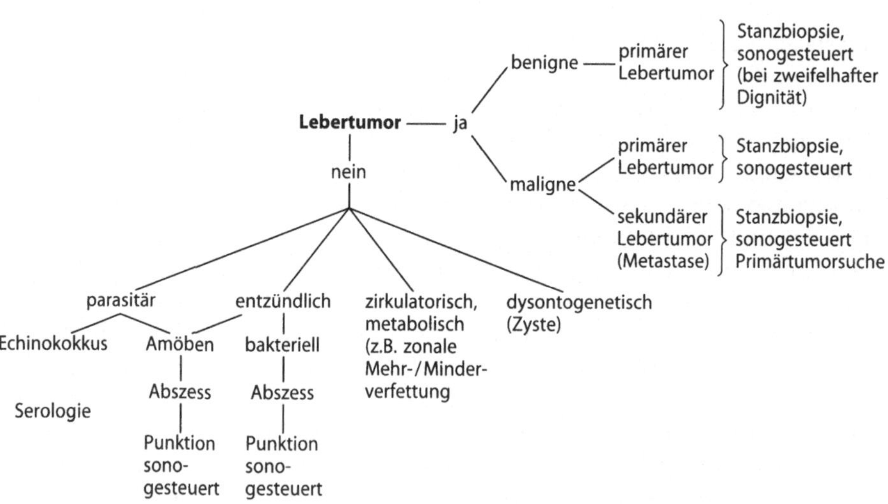

Abb. 2.1. Differentialdiagnostisches Vorgehen bei fokalen Leberveränderungen

tionszytologischen Untersuchung meist nur Blutbestandteile aspirieren. Wenn die Echotextur ein Hämangiom vermuten lässt, sollte vor interventionellen Verfahren jedoch eine Angiocomputertomographie oder eine Kernspintomographie durchgeführt werden, in der ein Hämangiom relativ sicher bestätigt werden kann. Bei der Punktion von Leberhämangiomen wurde zwar eine erhöhte Blutungsgefahr beschrieben (Brams 1985). Wenn die genannten bildgebenden Verfahren keine Diagnosesicherheit bringen, kann über eine Stanzbiopsie ein Hämangiom eindeutig histologisch diagnostiziert werden bzw. von einem anderen Tumor differenziert werden. Wenn das Hämangiom nicht oberflächlich liegt oder darauf geachtet wird, dass eine Verlaufstrecke mit unauffälligem Lebergewebe zwischen Leberkapsel und hämangiomverdächtigem Bezirk besteht, kann das Blutungsrisiko vernachlässigt werden (Abb. 2.2).

Die Wahl des jeweiligen Verfahrens (Aspirationszytologie oder Histologie aus Stanzbiopsie) muss in Absprache mit dem Pathologen, abhängig von dem angenommenen Tumor und der Institutsausstattung, getroffen werden. Bei nach eigenen Erfahrungen fehlenden Blutungskomplikationen bei der ultraschallgesteuerten Stanzbiopsie von fokalen Leberläsionen wird die Indikation der Bisopie gegenüber der Zytologie weiter gestellt; fragliche Befunde führen nicht weiter und sollten nicht in der Probelaparotomie enden.

Werden Lebermetastasen angenommen, kann die histologische Sicherung aus fokalen Leberveränderungen das therapeutische bzw. das operative Prozedere verändern, weil dann ein kurativer Ansatz meist nicht mehr möglich ist und auf palliative Operationsverfahren mit einem geringen Risiko für den Patienten ausgewichen werden kann. Bei Leberteilresektion wegen kolorektaler Metastasen sollten präoperativ das Resektionsausmaß und die Resektabilität sonographisch abgeklärt und die Malignität durch eine Stanzbiopsie gesichert werden.

Die Differenzierung zwischen fokal-nodulärer Hyperplasie (FNH) und dem selten auftretenden Leberadenom ist bedeutsam, weil für das Leberadenom die

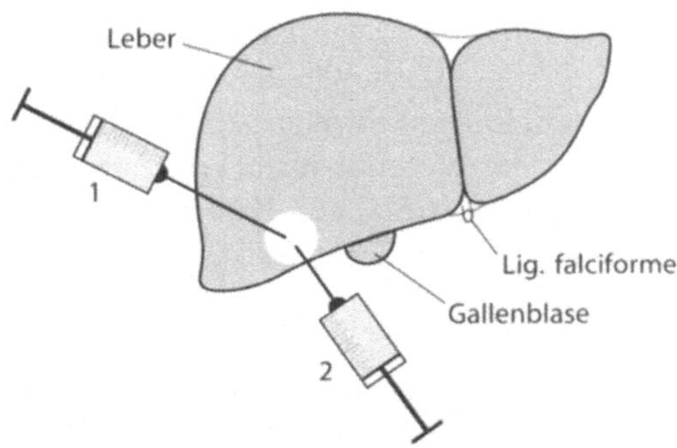

Abb. 2.2. Bei oberflächlichen fokalen Läsionen sollte, insbesondere wenn differentialdiagnostisch ein Hämangiom möglich ist, eine Punktionsroute mit einer Vorlaufstrecke durch gesundes Lebergewebe (*Position 1*) gewählt werden. Punktionswege, bei denen die fokale Läsion direkt subkapsulär erreicht wird (*Position 2*) sollten gemieden werden, auch wenn dies oft die kürzesten Punktionswege sind

Indikation zur chirurgischen Resektion besteht. Einerseits kann es durch Einblutungen in Nekrosen, insbesondere bei subkapsulärer Lage, zur Ruptur und zu einem akuten lebensbedrohlichen Hämaskos kommen, andererseits können multiple Epithelproliferationen im Adenom zu einer Entartung zum hochdifferenzierten Leberzellkarzinomen führen.

Eine Differenzierung zwischen fokal nodulärer Hyperplasie (FNH) und Leberadenom ist anhand einer Aspirationszytologie aus der fokalen Läsion nicht möglich. Zur Beurteilung von Läppchenarchitektur, Gallengängen, Portalvenenfeldern und FNH-typischen eventuell auftretenden Neoduktuli ist im Verband gewonnenes Gewebe zur histologischen Aufarbeitung notwendig.

Der epitheliale Befund zwischen FNH und Adenom ist ähnlich, differenzierende Merkmale ergeben sich aus den Gangstrukturen und aus dem Verhalten des Bindegewebes. Die fokal-noduläre Hypoplasie zeigt grobe, breite Bindegewebszüge und kann reich sein an gangartigen tubulären Strukturen, so genannten Neoduktuli. Das Adenom besteht meist aus gleichförmigen Parenchymmassen ohne Läppchengliederung, es lassen sich keinerlei Portalfelder, Gallengänge oder Gangneubildungen nachweisen. Weiterhin ist das Adenom oft von einer zarten kapselartigen Faserschicht umgeben. Um eine Differenzierung anhand von Stanzbiopsien durchführen zu können ist die Gewinnung mehrerer Biopsiezylinder (3–4) aus verschiedenen Arealen notwendig und es sollte der Übergang zwischen gesundem Lebergewebe und der fokalen Läsion mittels Stanzzylinder biopsiert werden.

Die Differenzierung zwischen einem Leberadenom und einem Leberkarzinom ist jedoch unsicher, weil ein entscheidendes Kriterium zur Differenzierung das infiltrative Wachstum in das Lebergewebe ist. Diese Infiltration kann partiell sein, so dass auch die Stanzbiopsie aus dem Übergang zwischen sonographisch dargestelltem gesundem Lebergewebe und dem Leberadenom die Differenzierung nur in zufällig biopsierten Arealen zulässt und eine mögliche partielle Infiltration sich nur im Gesamtpräparat bestimmen lässt. Daher ist die Laparotomie mit Resektion des Adenoms indiziert.

In einer großen Studie wurde die Treffsicherheit der ultraschallgesteuerten Biopsie über einen Zeitraum von 12 Jahren an 719 Patienten mit malignomverdächtigen Leberbezirken evaluiert. Von den 670 kontrollierten Fällen waren 62,3 % richtig positiv (Malignitätsnachweis), 31,3 % richtig negativ, 5,3 % falschnegativ und in 1,1 % war das Material nicht verwertbar. Dies führt zu einer Sensitivität von 92,1 %, einer Spezifität von 100 % und einer Treffsicherheit von 94,6 %. Von den malignen Befunden waren 190 ein hepatozelluläres Karzinom, in 107 Fällen Metastasen bei bekanntem Primärtumor, in 97 Fällen Metastasen von unbekannten Primärtumoren, 24-mal wurde ein Lymphom nachgewiesen und in 4 Fällen andere maligne Befunde. Bei der Aufschlüsselung von fokalen Läsionen mit einem Durchmesser kleiner als 3 cm war bei 158 Fällen die Sensitivität 82,7 und die Treffsicherheit 87,6 % (Fornari et al. 1996).

2.1.2 Technisches Vorgehen

Nach Zuordnung der fokalen Leberveränderungen zum jeweiligen Leberlappen und qualitativer Bestimmung nach sonomorphologischen Kriterien, soweit als möglich, wird für die Punktion eine Position des Transducers gesucht, von der aus bei einer ruhigen Atmung des Patienten um die Atemmittellage der Leberrundherd andauernd beobachtbar ist und nicht von der Schallauslöschung durch Rippen bedeckt wird. Leberrundherde der Segmente I, II, III, IV, V und VI sind meist von einem subkostalen Zugang biopsierbar. Für Leberrundherde der Segmente VII und VIII müssen meist interkostale Zugangswege gesucht werden (Abb. 2.3). Unter maximaler Inspiration wird die Ausdehnung der Pleura untersucht um ein deren Tangieren zu vermeiden. Weiterhin muss vor allem bei Punktionen im Leberhilus eine Route gefunden werden, bei der keine größeren Lebergefäße tangiert werden. Nach gründlicher Hautdesinfektion wird in Lokalanästhesie die Biopsienadel unter kontinuierlicher sonographischer Kontrolle bis kurz vor die fokale Leberveränderung eingebracht und direkt am Übergang von unauffälligem Lebergewebe zum Leberrundherd die Biopsievorrichtung ausgefahren, so dass dieser Übergang im Stanzzylinder mitenthalten ist. Damit wird zum einen verhindert, dass bei nekrotisch zerfallenden Tumoren nur nekrotische Bestandteile im Stanzzylinder sind und andererseits vereinfacht die derart gewonnene Biopsie die histologische Diagnose der fokalen Leberveränderungen. Im eher echoarmen Lebergewebe lässt sich der Reflex der Nadelspitze meist gut beobachten; das Auffinden der Nadelspitze kann erleichtert werden durch geringes, rhythmisches Vor- und Zurückbewegen der Nadel oder durch eine Sondenposition mit stumpfwinkligem Anloten der Nadelspitze. Bei interkostalen Zugängen ist das kontinuierliche Verfolgen der Nadelspitze erleichtert, wenn sich Transducerposition und Hautperforationsstelle durch Biopsienadel im gleichen Interkostalraum befinden und so der Nadelverlauf

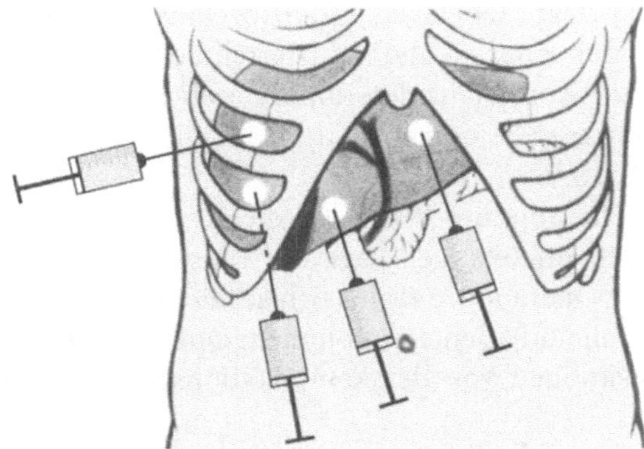

Abb. 2.3. Zugangswege für fokale Leberveränderungen je nach Lokalisation (*von rechts nach links*): subkostal linker Leberlappen, subkostal rechter Leberlappen, interkostal rechte Leberlappen Segment 6, interkostal rechte Leberlappen Segment 7

beim Vorschieben kontinuierlich verfolgt werden kann, ohne dass die Nadelspitze zeitweilig im Schallschatten durch die Rippe verschwindet.

2.2 Perkutane Tumorbehandlung

2.2.1 Indikation und Wertigkeit

Als nichtoperative lokale Behandlungsverfahren von malignen, fokalen Leberläsionen kommen neben der regionalen Chemotherapie oder der Chemoembolisation auch perkutan einsetzbare, lokale, den Tumor destruierende Verfahren zur Anwendung. Neben der Ethanolinjektion, die sich beim hepatozellulären Karzinom durchgesetzt und sich als sehr effektiv erwiesen hat, kommen zur Therapie von Metastasen neuerdings Kryochirurgie und radiofrequente interstitielle Hyperthermieverfahren zur Anwendung. Die regionalen Verfahren erzeugen eine lokale Tumornekrose, wobei das umgebende Gewebe geschont wird. Lokalisation und Ausdehung der Nekrosen werden durch das entsprechende Verfahren beeinflusst und können vom Therapeuten modifiziert werden. Die Nekrosen verbleiben im Gewebe.

Die perkutane Ethanolinjektion wurde erstmals von Sugiura et al. (1983) beschrieben. Durch die Injektion von 100%-igem Ethanol in den Tumorherd entsteht eine zelluläre Dehydratation mit anschließender Koagulationsnekrose. Neben der Proteindenaturierung führt die Alkoholinstillation zur Obliteration von zu- und abführenden Gefäßen. Die nekrotisierende Wirkung von Alkohol wurde sowohl im Tierversuch als auch beim Menschen in resezierten Tumoren nach Alkoholinjektion nachgewiesen (Shiina et al. 1991; Festi et al. 1990; Ohto et al. 1989; van Sonnenberg 1989). Entscheidend ist, dass der gesamte Tumor mit injiziertem Ethanol in nekroseinduzierender Konzentration erreicht wird. Beeinflusst wird dies von der Konsistenz des Tumorgewebes und der Tumorgröße. Die Hauptindikation für die perkutane Alkoholinjektion von malignen Lebertumoren ist daher für das hepatozelluläre Karzinom gegeben und in größeren Studien belegt (Tabelle 2.2). Hepatozelluläre Karzinome entstehen vor allem auf dem Boden einer alkoholinduzierten oder hepatitisbedingten Leberzirrhose. Die weiche Konsistenz des Tumorgewebes, das von festem zirrhotisch umgebautem Lebergewebe umgeben ist, ermöglicht die weitgehend selektive Infiltration des Tumors.

Die bisherige Therapie der Wahl war die chirurgische Resektion oder bei operationstechnisch ungünstiger Lage die Chemoembolisation. Eine weitere Einschränkung der Operabilität ergibt sich aus dem Stadium der Leberzirrhose. So profitieren vor allem Patienten mit hohem Operationsrisiko durch zirrhosebedingte Komplikationen von der komplikationsarmen perkutanen Ethanolinjektion.

Mehrere Studien (s. Tabelle 2.2) demonstrieren eindrucksvoll die erfolgreiche Therapie der perkutanen Alkoholinjektion zur Tumornekrose bei primären Leberzellkarzinomen. Insbesondere Livraghi (1995) berichtet an größeren Fallzahlen über eine Überlebensrate von über 90 % nach 2 Jahren bei Patienten mit

Tabelle 2.2. Therapieerfolge bei sonographisch gesteuerter Instillation 96 %igen Alkohols in primäre Leberzellkarzinome

	Fallzahl [n]	Überlebenszeit in Monaten [%]				
		12	24	36	48	60
De Sio et al. 1993	46	90	72	64	–	–
Unbehandelt	18			0	–	–
SolitäreTumoren	30	93	78	78	–	–
Multiple Tumoren	16	87	64	32	–	–
Giorgio et al. 1993	83 (Tumorgröße 0,5–9,0 cm)	–	–	–	89	–
Child A		–	–	–	100	–
Child B		–	–	–	89	–
Child C		–	–	–	0	–
Tumor < 3 cm	–	–	–	–	89	–
Tumorgröße > 3 cm	–	–	–	–	79	–
Livragi et al. 1995	746	–	–	–	–	–
Child A Singulär < 5 cm	293	98	91	79	70	47
Child B Singulär < 5 cm	148	93	78	63	37	29
Child C Singulär < 5 cm	64	64	12	0	0	0
Child A + B Singulär > 5 cm	50	86	73	53	30	30
Child A + B Multipel	204	94	82	47	36	26
Masaaki et al. 1990 Tumor < 3 cm	95	93	81	65	52	28
Child A	48	94	94	72	41	–
Child B	28	92	88	77	67	–
Child C	19	88	42	28	28	–
Unbehandelt	27	90	50	0	0	–
Ebara et al. 1992; Tumor < 3 cm	112	94	84	63	49	39
Lencioni et al. 1997; Tumor < 5 cm	184	95	87	67	53	41

singulären Karzinomen, kleiner 5 cm, und einer Leberzirrhose im Stadium Child A. Nach 3 Jahren war die Überlebensrate bei diesen Patienten 79%, 70% nach 4 Jahren und 47% nach 5 Jahren. Mit zunehmender Größe des Tumors und bei multiplen Läsionen ist die Überlebensrate geringer, wobei nach 3 Jahren immer noch eine 50%-Überlebensrate angegeben wird. Prognose und Überlebensrate verschlechtern sich bei Patienten mit einer Leberzirrhose im Stadium Child B und insbesondere Child C. Livraghi (1995) wie auch Masaaki et al. (1990) verweisen darauf, dass das Ableben der Tumorpatienten im Stadium Child B und C Folge der fortschreitenden Leberzirrhose und selten der Tumorprogression war.

Hepatozelluläre Leberkarzinome neigen zu weiterer Tumormanifestation nach Resektion wie auch Alkoholinjektion. So entwickeln mehr als 50% der Patienten nach 2 Jahren einen Zweittumor als Ausdruck der karzinogenen Potenz der zirrhotischen Leber (Okuda et al. 1994).

Die 5-Jahres-Überlebensrate von leberteilresezierten Patienten mit einem Leberzellkarzinom kleiner 5 cm im Stadium Child A ist nach Auswertung verschiedender Studien zwischen 33 und 64% und im Mittel 48% (Wu et al. 1986; Kawano et al. 1989; Tang et al. 1989; Lai et al. 1991; Kanematsu et al. 1993; Makuuchi et al. 1993; Sugioka et al. 1993; Takayasu et al. 1993; Izumi et al. 1994; Belghiti et al. 1991). Die 5-Jahres-Überlebensrate ist nach Therapie durch Alkoholinjektion der chirurgischen Resektion vergleichbar, bei jedoch geringerer Komplikationsrate und perioperativer Mortalitätsrate. Dies erlaubt auch die Therapie durch Alkoholinjektion bei schlechteren Child-Stadien und multiplen Herden des Leberzellkarzinoms. Die Komplikationsrate nach perkutaner ultraschallgesteuerter Alkoholinjektion war 1,3% (peritoneale Blutung, Leberabszess, Pleuritis, partielle Lebersegmentnekrose), die Mortalitätsrate war 0,1% innerhalb der ersten 30 Tage nach Alkoholinjektion (Ösophagus-Varizen-Blutung 5 Tage nach perkutaner Alkoholinjektion bei Child-C-Patienten). Die perioperative Mortalität beträgt demgegenüber nach chirurgischer Resektion über 7%.

Für die arterielle Katheterembolisation werden 5-Jahres-Überlebensraten von 9–23% angeführt, mit einem Mittelwert von 14% bei insgesamt 556 Patienten (Nakao et al. 1992; Uchida et al. 1993; Kanematsu et al. 1993; Taniguchi et al. 1994). Wenn Gefäßanatomie und die periphere Lage des Leberzellkarzinoms die segmentale Katheterembolisierung erlauben, werden 5-Jahres-Überlebensraten von 33 und 53%, im Mittel 44,5% bei 173 Patienten berichtet (Matsui et al. 1993; Nishimine et al. 1994).

Bei Gesamtschau dieser Zahlen ist die perkutane Alkoholinjektion bei primären Leberzellkarzinomen als erste Therapieoption in Erwägung zu ziehen. Eine Alternative mit höherer 5-Jahres-Überlebensrate ist lediglich die Lebertransplantation in ausgewählten Fällen. Konkurrierendes Verfahren zur Alkoholinjektion ist die Leberteilresektion. Im Einzelfall muss das geeignete Verfahren gewählt werden. Bei der chirurgischen Resektion wird die primär größere Radikalität mit einer höheren Komplikationsrate sowie einer höheren perioperativen Mortalität in Kauf genommen. Der Therapieerfolg der perkutanen Alkoholinstillation kann durch die ultraschallgesteuerte Biopsie, eine sonographische Verlaufskontrolle der fokalen Läsion oder den Abfall des Alphafeto-proteins dokumentiert werden.

Der Erfolg der perkutanen Alkoholinjektion unter kurativem Ansatz wurde vor allem an primären Leberzellkarzinomen mit einer Größe von weniger als 3 cm belegt (Livraghi et al. 1986, 1988 und 1993; Sironi et al. 1993; Tanaka et al. 1991). Die relativ weiche Konsistenz des Tumorgewebes gegenüber der umgebenden derben, zirrhotischen Leber führt zu einer relativ homogenen Ausbreitung des injizierten Alkohols in das gesamttumoröse Areal, ohne dass wesentliche Mengen in das gesunde Lebergewebe abdiffundieren. Je größer der Tumor, desto weniger kommt es jedoch zu einer homogenen Ausbreitung des Alkohols über das gesamte Tumorareal, und Tumorreste in Randbereichen können verbleiben. Weiterhin kann durch Abfließen des Alkohols über Gefäße die lokale, tumortoxische Wirkung reduziert werden.

Metastasen sind für die perkutane Alkoholinstillation weniger geeignet, weil andere Gewebeeigenschaften in Metastasen die kontinuierliche Ausbreitung des Alkohols reduzieren. Welche Metastasen eine ähnlich weiche Konsistenz und Abgrenzung wie Leberzellkarzinome zeigen und somit einer Alkoholinstillation besser zugänglich sind, bedarf weiterer Untersuchungen. Einschränkend ist jedoch zu erwähnen, dass ein kurativer Ansatz bei Metastasen zwangsläufig oft hintenansteht, eine Verkleinerung der Tumormasse kann jedoch durch die perkutane Alkoholinstillation erreicht werden. Insgesamt ist die Indikation bei Metastasen jedoch enger zu stellen und im Einzelfall mit anderen Therapiemöglichkeiten zu vergleichen. Sinnvoll kann die perkutane Alkoholinstillation bei inoperablen, solitären, metachromen Metastasen mit einem Durchmesser von kleiner 5 cm sein (Livraghi et al. 1991, 1993).

In einer weiteren Studie berichten Giovannini et al. (1994) über die Behandlung von 55 Lebermetastasen bei 40 Patienten mit überwiegend kolo-rektalem Karzinom (maximal 3 Metastasen pro Patient, Durchmesser kleiner 5 cm) durch perkutane ultraschallgesteuerte Alkoholinjektion. Eine komplette Nekrose konnte jedoch nur in 55 % der Fälle erreicht werden. Die mittlere Überlebenszeit der Patienten war 21 Monate, die 3-Jahres-Überlebensrate annähernd 40 %. Die Ethanolinjektion kann auch mit anderen Behandlungsmodalitäten wie der Chemoembolisation kombiniert werden (Kubicka et al. 1997); weiterhin wird über die Injektion von Essigsäure statt Ethanol mit ähnlich guten Ergebnissen berichtet (Ohnishi et al. 1994).

Alternativ zur Alkoholinstillation wird neuerdings die Behandlung von hepatozellulären Karzinomen wie auch Metastasen durch einen radiofrequente interstitielle Hyperthermie durchgeführt. Bis vor kurzem war die zu geringe Eindringtiefe der limitierende Faktor dieser Technik. Durch Veränderung der Elektrode sowie der Energieumwandlung konnten die Nekroseareale von wenigen Millimetern auf mehrere Zentimeter erweitert werden. Über eine Nadel, im Tumor ultraschallgesteuert zentral plaziert, wird die Sonde eingefahren, die sich an der Nadelspitze ankerförmig teilt. Die drei Sondenspitzen teilen sich sternförmig im Tumor auf. Dadurch kann es zu einer homogenen Hitzeentwicklung im Tumor durch den lokal erzeugten Ionenfluss an der Elektrodenspitze kommen. Bei einer Temperatur von 49 °C entsteht ein irreversibler

Zellschaden durch die Denaturierung von Proteinen und bei über 70 °C werden Koagulationsnekrosen erzeugt. Die Spitzentemperatur kann über Sensoren an der Sondenspitze gemessen werden. Bisher liegen nur kleine Fallzahlen in ersten klinischen Studien bei Patienten mit nichtresektablen Lebertumoren vor. Rossi et al. (1996) berichtet über die Behandlung von 39 Patienten mit hepatozellulärem Karzinom und 11 Patienten mit Lebermetastasen eines Adenokarzinoms durch eine radiofrequente Hyperthermie. Bei einem mittleren Nachbeobachtungszeitraum von 22,6 Monaten war die 1-Jahres-Überlebensrate 94 %, nach 2 Jahren lebten noch 86 % der Patienten, nach 3 Jahren 68 % und nach 5 Jahren 40 %.

Weiterhin gibt es Überlegungen und erste Therapieanwendungen einer perkutanen interstitiellen Laserfotokoagulation sowie einer Mikrowellenkoagulation über spezielle Sonden. Bei der Laserfotokoagulation wird die Punktionsnadel perkutan in Lokalanästhesie im Tumor plaziert und über den Führungsdraht anschließend eine Schleuse eingebracht, über die der Laserapplikator positioniert wird. Die lokale Hyperthermie führt zu koagulativen Effekten. Wie bei allen perkutanen lokalen Verfahren ist der Erfolg der Behandlung wesentlich von der Positionierung der Sonden abhängig.

Ein weiteres lokales Behandlungsverfahren ist die Kryochirurgie. Bedingt durch die Stärke der Kryosonden gibt es wenig Erfahrung über die perkutane Plazierung. Die 5 mm starken Sonden wurden bisher meist über eine Laparatomie oder laparoskopisch und mittels intraoperativer Sonographie im Tumor plaziert. Weil inzwischen Sonden mit geringerer Stärke (3 mm) auf dem Markt sind, wird dieses Verfahren auch für die perkutane Therapie bedeutungsvoll. In Seldinger-Technik kann über den Führungsdrain ein hohler Dilatator vorgeschoben werden, durch den die Kryosonde eingelegt wird. Zur Tumorzerstörung werden mindestens Temperaturen von − 50 °C gefordert. Neben der homogenen Vereisung des Tumorareals besteht ein weiterer Vorteil der Kryochirurgie gegenüber den anderen lokalen Therapieverfahren darin, dass durch die Vereisung eine mechanische Fixation der Tumorzellen geschieht und eine Dissemination der Tumorzellen während des Eingriffs verhindert wird. Die Wirksamkeit der Kryotherapie korreliert mit der Tumorgröße, bei größeren Tumoren (größer 2 cm) müssen parallel mehrere Sonden im Tumor positioniert werden.

Trotz der vielfältigen lokalen Behandlungsverfahren ist bei Patienten mit hepatozellulärem Karzinom oder kolorektalen Lebermetastasen die Resektion die Therapie der Wahl. Bei fehlender Resektabilität oder bei hohem Operationsrisiko (Komplikationen bedingt durch Leberzirrhose) stellen die lokalen Verfahren eine echte Alternative dar. In Abhängigkeit von Tumorgröße und Tumorart kann durch die lokalen Verfahren bei sicherer Zerstörung aller Tumorzellen ein kurativer Ansatz erzielt werden. Belegt ist dies allerdings nur für die perkutane Ethanolinjektion bei primären Leberzellkarzinomen. In der lokalen Therapie von Metastasen kann zumindest eine Tumorverkleinerung erzielt werden. Welches Verfahren unter weiterer technischer Entwicklung der Sonden für die Behandlung von Metastasen das geeignetste ist, muss sich in weiteren Vergleichsstudien zeigen. Insgesamt ist bei den ambulant einsetzbaren Verfahren die minimale Nebenwirkungsrate hervorzuheben. Ein Vorteil der Ethanoltherapie, ist die perkutane, beliebig wiederholbare Anwendbarkeit. Als Nachteil muss jedoch die unkontrollierte Verteilung des Alkohols im Tumor im Vergleich zu exakten abgrenzbaren Nekroseaerealen durch die Kryotherapie genannt werden.

2.2.2 Technisches Vorgehen

Nach bioptischer Sicherung des Leberzellkarzinoms wird eine Feinnadel (22 gg.) in Lokalanästhesie ultraschallgesteuert in den Tumor vorgeschoben und zentral plaziert. Dazu wird die Position der Nadelspitze in 2 Ebenen kontrolliert. Nach Injektion des hochprozentigen Alkohols verändert sich der Tumor zu einer echoreichen Wolke. Das durch die Instillation von hochprozentigem Alkohol erreichte Areal wird mit erhöhter Echogenität dargestellt. Echogen stellt sich auch der Alkohol dar, der entlang der Nadel zurückgedrückt oder in kleinen Lebervenen abtransportiert wird. Eine homogene Ethanolausbreitung im Tumor kann erreicht werden, indem die Nadel unter kontinuierlichem Injizieren von 3 bis 6 ml (je nach Tumorgröße) vom schallkopffernen zum schallkopfnahen Tumorrand zurückgezogen wird. Vor Zurückziehen der Nadel aus der Leberkapsel werden 1 bis 2 ml 1%-iges Lidocain nachgespritzt um lokale Schmerzen durch Auslaufen von Alkohol aus dem Stichkanal in die Peritonealhöhle zu vermeiden. Die Menge des instillierten Alkohols sollte tumorgrößenadaptiert erfolgen, in Tumoren kleiner als 3 cm werden Alkoholmengen bis zu 5 ml pro Behandlung injiziert. In größere Tumoren können fächerförmig bis zu 10 ml pro Behandlung injiziert werden. Weiterhin kann bei größeren Läsionen die Injektion am entferntesten Punkt begonnen werden, und unter langsamem Zurückziehen der Nadel kann fächerförmig versucht werden, die gesamte Tumorausdehnung zu treffen. Das Ergebnis wird sonographisch überwacht.

Zur homogeneren Verteilung des Alkohols in den Tumor wurden Nadeln mit verschlossener Spitze und seitlichen Öffnungen eingeführt (Akamatsu et al. 1993). Bis zur kompletten Tumornekrose muss die Behandlung je nach Tumorgröße mehrmals wiederholt werden. Nachteil der Methode ist, dass bis zu 10 oder mehr Sitzungen 1- bis 2-mal pro Woche, je nach Tumorgröße, durchgeführt werden müssen.

In der Regel sind zur Behandlung von Leberzellkarzinomen bis zu 3 cm 3 bis 5 Injektionen notwendig, zur Behandlung von Metastasen, wegen des derberen Tumorgewebes mit inhomogenerer Ethanolausbreitung, 4 bis 8 Injektionen. Etwa 20 bis 30 % der Patienten können nach dem Eingriff subfebrile Temperaturen entwickeln.

Bei der fraktionierten Alkoholinstillation kann die Therapie jedoch ambulant und ohne Sedierung oder Lokalanästhesie durchgeführt werden (Livraghi et al. 1988). Alternativ kann die Alkoholinstillation tumorgrößenadaptiert als Single shot durchgeführt werden. Für die Instillation von größeren Mengen (bis zu 150 ml) 96 %-igen Alkohols ist jedoch eine Narkose sowie eine Monitorüberwachung notwendig. Vor allem der Kontakt von Alkohol mit dem Peritoneum führt zu starken Schmerzen.

Nach korrekter Plazierung der Nadelspitze sollte der Alkohol langsam (über Minuten) instilliert werden um die kontinuierliche Ausbreitung zu ermöglichen und das Abfließen des Alkohols entlang der Nadel in gesundes Lebergewebe sowie den Peritonealraum zu reduzieren.

Sonographisch verbleibt nach der Alkoholbehandlung im ehemaligen Tumorbereich eine echoarme, schrumpfende Nekrosehöhle mit Fibrose, in die regeneriertes Lebergewebe einsprosst. Zur Verlaufskontrolle bzw. zur Differenzierung eventuell verbliebener Tumornester eignet sich auch die Kontrastmittel-unterstützte Computertomographie oder die Kernspintomographie, sowie eine ultraschallgesteuerte Biopsie des Nekroseareals. Parallel dazu sollten Verlaufskontrollen des Alphafetoproteins durchgeführt werden.

Die peritoneale Reizung kann durch vorhergehende Infiltration des Peritoneums mit Lokalanästhetikum vermieden werden. Das Lokalanästhetikum wird injiziert, wenn die Nadelspitze die Leberkapsel erreicht.

Lediglich die Instillation größerer Alkoholmengen kann durch Übertritt ins Blut zu kurzfristigen erhöhten Alkoholspiegeln und Kreislaufreaktionen führen.

2.3 Leberzysten

2.3.1 Indikation und Wertigkeit ultraschallgesteuerter Diagnostik und Therapie

Blande Leberzysten sind ein Zufallsbefund und bedürfen keiner weiteren Abklärung. Bedingt durch die Raumforderung können große Leberzysten jedoch zu Oberbauchbeschwerden und Passagestörungen führen. Leberzysten sollten nur punktiert werden, wenn sie symptomatisch sind. Die Entlastung durch Abpunktieren der Zystenflüssigkeit ist technisch einfach, das rezidivierende Anfüllen lässt sich jedoch durch einfaches Abpunktieren nicht verhindern. Bessere Ergebnisse werden durch Alkoholinjektion nach Abpunktieren erzielt. Dabei werden $^4/_5$ der Zystenflüssigkeit nach Einführen eines dünnlumigen Katheters (8 Fr.) in Trokar-Technik abgelassen. In die weitgehend entleerte Zyste werden ca. 40 bis 80 ml hochprozentiges Äthanol (96 %) injiziert. Um eine gleichmäßige Benetzung der Zystenwand zu erreichen, wird der Patient aufgefordert verschiedene Körperlagen einzunehmen. Nach 30 Minuten wird die gesamte Flüssigkeit abgezogen, der Drain jedoch belassen und dieser Vorgang 2-mal wöchentlich vorgenommen, bis sich keine wesentliche Menge an Flüssigkeit aus der Zyste entleert. Eine derartige Therapie wurde bei 7 Patienten mit großen symptomatischen Leberzysten als erfolgreiche Therapie ohne Nebenwirkung und ohne Rezidiventwicklung bei einjähriger Nachbeobachtung beschrieben (Ohto 1989).

Alternativ zur Alkoholinjektion können nach Entleerung der Leberzysten diese mit 10–30% der abgelassenen Flüssigkeitsmenge Polidokanol (Etoxisklerol) aufgefüllt werden. Die injizierte sklerosierende Flüssigkeit wird nach mehrmaligem Lagewechsel des Patienten nach 15–20 Minuten wieder abgelassen. Der Pigtail wird 1 Tag belassen und das nachgelaufene Exsudat nochmals aspiriert, wenn die Sekretion zum Stehen kommt, wird der Pigtail-Katheter entfernt. Mit dieser Methode beschreiben Gebel et al. (1990) eine erfolgreiche Behandlung von Leberzysten bei 26 von 31 Patienten bereits nach der ersten Punktion, 98 % der Patienten blieben symptomfrei.

Von der blanden Leberzyste muss eine Echinokokkuszyste unterschieden werden. Die Differenzierung geschieht serologisch im Titernachweis, der eine Sensitivität von über 95 % bei der Lebermanifestation besitzt. Unilokuläre Zysten eines Echinoccocus zysticus sind operativ gut angehbar. Bei sehr zentral gelegenen Zysten oder multilokulären Zysten in beiden Leberlappen kann die ultraschallgesteuerte Aspiration der Echinokokkuszsytenflüssigkeit mit anschließender Sklerosierung durch hochprozentigen Alkohol eine alternative Therapiemethode sein. Mehrere Autoren berichten, mit relativ kleinen Fallzahlen, über die erfolgreiche Behandlung einer Echinokokkose der Leber (Echinococcus zysticus) durch perkutane Aspiration und Sklerosierung oder Instillation von hypertoner Kochsalzlösung (Felice et al. 1990; Khuroo 1991; Langlois 1989; Müller et al. 1985; Pret et al. 1988).

Giorgio et al. (1993) empfehlen die Auffüllung der Zysten mit 50 % des zuvor entleerten Zystenvolumens durch 95 %-igem Alkohol. Bei erneuter Punktion wurde der Alkohol nach 3 Tagen entfernt, bei nur 2 von 26 Patienten waren nach 3 Tagen noch lebende Scolius nachweisbar.

Als Vorteile der komplikationsarmen perkutanen Drainage gegenüber der chirurgischen Therapie werden, neben der geringeren Morbidität und der Reduktion des Klinikaufenthaltes, vor allem die geringere Rate von peritonealer Verschleppung bei der perkutanen Drainage sowie die Vorteile bei multimorbiden Patienten und chirurgisch schwer resezierbaren, zentralen Zysten angeführt (Khuroo 1991). Khuroo führt in dieser Studie die erfolgreiche Therapie von 21 Echococcus-granulosus-Zysten bei 11 von 12 Patienten an. Die Zystengröße betrug 7,5 cm +/– 4, die größte Zyste betrug 15 cm. Nach Aspiration der Zystenflüssigkeit behandelte er sie mit 20 %-iger hypertoner Kochsalzlösung. Besonders bei den größeren Zysten verblieben in der Leber zystische Resthöhlen zurück, die jedoch unkompliziert blieben. Die früher beschriebene Komplikation der Anaphylaxie durch die Zystenpunktion hat sich als vernachlässigbar erwiesen. Durch die Instillation von hochprozentigem Alkohol durch die Aspirationsnadel wird eine Erregerverschleppung vermieden.

2.3.2 Technisches Vorgehen

Nach Orten der Zyste und serologischem Nachweis wird in Abhängigkeit von Lage der Zyste und Multilokalität die Indikation für Operation oder ultraschallgesteuerte Aspiration mit Sklerosierung gestellt. Bei der ultraschallgesteuerten Aspiration sollte ein transhepatischer Punktionsweg mit einer Lebervorlaufstrecke von mindestens 2 bis 3 cm gewählt werden. Dann wird die Nadel mit einem Durchmesser zwischen 0,7 und 1 mm in Lokalanästhesie nach Hautdesinfektion ultraschallgesteuert in die Zyste vorgeschoben und nach vollständiger Abpunktion des Zysteninhalts wird 95 %-iger Alkohol in das Zystenlumen instilliert. Die Alkoholmenge sollte $^1/_3$ bis die $^1/_2$ des Aspirates beinhalten, jedoch nicht mehr als 10 ml betragen. Danach sollte der Patient mehrmals die Körperlage wechseln, und nach 30 Minuten wird der instillierte Alkohol wieder vollständig abpunktiert. Alternativ kann bei Echinokokkuszysten die vom operativen Vorgehen bekannte Methode mit Wiederauffüllung der Zystenhöhle durch 20%-ige Kochsalzlösung durchgeführt werden. Vor der Punktion sollte eine 8-tägige medikamentöse Therapie mit Mebendazol vorausgehen. Vor allem bei größeren Zysten reichen die einmalige Punktion und Sklerosierung zur Abtötung der Erreger nicht aus und nach 8 bis 10 Tagen sollte eine zweite Behandlung durchgeführt werden. Der Erfolg kann neben der Regression der Zysten in der Untersuchung des Aspirats bei der zweiten oder einer weiteren Punktion kontrolliert werden. Weiterhin kommt es in der serologischen Untersuchung zum Abfall des Titers.

2.4 Leberabszesse

2.4.1 Diagnostik und Wertigkeit ultraschallgesteuerter Punktion und Drainage

Ursachen von interstitiellen Leberabszessen sind abszedierende Cholangitieden oder Abszesse aufgrund hämatogener Streuung aus Sepsisherden. Als Sepsisherde kommen entzündliche Erkankungen des Abdomens (Divertikulitis, Appendizitis, Kolitis, Pankreatitis) in Betracht. Andererseits können Leberabszesse postoperativ nach Baucheingriffen entstehen. Eine eitrige Cholezystitis kann in Folge einer Durchwanderung zu einem Abszess im benachbarten Lebergewebe führen, weiterhin können sich selten auch Zysten, Hämatome oder Tumornekrosen sekundär infizieren (Joseph et al. 1968; Martin et al. 1981; Pitt et al. 1975; Roth 1982).

27 bis 55% der Leberabszesse enstehen postoperativ nach interaabdominellen Eingriffen (Dahnert et al. 1983; Gerzof et al. 1985; Attar et al. 1986; Bertel et al. 1986; Sperling et al. 1987; Farges et al. 1988; Dondelinger et al. 1990). Für 7–30% kann jedoch keine konkrete Ursache gefunden werden. Leberabszesse sind in 27–78% durch einen Keim verursacht, in 7–47% können mehrere Keime gefunden werden, in 0–27% ist kein Keim nachweisbar (Dondelinger et al. 1990). Der fehlende Keimnachweis ist häufig verursacht durch eine vorausgegangene antibiotische Behandlung.

Leberabszesse sind meist echoärmer als das umgebende Lebergewebe, oft inhomogen strukturiert und unscharf begrenzt. Besonders bei Gasbildungen können schallstreuende Luftbläschen im Abszess dargestellt werden, evtl. sogar eine Trennung mit Gas- und Flüssigkeitsansammlung. Leberabszesse schmelzen erst im Verlauf ein und verflüssigen sich. Die Echostruktur gibt unsichere Zeichen, ob der Abszess weitgehend eingeschmolzen ist oder nicht und bei Positionierung der Aspirationsnadel in nicht verflüssigten Arealen kann kein Eiter aspiriert und evtl. ein falscher Rückschluss gezogen werden. Oft stellen sich liquide Areale echoärmer dar oder es lassen sich flottierende Luftbläschen darin nachweisen. Die fortschreitende Einschmelzung verändert das sonomorphologische Bild. Die Entstehung von Leberabszessen durch hämatogene Streuung

kann zu multiplen Abszessen führen, die bei Verschmelzung zum Teil fuchs-
bauartig zur Darstellung kommen. Die Inhomogenität von Leberabszessen
kann, insbesondere wenn sie multipel vorkommen, zur Fehldiagnose Metastase
führen, v. a. weil kleinere Leberabszesse oft längere Zeit klinisch inapperent verlaufen können.

Die Ultraschalldiagnostik und die ultraschallgesteuerte Punktion zur Verifizierung des Abszesses haben es ermöglicht die Diagnose sehr viel früher zu
stellen und die Therapie einzuleiten, was zu einer Verbesserung der Prognose
geführt hat. Bei Diagnose eines Leberabszesses muss, wegen längerfristig leta-
lem Verlauf ohne Therapie, ein Drainageverfahren eingeleitet werden. Kleine,
liquide Abszesse (kleiner 3 cm) können durch ein- oder mehrmalige Nadelaspiration behandelt werden, evtl. kann nach Aspiration des Eiters Taurolidin-
Lösung ($^1/_4$ bis $^1/_2$ der Aspiratmenge) instilliert werden. Größere Abszesse und
nur partiell verflüssigte Abszesse kommen nur durch eine perkutane Drainage
zur Ausheilung, wobei dann über mehrere Tage die Abszesshöhle mit steriler
Kochsalzlösung gespült wird. Bei unzureichender Reinigung kann diese mit
Taurolidin gespült werden, einem antibakteriellen Chemotherapeutikum, das
sich zur Lokaltherapie eignet, weil es eine umfassende bakterizide Aktivität
gegen ein breites Spektrum von klinisch relevanten aeroben und anaeroben
Keimen sowie Pilzen besitzt und eine Resistenzentwicklung aufgrund des Wirkmechanismus nicht entsteht. Dies ist bedingt durch eine Zerstörung der Bakterienzellwand (irreversible chemische Reaktion).

Die Indikation zur begleitenden systemischen Antibiotikatherapie ist von der
Abszessmorphologie abhängig. Bei solitären Leberabszessen ist nach suffizienter Drainage eine weitere systemische Antibiotikatherapie nicht notwendig,
sekundäre superinfizierte Leberabszesse oder nur partiell liquide Abszess-
formationen sollten überlappend noch für einige Zeit systemisch therapiert
werden. Die Drainagedauer beträgt je nach Morphologie und Charakter des
Abszesses 5–30 Tage, in der Literatur wird sie mit 15–20 Tagen im Mittel angegeben.

Die perkutane Drainage ist heutzutage die Therapie der Wahl und mehrere
Autoren schildern Erfolgsraten zwischen 70 und 100% (Dähnert et al. 1985;
Braun et al. 1982; Gerzof et al. 1985; van Sonnenberg et al. 1982, 1986; Farges
et al. 1988; Ohto 1989; Dondelinger et al. 1990; Schwerk 1991). Dabei werden
zusammengefasst Erfolgsraten von 86% unter sonographischer Steuerung und
von 82% unter computertomographischer Steuerung berichtet. Für solitäre
Abszesse wird eine Erfolgsrate von 90% angegeben, bei multiplen Abszessen
74%. Die entsprechende Patientenselekion in einzelnen Studien hat großen Einfluss auf Erfolgsrate und Komplikationsrate und führt z. T. zu sehr unterschiedlichen Ergebnissen (Tabelle 2.3). Neben der Abszessmorphologie (singulär,
multipel) tragen Allgemeinzustand des Patienten, Alter, Immunsuppression
sowie Zeitpunkt der Abszessdrainage wesentlich zur Prognose bei. Weiterhin
haben sekundäre Leberabszesse, also Abszesse, die aufgrund eines Lymphoms,
einer Leukämie, Lebertumoren, infizierten Leberzysten, infizierten Hämatomen
oder Nekrosen entstehen und in Studien etwa 16% der Abszesse repräsentieren,
eine deutlich schlechtere Prognose. Bei dem oft kritischen klinischen Zustand

Tabelle 2.3. Leberabszess: chirurgische offene Drainage vs. perkutane Drainage

	Erfolgsrate [%]		Mortalität [%]		Komplikationsrate [%]	
	Chirurgische Drainage	Perkutane Drainage	Chirurgische Drainage	Perkutane Drainage	Chirurgische Drainage	Perkutane Drainage
Farges et al. (1988)	90,5 (n = 21)	72 (n = 18)>	?	?	29	20
Bertel et al. (1986) 1971–1984	83 (n = 23)	81 (n = 16)	17	13	48	69
Sperling et al. (1987) 1979–1986	86 (n = 8)	74 (n = 27)	14	0	47	33

der Patienten müssen oft dicklumigere Drains für die adäquate Drainage dieser Abszesse verwendet werden um die infizierten Nekrosen oder Koagel suffizient zu drainieren. Eine längere Drainagedauer ist notwendig und die Erfolgsrate für die perkutane Drainage sekundärer Leberabszesse wird mit 60 % angegeben.

Lediglich größere, infizierte und nichtliquide Hämatome oder infizierte Nekrosen sind der perkutanen Drainage schlecht zugängig und sollten operiert werden. In einer eigenen Zusammenstellung wurden 41 Leberabszesse durch eine perkutane Drainage mit Spülen der Abszesshöhle mit Kochsalzlösung therapiert; 56 % davon waren postoperativ nach Kolon- oder Mageneingriffen z. T. mit postoperativen intraabdominellen Abszessen. Die Leberabszesse konnten in allen Fällen durch perkutane Drainage therapiert werden, lediglich in 2 Fällen musste ein Rezidivabszess ein zweites Mal perkutan ultraschallgesteuert drainiert werden, sie kamen darunter zur Ausheilung. Wesentliche Komplikationen wie Blutung oder Keimverschleppung (insbesondere in die Pleura) wurden dabei nicht beobachtet. 23 % der Leberabszesse wurden durch eine wiederholte Nadelaspiration therapiert, 77 % durch eine Katheterdrainage mit anschließender Spülung der Abszesshöhle mit Kochsalzlösung. Außer Hautreaktionen um den Drain wurden keine Komplikationen beobachtet. Die Komplikationsrate in der Literatur liegt bei 10 % (Blutung, Pleuraempyem, Sepsis, Fistelbildung; Blank et al. 1994).

Andere Autoren (Schwerk et al. 1991) propagieren die ein- oder mehrmalige Drainagepunktion mit Aspiration sowie lokaler Antibiotikainstillation und systemische Antibiotikabehandlung. Von 42 Patienten mit Leber- und Milzabszessen (davon 6 Fälle mit Milzabszess) wurden 38 durch wiederholte Aspirationspunktionen behandelt und nur in 4 Fällen bei Abszessen über 10 cm erfolgte eine Katheterdrainage. Insgesamt wurden 97 Aspirationspunktionen bei den 38 therapeutisch punktierten Patienten notwendig. Die Gesamtheilungsrate war 97,6%, operativ musste 1 Abszess angegangen werden, die Krankenhausletalität (jedoch nicht eingriffsbezogene Letalität) war 2,4%. Als Komplikationen werden bei den 97 Punktionen lediglich jeweils 1-mal ein Bauchdeckenhämatom, ein subkapsuläres Leberhämatom und ein Pleuraempyem berichtet. Die 4 Katheterdrainagen verliefen komplikationslos.

Unendeckte oder unbehandelte Leberabszesse haben eine Mortalität von bis zu 100%. Trotz chirurgischer Sanierung blieb bei laparatomierten Patienten lange Zeit eine hohe Mortalität mit 40–70% bestehen. In einer Sammelstatistik von 470 Patienten wird eine Letalität von 57% dokumentiert (McDonald et al. 1982).

In weiteren Literaturanalysen (Gerzof et al. 1985) konnte belegt werden, dass die Prognose pyogener Leberabszesse durch die Einführung bildgebender Verfahren auf über die Hälfte gesenkt werden konnte. Für singuläre Abszesse konnte die Mortalität bei adäquater chirurgischer Drainage sogar auf 0–25% gesenkt werden, bei multiplen Abszessen geben Studien immer noch 20–40% an (Bertel et al. 1986; Sperling et al. 1987; Farges et al. 1988).

Eine weitere drastische Senkung der Letalitätsrate pyogener Leberabszesse auf 4–6% in jüngeren Studien konnte vor allem aufgrund perkutaner Drainageverfahren unter Ultraschall- oder CT-Steuerung erreicht werden (Gerzof et al. 1985; Dondelinger et al. 1990).
Mitverantwortlich für die Senkung von Morbidität und Mortalität sind die methodisch bedingten Vorzüge der perkutanen Drainage, die die Komplikationen des septischen Eingriffes senken:

- keine Allgemeinnarkose notwendig,
- schonendes, wenig traumatisches Verfahren gegenüber der Laparotomie,
- geringeres Parenchymtrauma,
- keine intraabdominelle Keimverschleppung,
- geringere Blutungskomplikationen,
- Durchführbarkeit auch bei multimorbiden Patienten in kritischem Zustand (Sepsis, Multiorganversagen, hohes Operationsrisiko).

Die Amöbiasis ist in Entwicklungsländern weit verbreitet und Erreger können vom Intestinaltrakt zur Leber wandern, sich dort einnisten und zur Lyse von Leberparenchym führen. Die eingeschmolzenen Areale können sonographisch mit hoher Sensitivität diagnostiziert werden, sonomorphologisch können sie jedoch nicht von pyogenen Leberabszessen unterschieden werden. Serologisch lässt sich die Diagnose jedoch mit einer Sensitivität von fast 100% stellen. Die Behandlung der Amöbiasis geschieht bei Darmbefall wie auch primär bei Leberabszessen durch Emetidin oder Metronidazol. Amöbenabszesse der Leber fallen, wenn sie bei der Abklärung eines liquiden Rundherdes zufällig punktiert werden, durch das schokoladenfarbige Aspirat ohne Nachweis von Bakterien auf. Neben der primär medikamentösen Behandlung empfiehlt eine mexikanische Studiengruppe (Cruz Y Rivero et al. 1986) aufgrund ihrer guten Ergebnisse bei größeren Amöbenabszessen der Leber (größer 6 cm) die sonogesteuerte Nadelaspiration. Sie berichten über 3000 Patienten mit Amöbenabszessen in 10 Jahren, wobei 2000 mit perkutanen Punktionen therapiert wurden; mit einer relativ geringen Komplikationsrate von 3% (Hämatome und medikamentös beherrschbare Infektionen). Als Vorteile gegenüber der rein medikamentösen Therapie werden vor allem die kürzere Behandlungs- und Krankenhausaufenthaltsdauer beschrieben.

Demgegenüber führen andere Autoren (Ralls et al. 1987) an, dass die therapeutische Aspiration oder Drainage nur sehr selten indiziert ist (Superinfektion, rupturgefährdete Abszesse). In dieser Studie halten Amöbenabszesse in 95 von 96 Patienten unter medikamentöser Therapie (Metrodidazol und/oder Chloroquin) aus. Lediglich in einem Fall wurde wegen des langsamen Ansprechens unter medikamentöser Therapie eine Aspiration durchgeführt, eine Drainage war in keinem Fall notwendig. Zur Diagnose war nur in 13 Fällen eine differentialdiagnostische Aspiration notwendig. Innerhalb der kontroversen Diskussion wird die perkutane Entleerung mit paralleler medikamentöser Therapie oft wegen des schnelleren Heilungsverlaufs und der Komplikationsarmut der alleinigen, oft längerwierigen medikamentösen Behandlung vorgezogen (van Sonnenberg 1986). Zum Teil wird auch eine mehrmalige Aspiration diskutiert und dabei einer perkutanen Drainage vorgezogen. Ein perkutaner Drain sollte, um eine eventuelle Superinfektion zu vermeiden, nur in Ausnahmefällen gelegt werden. Unabdingbar ist jedoch die begleitende systemische medikamentöse Therapie.

Eine gefürchtete Komplikation von Amöbenabszessen der Leber ist die Ruptur in den freien Bauchraum mit oft letalen Konsequenzen. Die Punktion kann die drohende Ruptur von oberflächlich gelegenen Amöbenabszessen verhindern.

2.4.2 Technisches Vorgehen

Nach Lokalisieren der abszessverdächtigen Struktur wird diese durch eine Feinnadelpunktion verifiziert. Bei kleinen Abszessen (kleiner 3 cm) wird die Abszesshöhle durch Aspiration entleert und bei liegender Nadel mit einer zweiten Spritze mit Kochsalzlösung durch Instillieren und Aspirieren gespült, wobei die Spülmenge die Hälfte der Aspiratmenge betragen sollte. Eventuell kann mit Taurolidin-Lösung gespült werden. In derartiger Weise können auch multiple kleine Abszesse drainiert werden. Bei größeren Abszessen oder Abszessen mit nicht verflüssigten Anteilen wird nach Verifizierung des Abszesses mit Feinnadelpunktion die perkutane Drainage unter kontinuierlicher Ultraschallkontrolle in die Abszesshöhle vorgeschoben und diese mit physiologischer Kochsalzlösung 2-mal täglich angespült. Bei infizierten Hämatomen oder Nekrosen sollte die Höhle mit Taurolidin angespült werden. In der echoarmen Struktur der Leber kann der echoreiche Reflex von Punktionsnadel oder Drainage relativ leicht verfolgt werden. Rhythmisches Vor- und Zurückschieben der Nadel kann die Darstellung erleichtern. Bei der Wahl des Zugangsweges für Punktion oder Abszessdrainage soll darauf geachtet werden, dass die Pleura nicht tangiert und ansonsten der kürzeste Weg zur Abszesshöhle gesucht wird. Bei oberflächlichen Abszessen ist jedoch eine Vorlaufstrecke von 1 bis 2 cm im gesunden Lebergewebe sinnvoll, weil dadurch die Keimverschleppung in das Abdomen beim

Drainagemanöver verhindert werden kann. Der Drainageschlauch wird in Trokar- oder Seldinger-Technik gelegt, wobei die Trokar-Technik kostengünstiger und zeitsparender ist und bei geübtem Vorgehen kein erhöhtes Risiko enthält.

Bei Behandlung des Leberabszesses durch die Nadelaspiration ist eine begleitende systemische Antibiotikatherapie entsprechend dem Antibiogramm notwendig. Bei der perkutanen Abszessdrainage ist eine eventuell schon begonnene Antibiose bei suffizienter Drainagelage und verflüssigtem Abszess höchsten noch 3 Tage nach Drainplazierung nötig.

Die Wahl des Drainlumens sollte sich an der Zähflüssigkeit des Eiters im Aspirat orientieren, bewährt haben sich Drainstärken von 12–14 French. Doppellumige van-Sonnenberg-Drainagen erleichtern den Saug-Spülvorgang. Große Abszesse, insbesondere wenn es sich um infizierte Hämatome oder Abszesse mit Nekrosebestandteilen handelt, erfordern einerseits dicklumigere Drainagen und andererseits evtl. 2 Drainagen an verschiedenen Polen des Abszesses um eine bessere Spülwirkung zu erzielen.

Nach Abfallen der Entzündungsparameter, Kollabieren der Abszesshöhle und relativem klarem Rückfluss der Spülflüssigkeit kann der Drain entfernt werden. Bis zur Entfernung ist die tägliche Katheterpflege mit Anspülen wichtig für den Erfolg.

2.5 Perkutane transhepatische Gallengangsdrainage

2.5.1 Indikation und Wertigkeit

Ein Verschlussikterus kann durch Gallensteine, eine Kompression von außen (Pankreastumor) oder durch eine Striktur oder einen Tumor des Gallenganges selbst verursacht werden. Nachdem durch Stent-Implantationen über eine ERCP Gallengangsengen unterschiedlicher Genese mit sehr gutem Erfolg erweitert und offengehalten werden können, wurde die Bedeutung der perkutanen transhepatischen Gallengangsdrainage etwas zurückgedrängt. Vorteil der Stent-Implantation ist die wiederhergestellte innere Drainage der Gallenflüssigkeit mit langfristig weniger Komplikationen. Ziel der perkutanen transhepatischen Gallengangsdrainage (PTCD) ist die Senkung des Serumbilirubinspiegels, wobei die Galle über einen transhepatisch punktierten und drainierten zentral gelegenen Gallengang abgelassen wird. Die Punktion eines Gallengangs kann mit einer Feinnadel „blind" geschehen und bei Aspiration von Galle wird ein Führungsdraht in den Gallengang vorgeschoben und darüber ein Katheter. Höhere Sicherheit und weniger Komplikationen durch Verletzung von größeren Blutgefäßen, Pleuraraum oder Gallenblase werden erreicht, wenn der erweiterte Gallengang sonographisch dargestellt, die Punktionsroute festgelegt und unter Ultraschallkontrolle der erweiterte Gallengang punktiert wird. Die perkutane Gallengangsdrainage ist nur indiziert, wenn durch Lebenserwartung und Krankheitsverlauf nur eine relativ kurzzeitige Entlastung notwendig ist. Therapie der Wahl ist immer noch, neben der Stent-Einlage, die operative biliodigestive Anastomose. Jedoch können bei schlechtem klinischem Zustand durch ein sehr hohes Serumbilirubin die Operationsbedingungen durch eine passagere perkutane Gallengangsdrainage verbessert werden. Wenn der Choledochus-verschluss zentral der Ductus-zysticus-Mündung liegt, kann bei der daraus resultierenden hydropischen Gallenblase die perkutane Drainage in Ausnah-mefällen, wenn die Gallengangsdrainage technisch schwierig ist, auch durch Einführen eines Drains in die Gallenblase durchgeführt werden. Der Drain kann in die Gallenblase in Seldinger-Technik oder in Trokar-Technik eingeführt werden.

In einer größeren Studie wurde an 228 Patienten eine ultraschallkontrollierte perkutane biliäre Drainage durch Katheterisierung des Gallengangs und bei 31 Patienten durch Katheterisierung der Gallenblase erfolgreich durchgeführt (Ohto 1988). Die meisten Drainagen in Gallengänge wurden bei Patienten mit Gallenblasen- oder Gallengangskarzinomen (134 Patienten), Pankreaskarzi-nomen (67 Patienten) und Choledocholithiasis (35 Patienten) gelegt; bei der Gallenblasendrainage waren es 20 Patienten mit akuter Cholezystitis und 6 mit Gallenblasen- und Gallengangskarzinom. In der Untersuchung traten weder während noch nach dem Eingriff Komplikationen wie eine Hämobilie oder eine intraperitoneale Blutung auf.

Alternativ zur Operation als Therapie der Wahl wird von einigen Autoren bei akuter Cholezystitis, bei Risikopatienten oder Stresscholezystitis (Intensivpa-tienten) die ultraschallgesteuerte perkutane Cholezystostomie an Stelle der Cholezystektomie erfolgreich beschrieben (Egermont et al. 1985; Klimberg et al. 1987; McGahan et al. 1989; Pears et al. 1984). Die Letalität, die bei der elektiven Cholezystektomie gegen 0 geht, steigt bei Risikopatienten oder Intensivpa-tienten deutlich an; daher ist die Cholezystostomie mit zu vernachlässigenden eingriffsbedingten Komplikationen eine echte Alternative. Eine Übersichtsar-beit gibt bei erfolgreicher perkutaner Cholezystostomie an 213 Patienten eine Komplikationsrate von 8% an (McGahan 1989). Als Komplikationen werden Hautreizung, passagere Gallenfistel oder Blutung genannt.

2.5.2 Technisches Vorgehen

Nach sonographischer Verschlusslokalisation wird bei Ausscheiden anderer Ver-fahren (biliodigestive Anastomose, Choledochusstentimplantation) über eine Feinnadelpunktion eines erweiterten Gallengangs im rechten oder linken Leber-lappen ein Führungsdraht durch die Nadel vorgeschoben. Portalvenen- oder Lebervenenäste sollten dabei nicht tangiert werden (Abb. 2.4a–c). Für das Vor-schieben von Führungsdraht und Katheter ist es hilfreich, wenn der Gallengang relativ tangential anpunktiert wird. Für die Punktion haben sich 18-gg.-Nadeln bewährt und in den Gallengang sollten 7- oder 8-Fr.-Polyethylen-Katheter mit seitlichen Öffnungen nach Erweiterung des Drainkanals mit einem Dilatator eingeführt werden. Die Position des Führungsdrahts kann auch radiologisch kontrolliert werden. Sobald der Drain richtig plaziert ist und Galle zurückläuft, wird er durch eine Naht in der Haut fixiert. Beim Vorschieben des Führungs-

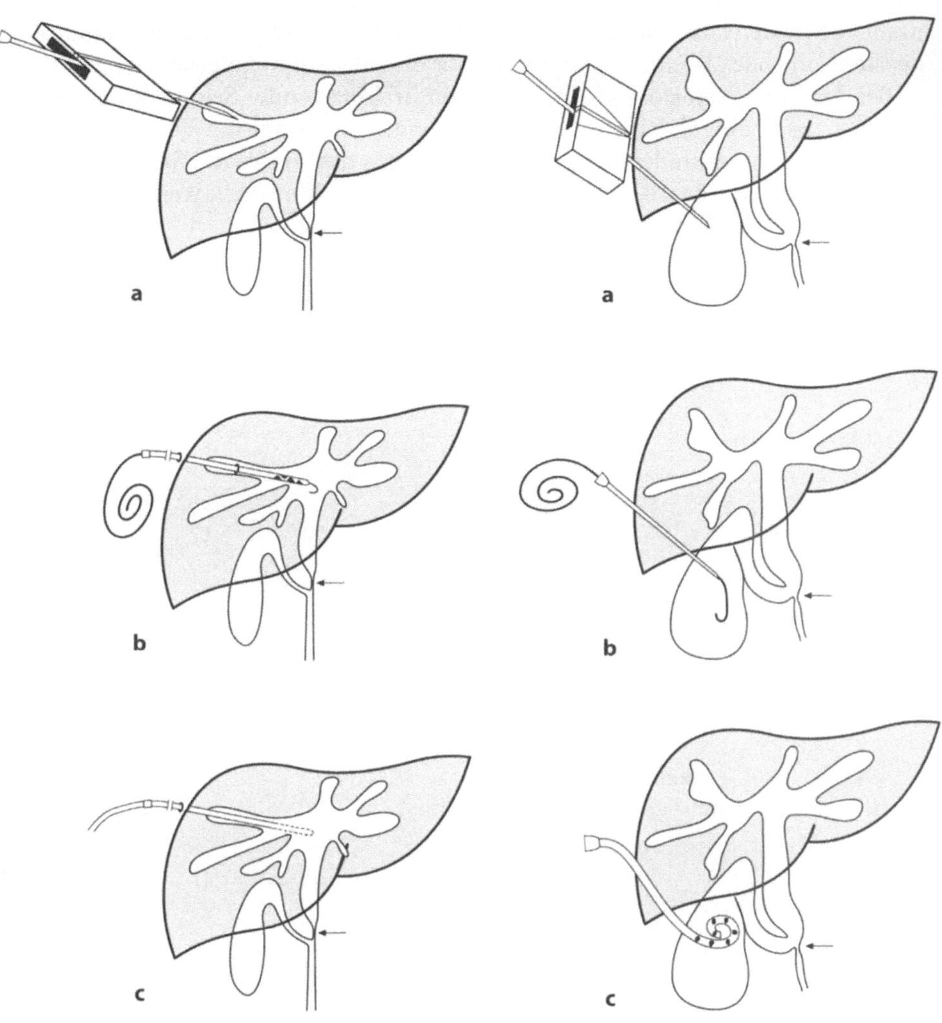

Abb. 2.4a–c (*links*). Ultraschallgesteuerte perkutane Gallengangsdrainage: ultraschallgesteuert wird eine Feinnadel in einen relativ zentral gelegenen Gallengang plaziert (**a**). Über die Feinnadel wird ein Führungsdraht vorgeschoben (**b**) und über den Führungsdraht wird eine Gallengangsdrainage (6–8 Fr.) bis in das erweiterte intrahepatische Gallengangssystem möglichst zentral vorgeschoben (**c**). Alternativ zur Seldinger-Technik kann der Drain auch in Trokar-Technik in erweiterten Gallengängen plaziert werden

Abb. 2.5a–c (*rechts*). Perkutane ultraschallgesteuerte Cholezystostomie. Transhepatisch wird eine Feinnadel in der Gallenblase plaziert (**a**). Über die Feinnadel wird ein Führungsdraht in die Gallenblase vorgeschoben (**b**) und über diesen Führungsdraht ein Drain von 8–10 Fr. (**c**). Alternativ zur Seldinger-Technik kann der Drain auch in Trokar-Technik in der Gallenblase plaziert werden

drahts über die Choledochusenge hinweg, kann ein Drain auch unter radiologischer Kontrolle als innere Schienung über die Enge hinwegplaziert werden.

Bei der Cholezystostomie wird der Drain in Trokar- oder Seldinger-Technik transhepatisch eingeführt (Abb. 2.5a–c). Eine Routenwahl mit Vorlaufstrecke durch die Leber verhindert, dass beim Einbringen des Drains die Gallenblasenwand ausweicht und Galleflüssigkeit in die Bauchhöhle austritt. Weiterhin wird das Risiko einer Gallenfistel nach Drainentfernung reduziert.

Atlasteil

**Perkutane ultraschall-
gesteuerte Interventionen
an der Leber**

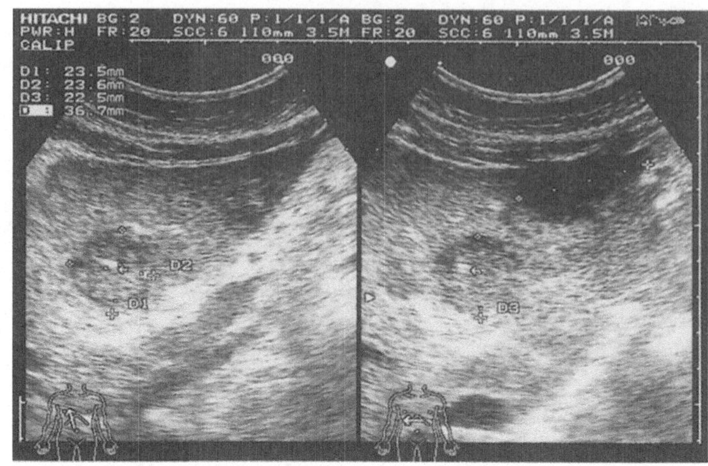

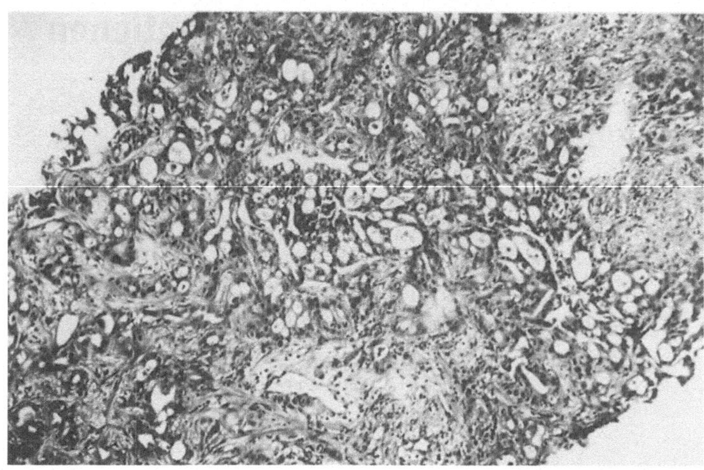

Abb. A2.1 a, b. Lebermetastasen

a Echoarme, 2 cm große Metastase eines Pankreaskarzinoms. Bei bekanntem Primärtumor ist für das therapeutische Prozedere nur die histologische Bestätigung der sonomorphologischen Verdachtsdiagnose notwendig. Prinzipiell ist eine Stanzbiopsie nicht notwendig, weil keine Tumordifferenzierung benötigt wird, sondern nur das Auffinden von Karzinomzellen im zytologischen Abstrichpräparat

b Übersicht mit ganzer Breite des Stanzzylinders aus Leberrundherd bei Pankreaskarzinom. Histologisch ist ein noch teils tubulöses, teils kribriformes Wachstumsmuster der epithelialen Tumorzellen erkennbar

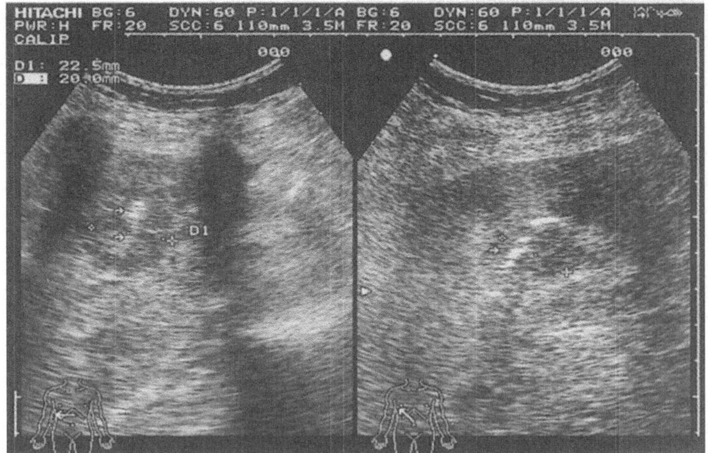

a

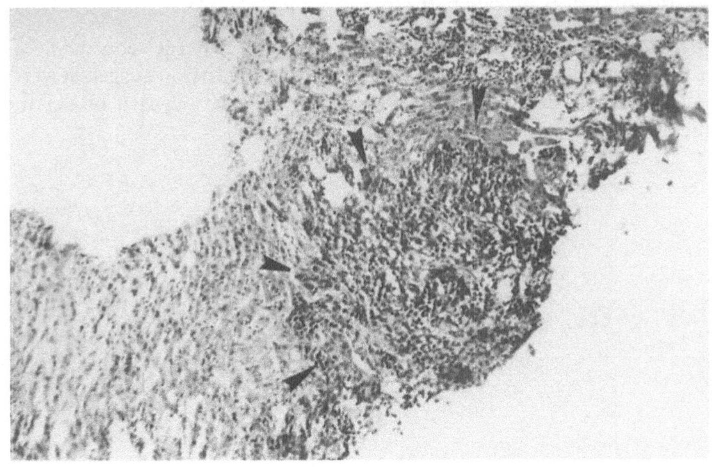

b

Abb. A2.2a, b. Lebermetastase, Biopsie zur Klärung des Primärtumors. Bei einer Patientin mit Kolonteilresektion bei Karzinom vor Jahren sowie Mammakarzinom ist die Differenzierung der singulären Lebermetastase für das therapeutische Prozedere relevant. Zur Differenzierung der Karzinomzellen ist eine Stanzbiopsie mit histologischer Aufarbeitung notwendig. Um möglichst vitales Tumorgewebe im Stanzzylinder zu erhalten, wird eine Biopsie aus dem Randbereich des Tumors entnommen

a Die Biopsienadel ist an dem markierten echoreichen Reflex in der 2 cm großen Metastase erkennbar

b Überraschend zeigt der Stanzzylinder aus Leberrundherd mit partiell nekrotisch zerfallendem Tumorgewebe eine kleinzellige Neubildung. Bei stärkerer Vergrößerung Tumorzellen mit verschobener Kern-Plasmarelation. Die teilweise noch abgrenzbaren, schmalen Zytoplasmasäume exprimieren EMA und Chromogranin und zeigen das Bild eines kleinzelligen neuroendokrinen Karzinoms

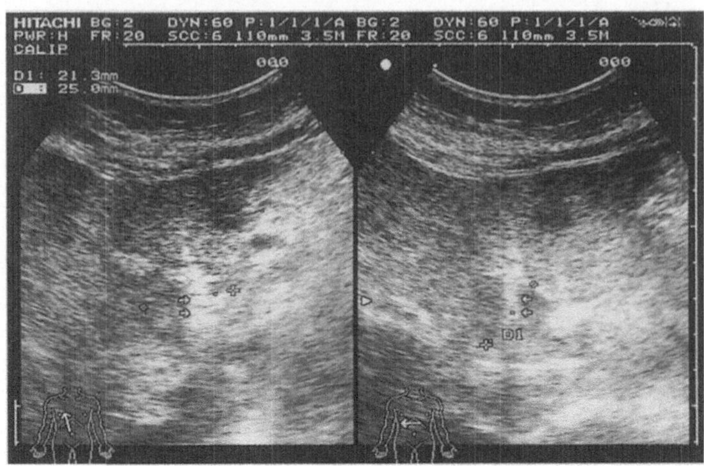

Abb. A2.2c. Tumor: intra-, extrahepatisch

c Stanzbiopsien sollten den Übergang von unauffälligem Lebergewebe zur fokalen Läsion beinhalten. Die Biopsiekanüle sollte kurz vor Eintritt in die Läsion ausgelöst werden. Neben der Differentialdiagnose des Tumors kann histologisch geklärt werden, ob der Tumor intra- oder extrahepatisch gelegen ist (Leberkapsel)

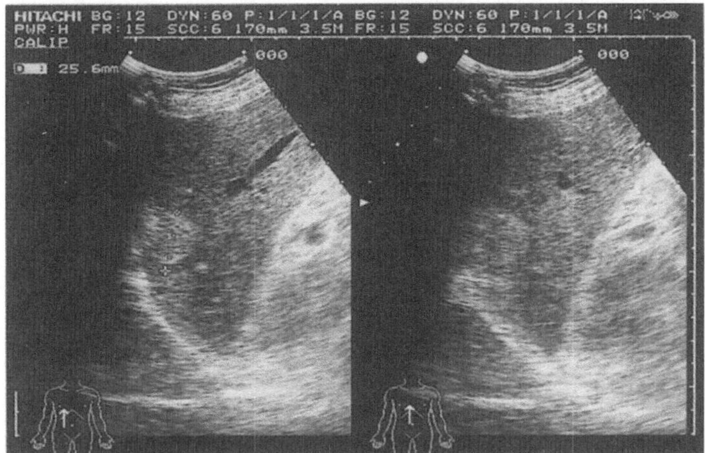

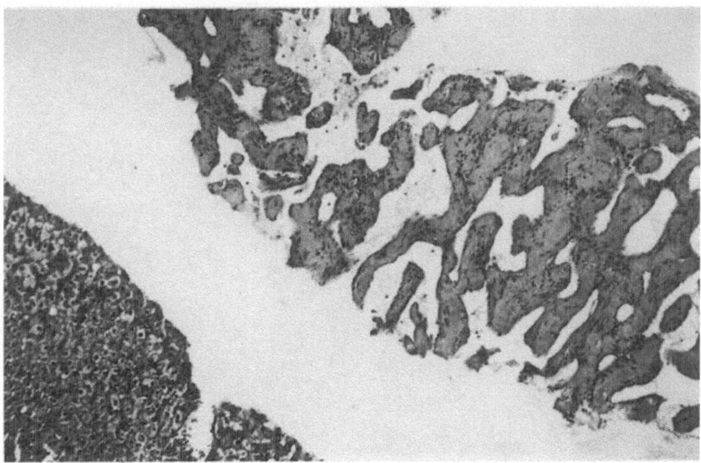

Abb. A2.3a, b. Leberhämangion

a Sonomorphologisch typische Befunde sollten nicht biopsiert werden. Wie bei einem Hämangiom können weitere nichtinvasive Maßnahmen (Angio-CT oder Kernspintomographie) zur Klärung beitragen. Bei zweifelhaften Befunden ist jedoch eine Stanzbiopsie indiziert, wobei ausreichend gesundes Lebergewebe als Vorlaufstrecke Blutungskomplikationen verhindern kann

b Ausschnitt aus Punktionszylinder der Leber. *Links unten* Anteile normalen Lebergewebes, *rechts oben* inmitten eines teilweise hyalinisierten meist zellarmen Stomas ektatische, zartwandige Gefäße, die Anteilen eines kavernösen Hämangioms entsprechen

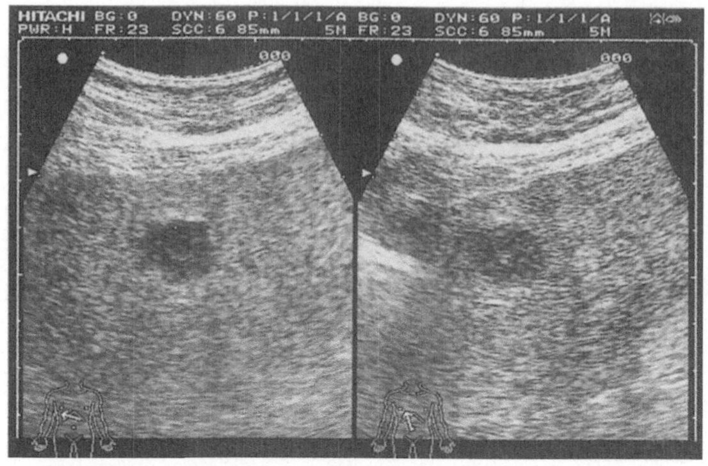

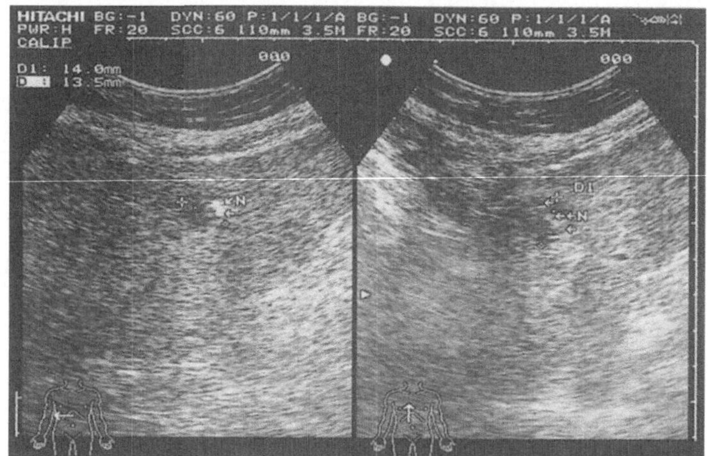

Abb. A2.4a–g. Hepatozelluläres Karzinom, Diagnose und Therapie

a 1,5 cm großer Lebertumor im Segment 2 bei Leberzirrhose Child B

b Stanzbiopsie aus dem Lebertumor Segment 2. Die Biopsienadel ist im Tumor in 2 Ebenen dargestellt und mit *N* markiert

c–g Siehe S. 53–55

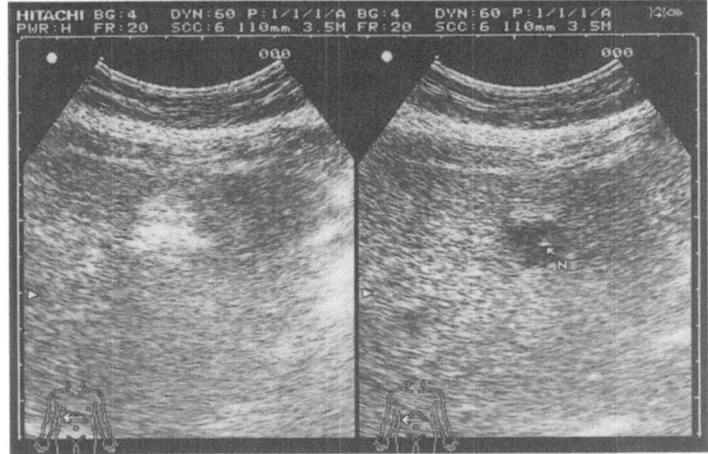

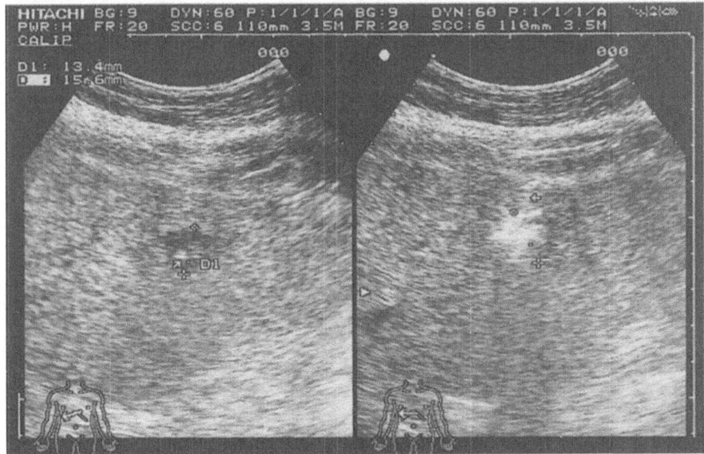

Abb. A2.4

c Ultraschallgesteuertes Plazieren einer 0,8 mm großen Nadel (*N*), im Zentrum des histologisch gesicherten Leberzellkarzinoms (*rechts im Bild*). Durch die Injektion von 4 ml 96 %-igem Ethanol ist der gesamte Tumor von echoreichen Reflexen besetzt

d Nach einer Woche stellt sich der Tumor inhomogener mit echoreicheren Arealen dar. Die zentrale Plazierung der Nadel für eine zweite Injektion ist mit *Pfeil* markiert (*links*). *Rechts im Bild* verursacht die Injektion von 3 ml Ethanol die echoreichen Reflexe. Entlang der Nadel wird Ethanol aus dem Tumor herausgedrückt. Der Kontakt von Ethanol mit dem Peritoneum verursacht Schmerzen. Es sollte versucht werden bei der lokalen Infiltration der Haut im Einstichbereich auch ein Depot von Lokalanästhetikum im Bereich der Leberkapsel ultraschallgesteuert zu setzen

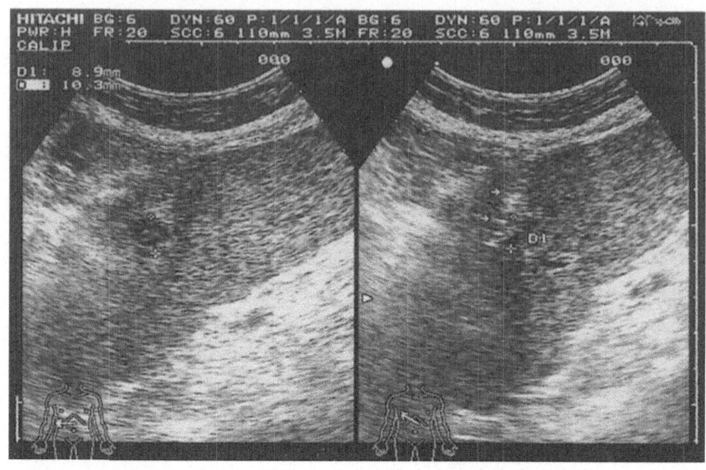

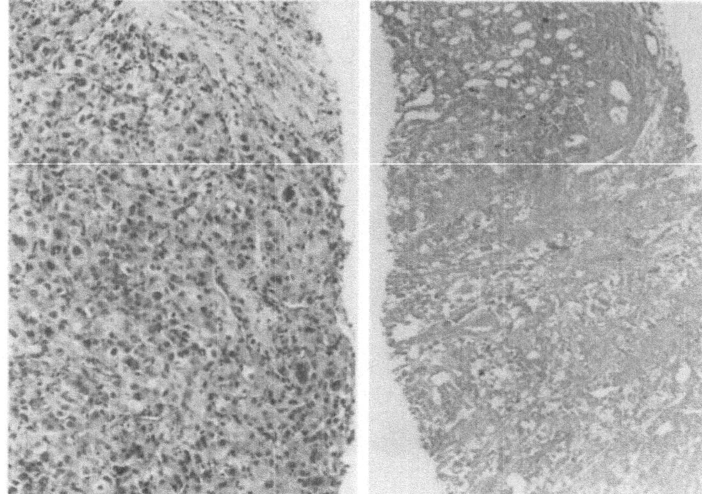

Abb. A2.4

e Zwei Monate nach Alkoholinstillation in das primäre Leberzellkarzinom zeigt sich im Bereich der Tumors ein echoarmes, geschrumpftes Areal (*links*). Aus dem Nekroseareal wird eine Stanzbiopsie entnommen (*rechts*, Biopsienadel ist mit *Pfeilen* markiert) um verbleibendes Tumorgewebe auszuschließen

f Histologie vor und nach Alkoholinjektion: *links* primäres Leberzellkarzinom im histologischen Schnitt aus ultraschallgesteuert gewonnenem Stanzzylinder. *Rechts* Nekrosen und Narbengewebe nach zweimaliger Injektionsbehandlung des primären Leberzellkarzinoms. In dem ultraschallgesteuert gewonnenen Stanzzylinder aus dem verbleibenden Nekroseareal sind keine vitalen Tumorzellen mehr nachweisbar

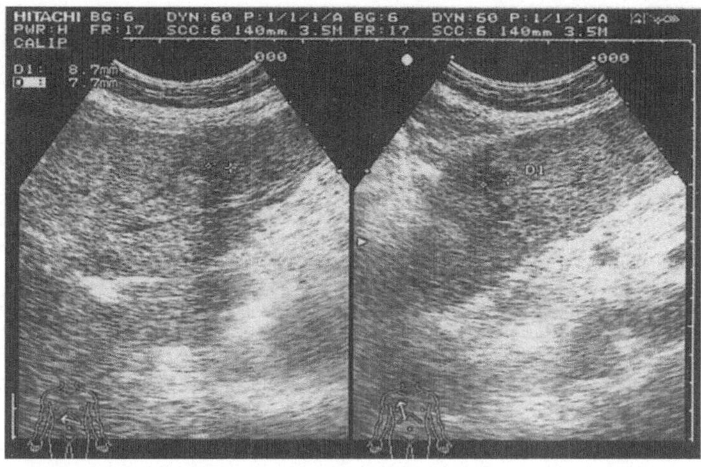

g

Abb. A2.4

g Ein halbes Jahr nach Alkoholinjektion in das Leberzellkarzinom entsteht im Bereich des Tumorareals ein geschrumpfter, echoarmer Rundherd, der dem Nekroseareal mit narbiger Umwandlung entspricht und schlecht vom umgebenden Lebergewebe abgrenzbar ist

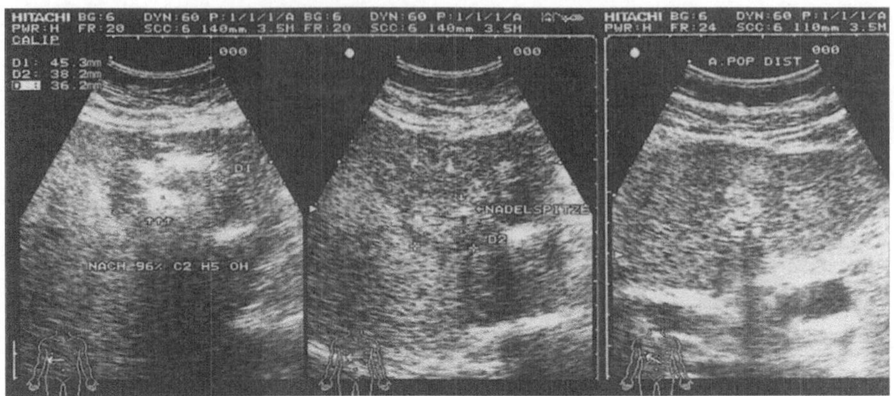

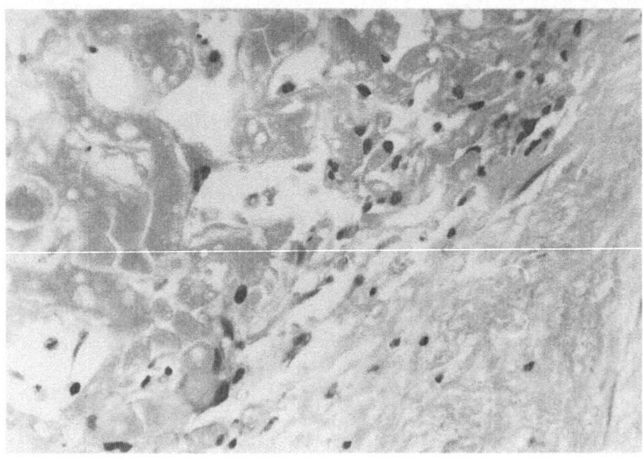

Abb. A2.5 a, b. Lebermetastase, Alkoholinjektion

a Bei größeren malignen Leberrundherden muss mit speziellen Nadeln, die mehrere seitliche Perforationen oberhalb der Nadelspitze haben (Nadelspitze selbst verschlossen), eine homogene Ausbreitung des Alkohols erreicht werden. Weiterhin sollte in einer oder mehreren Sitzungen neben einer zentralen Plazierung der Nadel diese auch in Randbereichen plaziert werden (*Pfeilmarkierung*: Nadelspitze) und so eine homogene Infiltration des Tumors mit hochprozentigem Alkohol erzielt werden. Metastasen eignen sich, wie im vorliegenden Fall, schlechter für die Alkoholinjektion und ein kurativer Ansatz ist dabei oft nicht möglich. In der Metastase kommt es nicht zu einer kontinuierlichen homogenen Ausbreitung des injizierten Alkohols über die gesamte Metastase und es besteht zum gesunden Lebergewebe keine derartige Barriere wie zwischen Leberzellkarzinom und zirrhotischer Leber. Wie an den hellen Reflexen in der Abbildung *links* dargestellt, fließt ein Teil des 96 %-igen Ethanol in das gesunde Lebergewebe ab. Das rigide Gewebe der Metastasen behindert die gleichmäßige Ausbreitung des Alkohols über die gesamte singuläre Metastase des nicht resezierbaren Analkarzinoms

b Nach 6-maliger ultraschallgesteuerter Injektion von 96 %-igem Ethanol in die Metastase des Analkarzinoms sind 6 Monate danach vitale Tumorzellen in der Stanzbiopsie neben Narbengewebe und Nekrosen zu finden. Insbesondere im Übergangsbereich von durch die Alkoholinjektion mitbetroffenem nekrotischem Lebergewebe und dem nekrotisierten Tumorgewebe mit Narbenbildung (*rechts im Bild*) zeigen sich versprengte vitale Tumorzellen

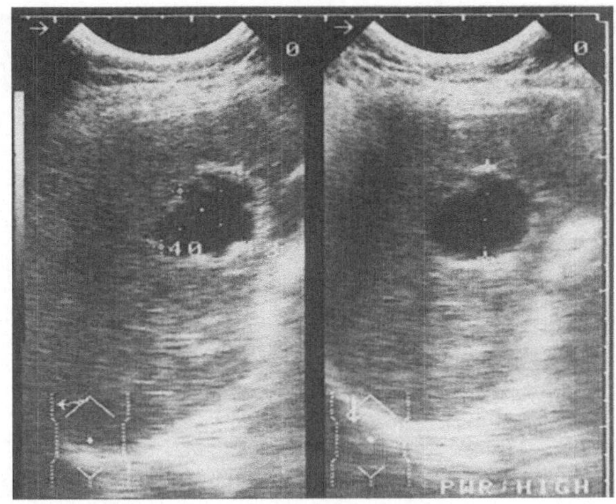

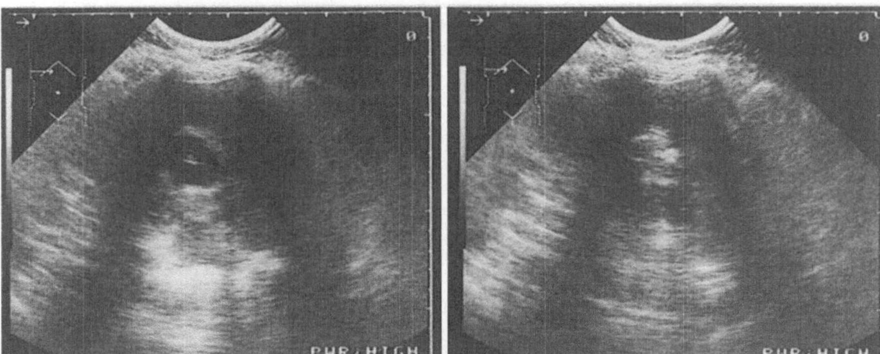

Abb. A2.6a, b. Echinokokkuszyste der Leber

a Eine zystische Struktur mit unregelmäßiger, zum Teil echoreicher Randbegrenzung weist auf einen Echinococcus-zysticus-Befall der Leber hin. Der Nachweis geschieht serologisch

b Eine Behandlungsform ist die ultraschallgesteuerte Aspiration der Zystenflüssigkeit und danach die Injektion von 96%-igem Ethanol oder 20%-iger Kochsalzlösung zur Keim-abtötung. *Rechts* ist die Nadelspitze im Zentrum der Zyste plaziert und nach Aspiration ist *links* die Injektion von 20%-iger Kochsalzlösung an der Füllung der Zyste mit echoreichen Reflexen sichtbar. Dasselbe Vorgehen wurde noch zweimal praktiziert, danach verbleibt eine kleine Restzyste über Jahre ohne Scolicenachweis

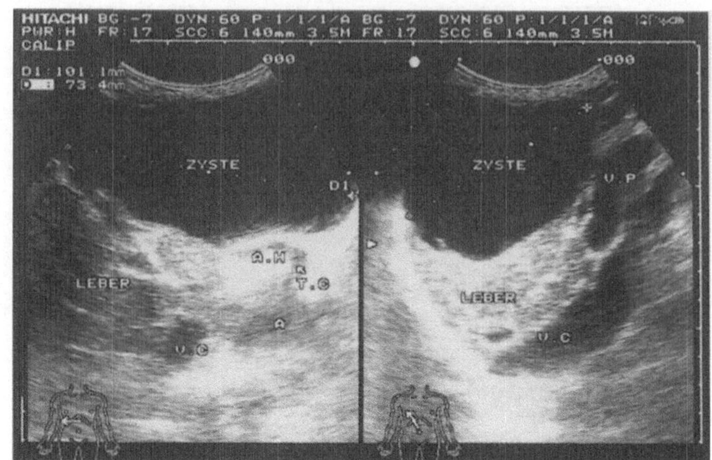

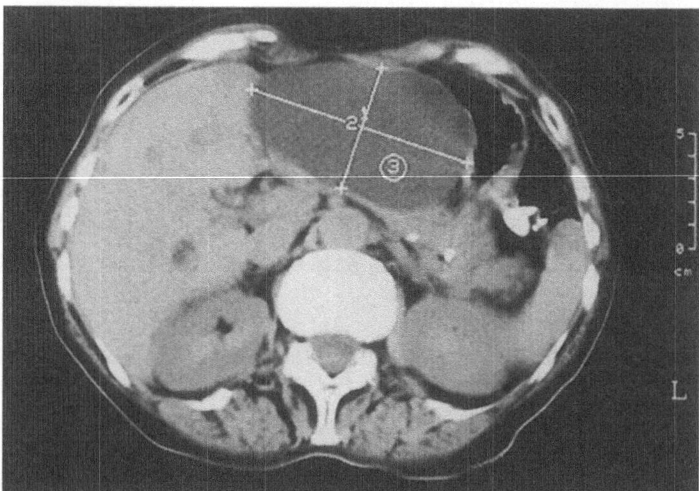

Abb. A2.7a–d. Leberzyste

a Eine große Leberzyste im linken Leberlappen von über 10 cm Durchmesser führt zu einer Verdrängung des Magens und zu einer Kompression des Magenausganges mit Passagestörung. In der Abbildung ist die Zyste in 2 Ebenen dargestellt (*V.p* Vena portae, *V.c* Vena cava, *A.h* Arteria hepatica, *T.c* Truncus coeliacus)

b Computertomographische Darstellung der großen Leberzyste im linken Leberlappen mit Verdrängung des Magens

c–d Siehe S. 59

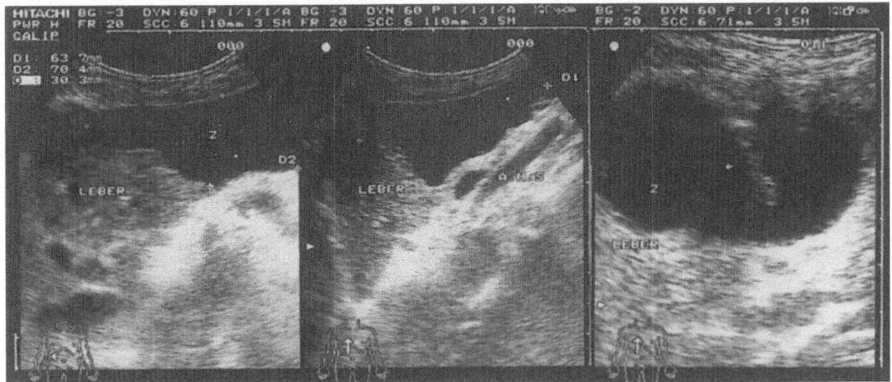

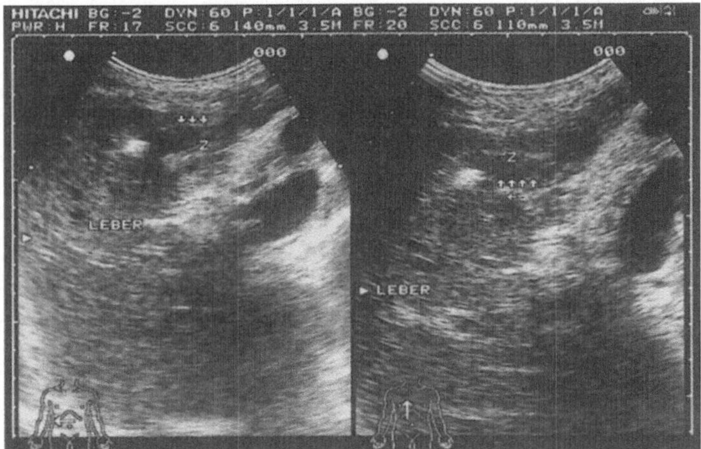

Abb. A2.7

c Die Leberzyste aus **a** wurde mit einer Feinnadel entleert und anschließend wurden zur Zystenverödung 8 ml Etoxisklerol bei liegender Nadel injiziert. Es kam jedoch zur Wiederanfüllung der Zyste (*linker Bildabschnitt* und *Bildmitte* in 2 Ebenen), deshalb wurde (*rechter Bildabschnitt*) eine 8-Fr.-Drainage (echoreicher Reflex) in der Zyste plaziert und die Zystenflüssigkeit abgelassen, sowie noch 2-mal 8 ml Etoxisklerol injiziert und für 3 Stunden in der Zystenhöhle belassen. (*Bildauschnitt rechts* ist vergrößert)

d Nachdem es zu keiner weiteren Sekretion kam, wird der Drain entfernt. Im Verlauf bildete sich nur eine kleine, asymptomatische Rezidivzyste aus

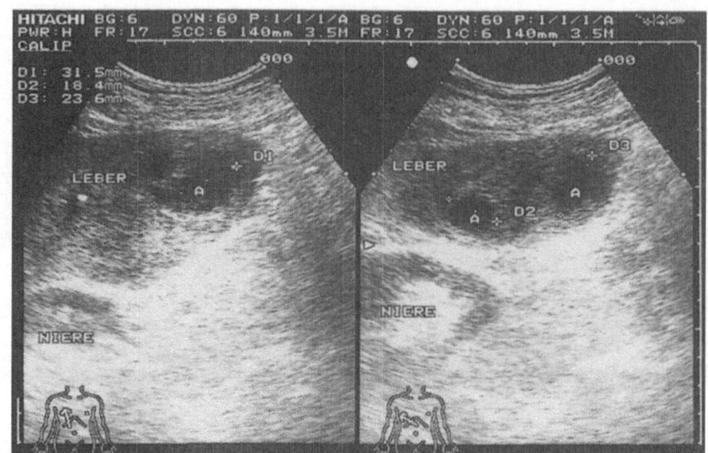

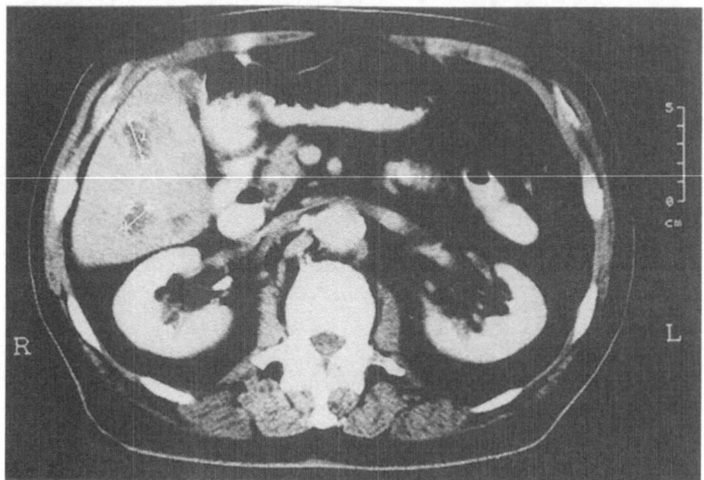

Abb. A2.8 a–c. Leberabszess, Nadelaspiration

a Kleine Leberabszesse lassen sich durch Aspiration des liquiden Anteils mit gleichzeitiger antibiotischer systemischer Therapie behandeln. *Links* sind im Längsschnitt und *rechts* im Querschnitt multiple, kleine bis zu 3 cm im Durchmesser messende Abszesse dargestellt. Die Nadelspitze ist im *linken Bildabschnitt* nach Entleerung eines Abszesses mit *Pfeil* markiert (*heller Reflex*). Die Abszesse sind im Segment 6 lokalisiert und konfluieren nicht

b Computertomographische Darstellung der Leberabszesse im Segment 6

c Siehe S. 61

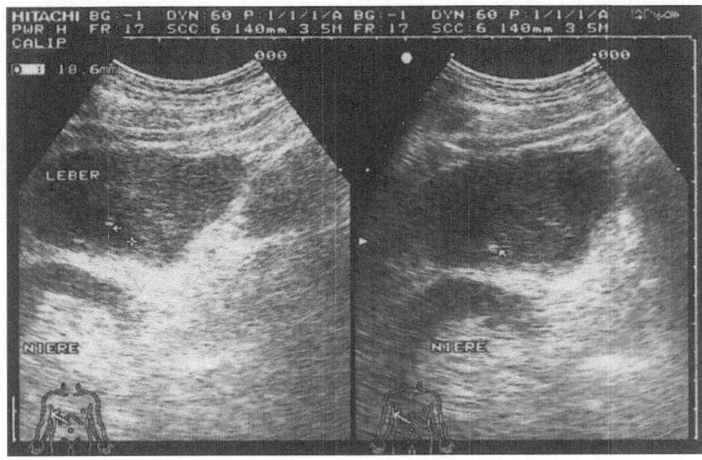

Abb. A2.8

c Nach Aspiration der putriden Flüssigkeit mit einer Feinnadel kam es nach 4 Tagen
nochmals zur Ausbildung eines liquiden Areals, das ultraschallgesteuert nochmals punktiert
wurde, wobei 1,5 ml Eiter entleert wurden. Der *linke Bildabschnitt* zeigt den Rezidivabszess
in Segment 6 während der Punktion, der *rechte Bildabschnitt* nach Entleerung der putriden
Flüssigkeit, die Nadelspitze ist jeweils mit *Pfeil* markiert. Verbleibende inhomogene, entzündliche Areale können unter systemischer Antibiotikatherapie ausheilen oder bei Verflüssigung ultraschallgesteuert abpunktiert werden

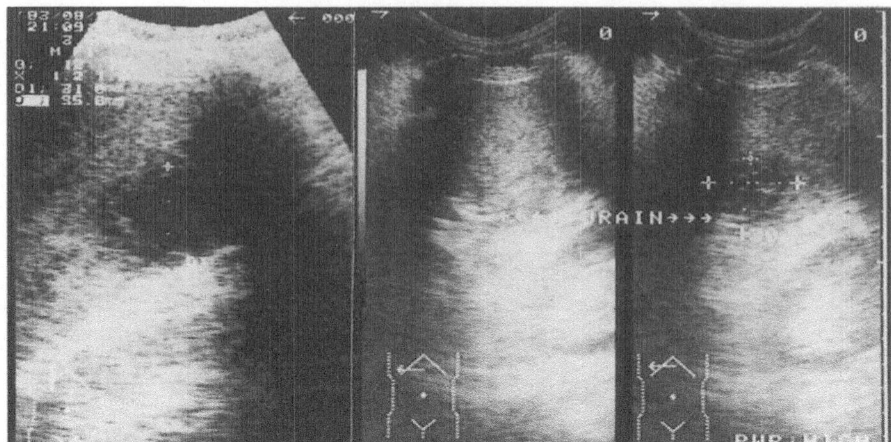

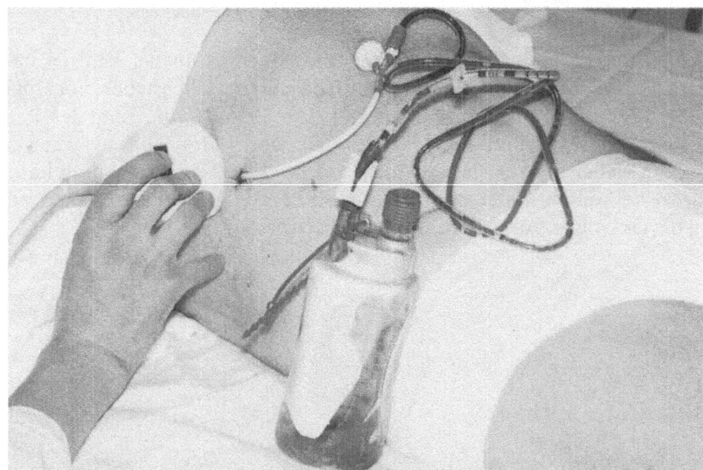

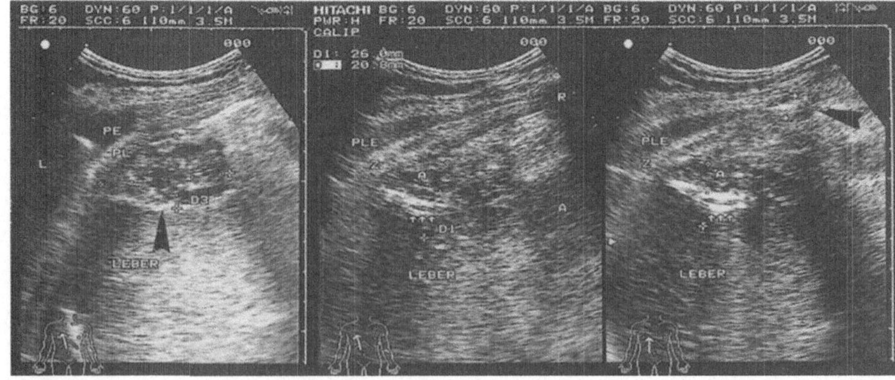

Abb. A2.9a–c. Legende s. S. 63

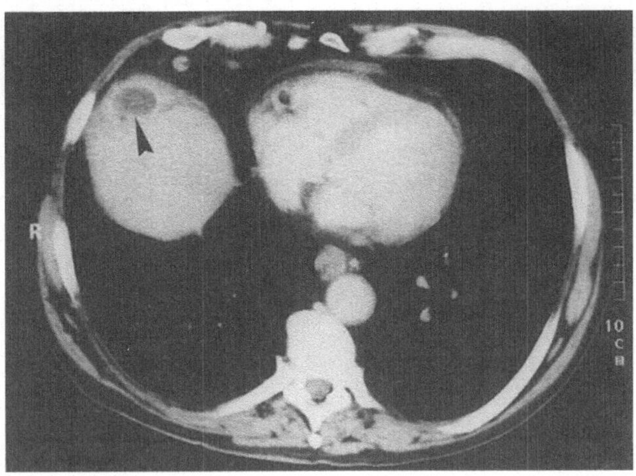

d

◀ **Abb. A2.9 a – f.** Leberabszess, Drainage

a Die Entscheidung, ob ein Abszess durch Nadelaspiration oder perkutane Drainage therapiert wird, ist von der Abszessgröße und der Zähflüssigkeit des Eiters abhängig (Feinnadelpunktion). Wenn sich aus dem echoarmen Areal zentral nur schwer liquides Material aspirieren lässt oder aus bestimmten echoarmen Arealen keine Aspiration möglich ist, deutet dies darauf hin, dass der Abszess noch nicht eingeschmolzen ist. Der Abszess sollte mittels Drainage behandelt werden, weil sonst auch bei kleinen Abszessen mehrere wiederholte Punktionen notwendig sind. Hinweise dafür geben unscharf abgegrenzte, inhomogene Areale in der abszessverdächtigen Struktur (*linker Bildabschnitt*). Ab 3 bis 4 cm Durchmesser ist die perkutane Drainage das zuverlässigere und einfacher handhabbare Verfahren, auch wenn grundsätzlich Abszesse bis 6 cm Durchmesser durch die wiederholte Entleerung über Punktionen therapiert werden können. Auf gleicher Route wie die Feinnadel zur Charakterisierung der putriden Flüssigkeit wird ultraschallgesteuert eine 14-Fr.-van-Sonnenberg-Drainage in der Abszesshöhle plaziert. Die Drainlage (Drain mit *Pfeil* markiert) wird sonographisch dokumentiert. Danach kann die Höhle passiv oder durch Sog entleert werden. *Rechts im Bild* ist der Drain in der Abszesshöhle plaziert, in *Bildmitte* die komplette Entleerung der Abszesshöhle (die Drainlage ist markiert)

b Interkostale Plazierung der 14-Fr.-van-Sonnenberg-Drainage im rechten Leberlappen. Im selben Interkostalraum wie der Drain, wird etwas lateral davon der Transducer aufgesetzt und die Plazierung in dem Abszess kontinuierlich kontrolliert

c Um die Entwicklung eines Pleuraempyems oder eines Pneumothorax zu vermeiden sollte der Pleuraspalt bei der perkutanen Drainage von Leberabszessen nicht tangiert werden. Wie bei subphrenischen Abszessen ist diese Gefahr v.a. bei subkapsulären, zwerchfellnahen Leberabszessen gegeben. Bei einem Pleurareizerguss (PLE) ist die Ausdehnung des Pleuraspalts offensichtlich, ansonsten muss diese in tiefer Inspiration dargestellt und die Drainperforation kaudal davon gewählt werden. Der Drainverlauf ist im Interkostalraum schräg von kaudal nach kranial in den subkapsulären Abszess im *rechten Bildabschnitt* mit *Pfeilen* markiert. Im *linken Bildabschnitt* ist die Ausdehnung des 3 cm großen, subkapsulären, zwerchfellnahen Abszesses mit *Messkreuzen* dargestellt

d Computertomographische Darstellung des subkapsulären, zwerchfellnahen Leberabszesses

e, f Siehe S. 64

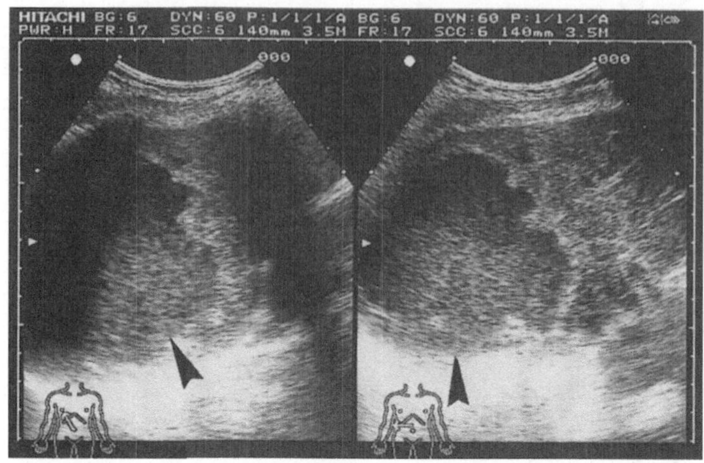

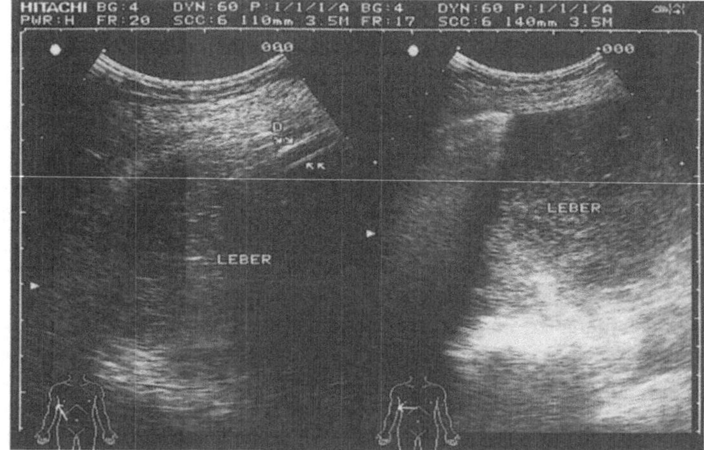

Abb. A2.9

e Große infizierte Nekrosehöhle im rechten Leberlappen (sonographisch in 2 Ebenen dargestellt)

f Perkutane ultraschallgesteuerte Drainage: Der Drainverlauf von kaudal nach kranial ist mit *Pfeil* markiert (16-Charr-Bülau-Drainage, distal davon Schallauslösung). Nach der perkutanen Drainage ist die infizierte Nekrosehöhle vollständig entleert (*rechter Bildabschnitt*)

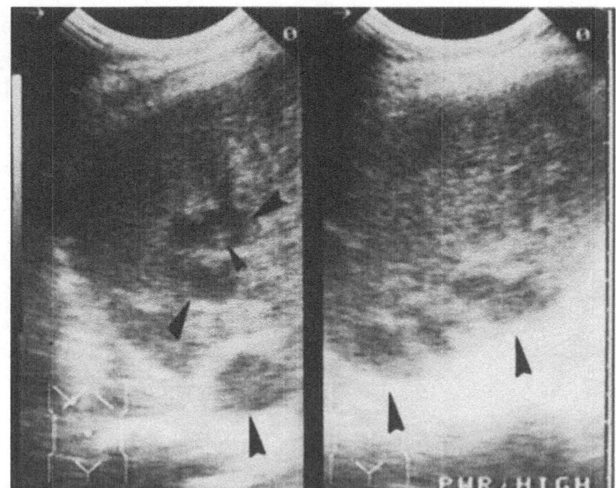

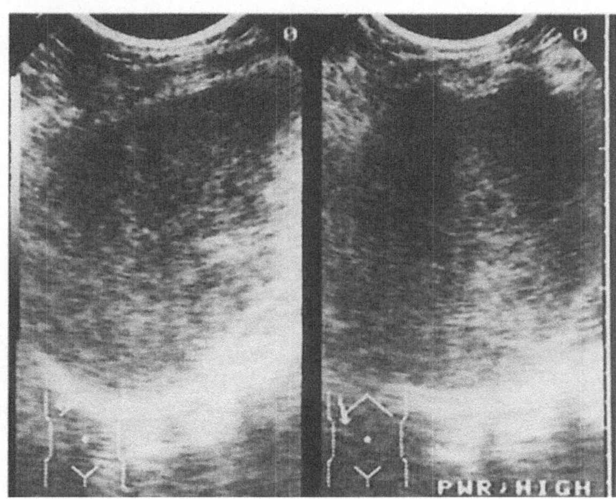

Abb. A2.10a, b. Multiple Leberabszesse

a Bei multiplen Leberabszessen *links* im Bild (mit *großen Pfeilen* markiert), muss je nach Kammerung oder Kontakt der einzelnen Abszesshöhlen miteinander abgewogen werden, ob ein Drain zentral plaziert wird oder die einzelnen kleineren Abszesshöhlen bei gleichzeitiger systemischer Antibiotikatherapie durch eine Nadelaspiration behandelt werden. *Rechts* im Bild ist die größte Abszesshöhle nach Nadelaspiration entleert. Weitere dorsaler gelegene Abszesse wurden am darauffolgenden Tag ebenfalls durch Feinnadelaspiration entleert. Die Nadelspitze *links* ist durch den *kleinen Pfeil* markiert

b Zwei Monate nach ultraschallgesteuerter Aspiration der multiplen Abszesse im rechten Leberlappen und paralleler einwöchiger systemischer Antibiotikatherapie lässt sich keine persistierende oder rezidivierende Abszesshöhle nachweisen

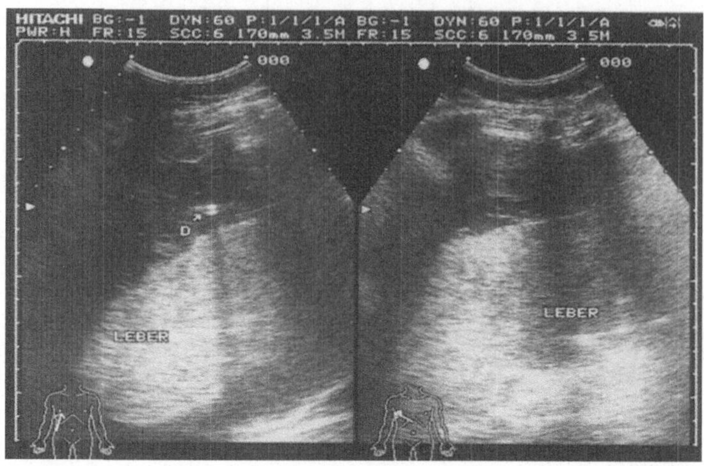

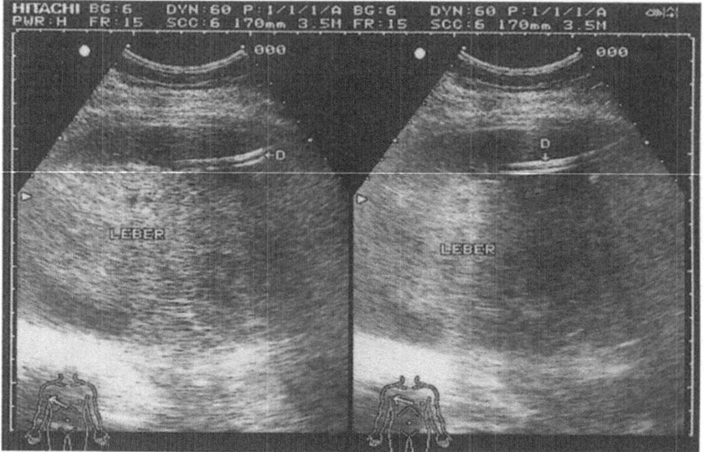

Abb. A2.11 a – c. Subkapsuläres Leberhämatom

a Ein großes semizirkulär ausgedehntes, postoperativ aufgetretenes, subkapsuläres Leber-hämatom (nach laparoskopischer Cholezystektomie bei Patient mit Gerinnungsstörung) führte klinisch zu Zeichen einer Sepsis. Bei infiziertem Hämatom wurde nach Feinnadel-aspiration (*N*) der Erregernachweis geführt. Danach wurden zwei Bülau-Drainagen (20 Charr) und zwei van-Sonnenberg-Katheter (14 Charr) an unterschiedlichen Orten des großen sub-kapsulären Hämatoms plaziert

b Nach Drainage (*D*) fließt etwa die Hälfte des infizierten subkapsulären Hämatoms über die vier Drains spontan ab. Danach wird über die Drainagen eine Verflüssigung des koagu-lierten Resthämatoms durch Instillation von Streptokinase erreicht. Darunter kommt es zu einer weitgehenden Entleerung des subkapsulären Hämatoms. Bei geringen verbliebenen Restkoageln wurde die subkapsuläre Höhle mit Taurolidin gespült. Die Abbildung zeigt *links* und *rechts* den Verlauf von zwei der Drains im subkapsulären Hämatom. Im Gegensatz zu einem subphrenischen Hämatom ist die Leberoberfläche unregelmäßiger begrenzt und im Randbereich lässt sich die Kapsel darstellen, die sich vom Lebergewebe abhebt

c Siehe S. 67

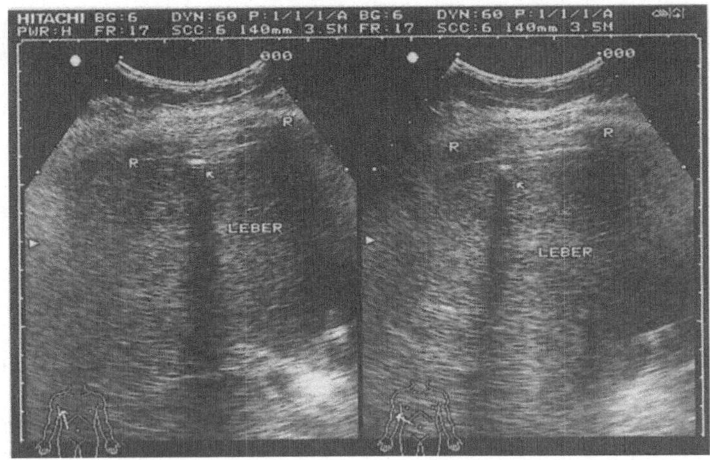

Abb. A2.11

c Die liquide, infizierte, subkapsuläre Struktur ist vollständig abdrainiert. Subkapsulär ist der Drainverlauf (*Pfeil*) vor Entfernung noch dokumentiert

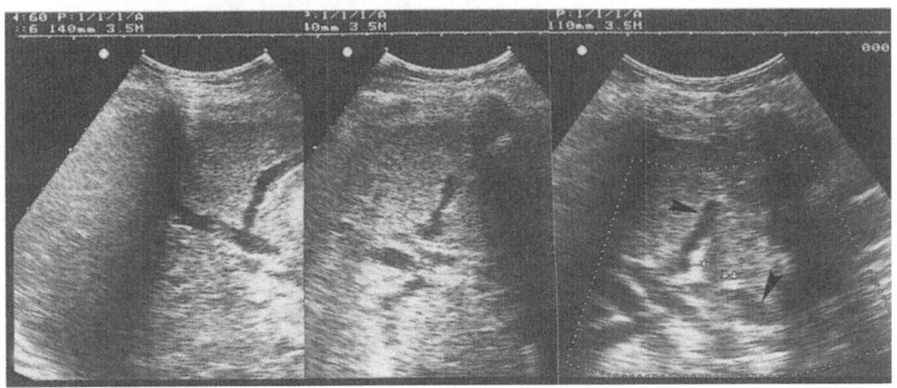

Abb. A2.12a–c. Perkutane Gallengangsdrainage

a Die perkutane Gallengangsdrainage unter Ultraschallsteuerung ermöglicht es, Komplikationen – insbesondere Blutungskomplikationen – zu vermeiden. Insbesondere wenn die Gallengänge nicht ausgeprägt erweitert sind (im vorliegenden Fall 0,7 cm), verhilft die Sonographie zur exakten Plazierung im Gallengang und die Farbduplexsonographie zur Differenzierung von intrahepatischen Gefäßen und Gallengang. Nach Auswählen eines geeigneten Gallengangs, der tangential angesteuert werden kann, wird die Gallengangsdrainage unter kontinuierlicher Ultraschallkontrolle bis zum Gallengang vorgeschoben. Nach Perforieren des Gallenganges (*Bildmitte*) wird nach Entfernung des Mandrins Galle aspiriert und die Drainage stumpfwinklig weiter nach zentral geschoben. Durch Entfernung des Trokars bildet sich am Ende der PTC-Drainage die Pigtailform (*rechts* im Bild Drain mit *kleinen weißen Pfeilen* markiert, Pigtailende mit *2 Pfeilen*; Gallengang, in dem der Drain zum Liegen kommt, mit *großem, schwarzem Pfeil* markiert). **b, c** Siehe S. 68

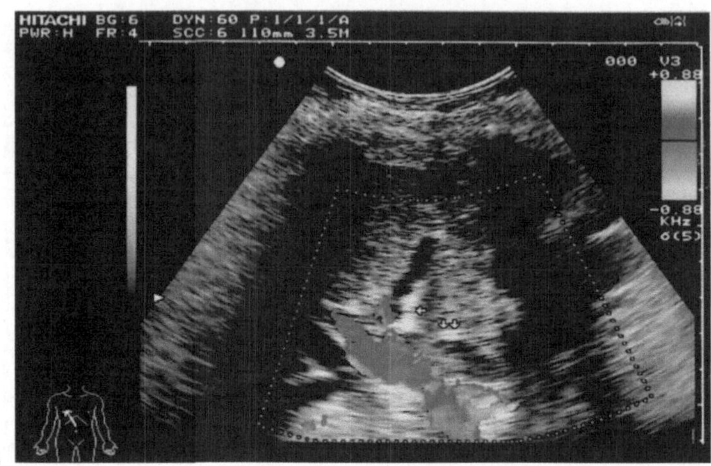

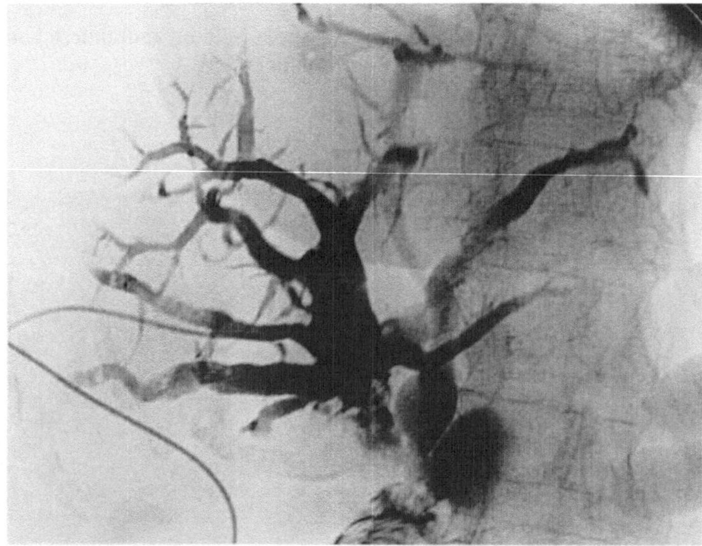

Abb. A2.12

b Farbduplexsonographisch sind Portalvene und Gallengänge gut zu differenzieren

c Darstellung der ultraschallgesteuerten plazierten Gallengangsdrainage in den mäßig erweiterten Gallengängen bei einer Patientin mit Ikterus und Tumorprogression nach biliodigestiver Anastomose inoperablem progredientem Pankreaskopfkarzinom

3 Milz

An der Milz sind solide, liquide und rein zystische Prozesse zu unterscheiden, die sonomorphologisch ein unterschiedliches Bild zeigen. Es gibt jedoch große Varianten mit Überschneidungsmöglichkeiten. Rein zystische Prozesse lassen sich schon im Ultraschall eindeutig klären und bedürfen keiner weiteren interventionellen Abklärung. Neben den primären dysontogenetischen Milzzysten entstehen die häufigeren sekundären Formen aufgrund eines Milztraumas oder Infarkten. Milzzysten aufgrund eines Echinococcus cysticus sind sehr selten, nur bei der klassischen Konstellation mit internen Tochterzysten lassen sie sich sonographisch eindeutig bestimmen; in Zweifelsfällen wird die Bestätigung jedoch nicht durch eine Punktion, sondern serologisch geführt. Milzinfarkte sind sonomorphologisch meist keilförmige, echoarme Raumforderungen, die die Folge embolischer oder thrombotischer Verschlüsse von Ästen der Milzarterie sind. Sie entstehen meist aufgrund peripherer Embolien der Herzerkrankungen, aus Aneurysmen einer Milzarterie oder als lokale Thrombosen von peripheren Arterien bei myeloproliferativen Erkrankungen. Wenn der Befund nicht sonomorphologisch eindeutig ist, kann die ultraschallgesteuerte Feinnadelpunktion indiziert sein.

Zu echoarmen Raumforderungen kann auch die intralienale oder subkapsuläre Blutung bei Trauma führen. Subkapsuläre Milzhämatome liegen meist sichelförmig zwischen Zwerchfell und Milzparenchym und müssen von subphrenischen extralienalen liquiden Strukturen unterschieden werden. Das intralienale Milzhämatom führt meist zu irregulären Parenchymveränderungen mit inhomogenen, meist echoarmen Veränderungen; bei Ruptur der Milzkapsel kommt es zu intraabdomineller freier Flüssigkeit und nicht selten zur Destruktion der Organkontur. Die Diagnose kann dann durch den Nachweis von Blut in der Punktion von extralienaler Flüssigkeit geführt werden.

3.1 Solide fokale Milzläsionen

3.1.2 Indikation und Wertigkeit

Bei benignen soliden Prozessen überwiegen vaskuläre Läsionen wie das Hämangiom oder das Lymphangiom, die wie auch Leberhämangiome als relativ homogene echoreiche Rundherde imponieren, während das Hämangiosarkom dagegen meist als relativ inhomogene gelappte, tumoröse Struktur mit echoreichen und echoarmen Anteilen imponiert (Tabelle 3.1). An die Milz angrenzend, paralienal, aber auch von Pankreasschwanzprozessen zu unterscheiden sind akzessorische Milzen, die meist kugelig oder oval und relativ homogen mit ähnlicher Echotextur wie die normale Milz zur Darstellung kommen.

Metastasen imponieren in der Milz ähnlich wie in der Leber vorwiegend echoarm, inhomogen und zum Teil mit Halo. Milzmetastasen sind selten und treten daher meist singulär auf im Gegensatz zum Lymphombefall der Milz. Lymphome zeigen häufig mehrere infiltrative Herde, meist etwas echoärmer, doch z.T. auch isoechogen im Vergleich zum normalen Milzparenchym. Im Gegensatz zu diesem Erscheinungsbild beim Hodgkin- oder Non-Hodgkinlymphom kann bei der chronisch lymphatischen Leukämie die Milz disseminiert von multiplen, kleinen echoarmen Knoten durchsetzt sein. Die große Variabilität von Echogenität und Textur, die benigne wie auch maligne Prozesse in parenchymatösen Organen wie der Milz zeigen können, erfordert beim sonographischen Nachweis der Milzläsion eine entsprechende weiterführende Diagnostik, serologisch oder durch Primärtumorsuche. Wenn die Diagnostik nicht zur Klärung führt, werden interventionelle Maßnahmen wie die Aspirationszytologie oder die Stanzbiopsie mit dünner Biopsienadel notwendig. Wegen des höheren Blutungsrisikos sollte die Indikation zur Milzpunktion eng gestellt und zunächst eine Feinnadelpunktion durchgeführt werden, mit der zunächst auch liquide von soliden Raumforderungen differenziert werden können. Van Sonnenberg (1986) berichtet über 5 Biopsien, die ohne Komplikationen zur Diagnose von Melanommetastasen, Candida-albicans-Infektion, Leukämie, Non-Hodgkin-

Tabelle 3.1. Diagnostisches Vorgehen bei fokalen Milzläsionen

Sonomorphologie	Echofrei	Gemischt echogen, vorwiegend echoarm	Echoreich
Pathologisches Korrelat	Zyste	Metastase Hämangiosarkom Lymphom Abszess	Hämangiom Lymphangiom
Diagnostisches Prozedere	Serologie (Echinokokkus)	Punktion liquide (Abszess) Drainage	Verlaufskontrolle solide (Tumor) Zytologie Stanzbiopsie

Lymphom und Angiosarkom führten. Cavanna (1997) berichtet über 80 ultraschallgesteuerte Biopsien der Milz, davon 26 Aspirationszytologien und 54 Stanzbiopsien (21-gg.-Biopsienadeln) ohne wesentliche Komplikationen. Von den 26 Aspirationszytologien waren 12 richtig-positiv (Malignitätsnachweis), 8 richtig-negativ, 2 falsch-negativ und 3 falsch-positiv, in 3 Fällen war das Material nicht verwertbar. Aus den Stanzbiopsien ließ sich bei 12 Patienten die Diagnose richtig-positiv stellen (Malignitätsnachweis), in 41 Fällen richtig-negativ und in einem Fall war das Material nicht verwert bar.

3.1.3 Technisches Vorgehen

Nach sonographischem Orten der fokalen Milzläsion wird in Lokalanästhesie eine 18-gg.-Stanzbiopsienadel unter ständiger sonographischer Kontrolle in die Milzläsion geschoben und dort der Biopsievorgang ausgelöst. Pleuraraum und Kolon sollten dabei nicht tangiert werden. Schallköpfe mit Biopsievorrichtungen sind bei dem interkostalen engen Zugang mit atemabhängiger Positionsveränderung der Milzläsion eher hinderlich. Am geeignetsten ist die Punktion ohne Biopsievorrichtung, wobei im gleichen Interkostalraum nebeneinander Schallkopf und Punktionsnadel aufgesetzt werden. Die einmalige Stanzbiopsie birgt weniger Blutungsgefahr in sich als das mehrmalige Vorschieben der Aspirationszytologienadel in verschiedene Tumorareale. Bei zentralen Nekrosen sollte ultraschallgesteuert eine Biopsie aus dem Randbereich durchgeführt werden um vitales Tumorgewebe zur histologischen Differenzierung zu gewinnen.

3.2 Milzabszess

3.2.1 Indikation und Wertigkeit

Nach publizierten Autopsieergebnissen sind Milzabszesse mit einer Inzidenz von 0,14 bis 0,7 % sehr selten (Altenmeier et al. 1973). In der Zusammenstellung von Altenmeier et al. war unter 550 intraabdominellen Abszessen kein Milzabszess aufgeführt. Milzabszesse entstehen entweder postoperativ oder durch hämatogene Streuung aus Infektionsherden (Endokarditis, Infektion des Respirationstraktes, Osteomyelitis). Selten ist die sekundäre Infektion eines Milzhämatoms oder nach Milzinfarkt. Ein deutlich erhöhtes Risiko besteht für immunsupprimierte Patienten. Abszedierungen durch Pilzbefall, die früher selten gesehen wurden, werden durch den höheren Anteil von immunsupprimierten Patienten bei 26 % der Milzabszesse angetroffen (Nelken et al. 1987).

Die Mortalität ist trotz potenter Antibiotika hoch und beträgt unbehandelt bis zu 100 %. Die Weiterentwicklung der bildgebenden Verfahren (Sonographie, Computertomographie) ermöglicht heute eine frühere Diagnosestellung und Therapie und somit eine bessere Prognose.

Die Computertomographie besitzt mit 96 % eine sehr hohe Sensitivität in der Diagnose von Milzabszessen (Nelken et al. 1987). Durch die Einschränkung der

Schallbedingungen durch die Schallauslöschung der Rippen sowie die Variabilität der Sonomorphologie von Milzabszessen schneidet die Sonographie mit Sensitivitäten mit 70 und 80 % schlechter ab.

Bei Diagnostik eines Milzabszesses war bisher die Splenektomie die Therapie der Wahl. Hauptkomplikation nach Splenektomie ist die Postsplenektomiesepsis, und die Mortalitätsrate nach Splenektomie variiert zwischen 13 und 30 % (Altemeier et al. 1973; Schwartz et al. 1982).

Die Milz galt wegen der Blutungsneigung des parenchymatösen Organs, der erschwerten Einsehbarkeit und Zugänglichkeit interkostal sowie wegen der Gefahr, Pleura, Lunge oder linke Kolonflexur zu tangieren, lange Zeit als „heilige, unantastbare Kuh" des Abdomens bezüglich perkutaner interventioneller Maßnahmen. Nach der äußerst erfolgreichen Anwendung der perkutanen ultraschallgesteuerten Drainage bei intraabdominellen Abszessen und Leberabszessen gibt es inzwischen mehrere Fallberichte oder Studien mit geringen Fallzahlen über die erfolgreiche Therapie vom Milzabszessen durch die ultraschallgesteuerte Punktion mit Aspiration oder durch Einbringen eines Drains in die Abszesshöhle mit anschließender Spülung der Abszesshöhle. Bei in der Literatur gefundenen 57 Fällen von Milzabszessdrainagen, vorwiegend aus dem angloamerikanischen Raum und CT-gesteuert durchgeführt, liegt die Erfolgsrate zusammengefasst bei 78 % (Faught et al. 1989; Gleich et al. 1988; Lerner et al. 1984; Pombo et al. 1991; Quinn et al. 1986; Schwerk et al. 1991; Wernecke et al. 1985; Yi-Hong et al. 1997). In einer eigenen konsekutiven Studie wurden von 11 Milzabszessen 10 erfolgreich durch eine perkutane Drainage therapiert, wobei in 3 Fällen ein Rezidivabszess durch eine zweite ultraschallgesteuerte Drainage angegangen werden musste. Bei einem Patienten mit M. Crohn und subkapsulärem infiziertem Hämatom verhinderte eine Fistel zwischen Kolon und Milz (Abb. A3.5) die erfolgreiche Therapie durch eine transkutane Drainage, so dass eine Splenektomie notwendig wurde (Schäberle 1997).

In der Literatur wurden die meisten Abszessdrainagen im anglo-amerikanischen Raum CT-gesteuert durchgeführt. Die Verlaufskontrolle der Punktion ist sonographisch jedoch einfacher und direkter möglich als computertomographisch, da sie nicht an die axiale Ebene gebunden ist, sondern durch flexible Wahl der Ebene auch schräge Punktionsverläufe in einer Ebene darstellen kann. Zudem können die Punktionsnadel oder der Drainagekatheter beim sonographischen Vorgehen kontinuierlich beobachtet werden. Dies ist vor allem bei der Drainage von Milzabszessen vorteilhaft, weil oft schräge Punktionsverläufe gewählt werden müssen um eine Verletzung der Pleura zu vermeiden. In unserer Untersuchung wurde den Komplikationen durch Blutung oder Verletzung von Pleura, Darm und Magen nicht beobachtet. In der Literatur werden mehrere Fälle von Pleuraverletzungen bei intraabdominellen Abszessdrainagen (Clark et al. 1983; Neff et al. 1984; Nicols et al. 1984) erwähnt. Voraussetzungen zur Vermeidung einer Pleuraverletzung ist die sonographische Kontrolle des Pleuraverlaufs vor der Punktion unter maximaler Inspiration. Hilusnahe Abszesse wurden bisher als Kontraindikation für eine perkutane Drainage gewertet (van Sonnenberg et al. 1986). Wenn zuvor der Verlauf größerer intralienaler Gefäße farbduplexsonographisch dargestellt und eine Drainageroute unter Umgehung

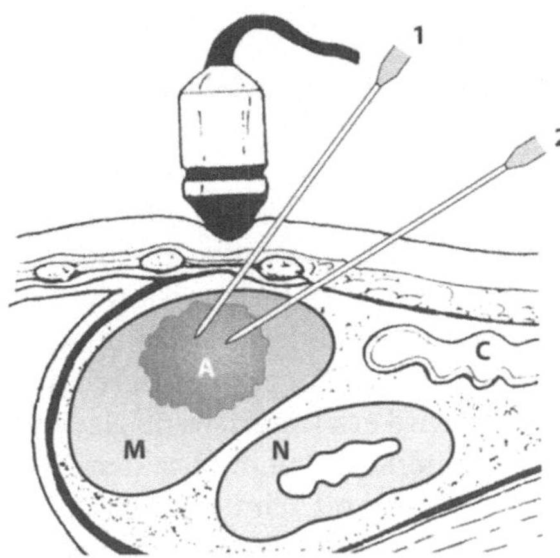

Abb. 3.1. Punktions- und Drainagewege bei fokalen Milzläsionen. Unter sonographischer Steuerung kann die fokale Milzläsion interkostal (*Position 1*) oder von subkostal (*Position 2*) punktiert werden. Drains können über diese Routen zu den Milzabszessen vorgeschoben werden. Wichtig ist, dass über den zum Teil schmalen Zugang die Pleura oder die linke Kolonflexur (*C*) nicht tangiert werden. (Niere: *N*, Milz: *M*, fokale Milzläsion: *A*). Der Transducer sollte interkostal positioniert werden, so dass der Nadelverlauf kontinuierlich beobachtet werden kann

dieser Gefäße (Balkenarterie und Balkenvene) festgelegt wird, können auch hilusnahe Abszesse sonographisch gesteuert perkutan drainiert werden. Die perkutane sonographisch gesteuerte Drainage von Milzabszessen ist ein effektives und komplikationsarmes Verfahren, hervorzuheben sind dabei:

- Milzerhaltung und damit Vermeidung der Postsplenektomiesepsis,
- Verzicht auf Allgemeinnarkose und Laparotomie,
- Durchführbarkeit, insbesondere auch bei kritisch kranken septischen Patienten mit drohendem Multiorganversagen und hohem Operationsrisiko,
- Vermeidung von perioperativen Komplikationen,
- geringe Morbiditäts- und Letalitätsrate,
- gute Akzeptanz durch den Patienten mit sofortiger Mobilisierbarkeit,
- kostengünstiges und zeitsparendes Verfahren,
- keine intraabdominelle Keimverschleppung.

Probleme bei der perkutanen Drainage können entstehen durch:

- Multilokalität von Abszessen,
- mangelhafte Drainage von infiziertem Gewebesequester bei Nekrosen oder von Blutgerinnseln bei traumatisch bedingten, sekundär infizierten Hämatomen,
- in sehr seltenen Fällen fehlenden perkutanen Zugangsweg ohne Verletzung von Pleura und intraabdominellen umgebenden Strukturen.

Bei derartigen Konditionen sollte die Milzexstirpation angestrebt werden.

3.2.2 Technisches Vorgehen

Nach organotopographischer Ordnung des Abszesses wird durch Verschieben des Transducers im Verlauf der entsprechenden Interkostalräume eine Punktionsroute bestimmt, bei der einerseits ein möglichst kurzer Punktionsweg entsteht, andererseits aber auf keinen Fall Pleura oder die linke Flexur des Kolons tangiert werden. Vor allem bei Abszessen im oberen Milzpol sind schräge Punktionsverläufe notwendig und nach Festlegen der Nadeleinstichstelle muss die ideale Position des Transducers gefunden werden um die Nadel kontinuierlich verfolgen zu können, ohne dass die Nadelspitze durch den Schallschatten einer Rippe unsichtbar wird. Dies wird erleichtert, wenn Nadelperforation und Transducerschallkeule im selben Interkostalraum verlaufen. Bedingt durch die Schallauslöschung der Rippen und dem oft schmalen interkostalen Zugangsweg zur Läsion ist die fixe Bindung von Transducer und Nadel bei Punktionsschallköpfen eher hinderlich. Die getrennte Führung von Nadel und Schallkopf bei der freien Punktion ermöglicht mehr Freiräume für die sichere Plazierung der Nadel.

Um bei Abszessdrainagen Verletzungen der Pleura zu vermeiden (durch Keimverschleppung, Pleuraempyem), ist der untere Pleurarand durch maximale Inspiration darzustellen. Mit dem Patienten wird dann zunächst eine oberflächliche Atemexkursion um die Atemmittellage eingeübt und in Lokalanästhesie die liquide intralienale Struktur mit einer 22-gg.-Nadel punktiert um den Inhalt zu charakterisieren und die Punktionsroute festzulegen, ohne Darm oder den Recessus costodiaphragmalis zu tangieren (s. Abb. 3.1). Nach Bestimmung der Punktionsroute wird nach einer Hautinzision der Drain unter kontinuierlicher Ultraschallkontrolle in den Abszess vorgeschoben. Je nach Abszessgröße und Konsistenz des Abszessinhalts werden ein oder selten zwei doppellumige van-Sonnenberg-Drainagekatheter (12, 14 oder 16 Fr.) in der Abszesshöhle plaziert. Nach Absaugen der Abszessflüssigkeit über den Drainagekatheter wird die Höhle mit physiologischer Kochsalzlösung oder bei zähflüssigem Inhalt, infizierten Nekrosen oder infizierten Hämatomen sowie bei Rezidivabszessen mit Taurolidin gespült. Kleine Abszesse können durch eine einfache oder wiederholte Punktion mit Aspiration behandelt werden. Die Höhle sollte täglich ein- bis zweimal gespült werden, bis die Spülflüssigkeit klar wird, die bakteriologische Kontrolle aus der Spülflüssigkeit Keimfreiheit zeigt und die Abszesshöhle in den bildgebenden Verfahren kollabiert ist.

Atlasteil

Perkutane ultraschallgesteuerte Interventionen an der Milz

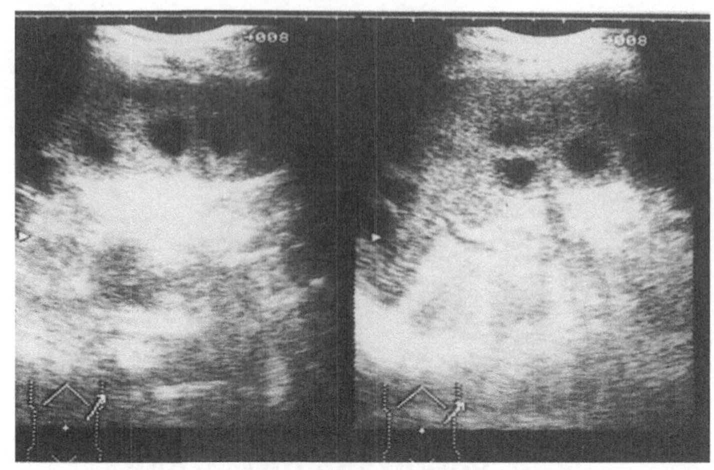

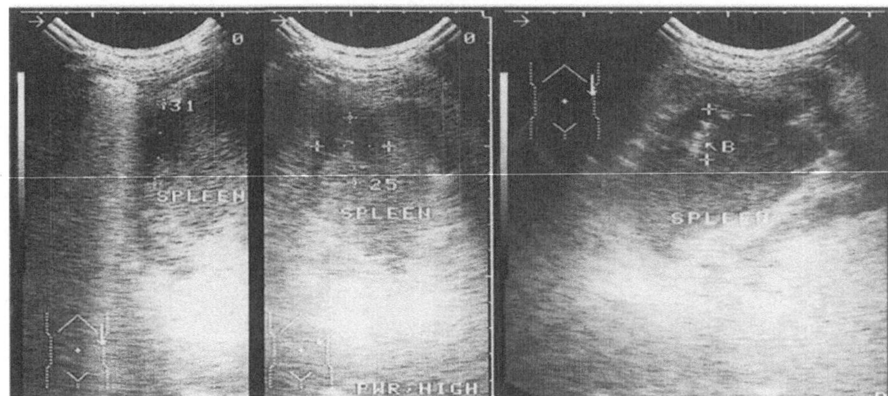

Abb. A3.1 a, b. Fokale Milzläsion, Lymphom

a Non-Hodgkin-Lymphom der Milz. Die Milz ist durchsetzt mit multiplen echoarmen Rundherden. Die Klinik der Patientin ließ auch an Milzabszesse denken. Deshalb zunächst die ultraschallgesteuerte Punktion, in der sich jedoch kein putrides Aspirat gewinnen ließ. In der ultraschallgesteuerten Stanzbiopsie die Diagnose eines Non-Hodgkin-Lmyphoms

b Die exakte Diagnose von Milzrundherden hat eine hohe, wegweisende Wertigkeit für die Therapie. Aus der Diagnose und Klassifizierung eines Non-Hodgkin-Lymphoms in der Biopsie (*rechts* im Bild Biopsienadel markiert: *B*) kann die adäquate Chemotherapie eingeleitet werden. Ein Milzabszess würde die perkutane Drainage oder Milzexstirpation erfordern, Milzmetastasen in Abhängigkeit von übrigem Organbefall evtl. eine Milzexstirpation

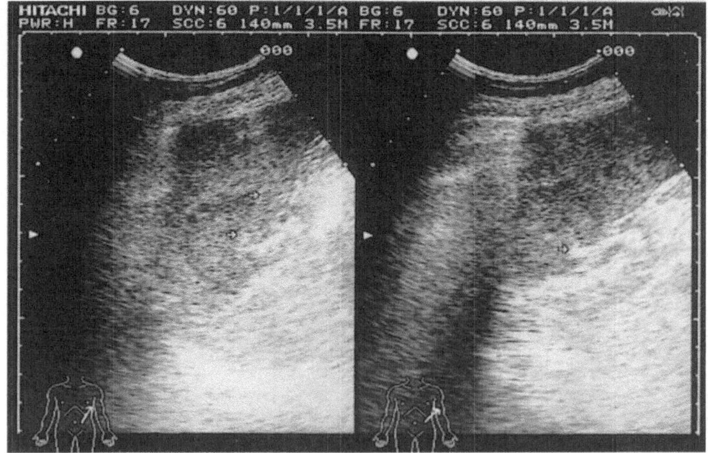

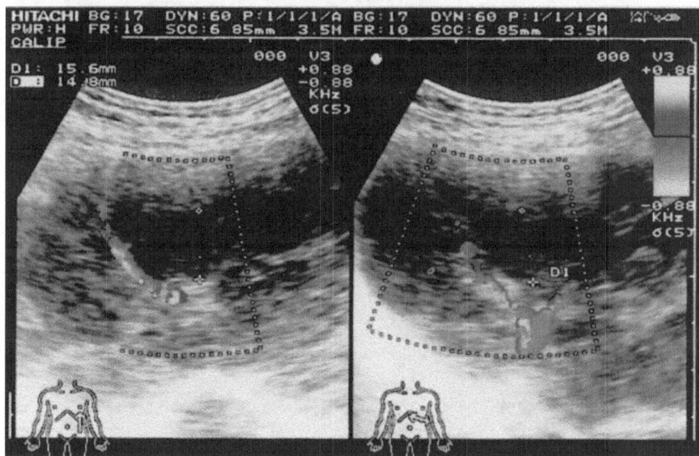

Abb. A3.2 a, b. Fokale Milzläsion, Metastase

a Die fokale Läsion im Zentrum der Milz zeigt das sonographische Bild einer Metastase mit dem echoarmen Randsaum. Wegen der Differentialdiagnose eines Lymphoms, das eine Chemotherapie statt einer Splenektomie zur Konsequenz gehabt hätte, wurde eine ultraschallgesteuerte Stanzbiopsie durchgeführt. Die Biopsienadelspitze ist mit *Pfeilen* markiert. Eine leichte Drehung des Transducers zeigt, dass die Stanzbiopsie aus dem Tumor entnommen wurde, weil sich die Nadelspitze in beiden Ebenen innerhalb der fokalen Läsion darstellt. Die histologische Aufarbeitung zeigt die Metastase eines Adenokarzinoms (Metastase eines Magenkarzinoms) bei Zustand nach B-II-Resektion 3 Jahre zuvor

b Bei im Zentrum gelegenen Milztumoren ist vor einer Stanzbiopsie eine Farbduplexsonographie hilfreich um die Verletzung von größeren Milzgefäßen (Balkenarterie, Balkenvene) zu vermeiden und somit das Blutungsrisiko zu minimieren. Die sehr echoarme Metastase eines Ovarialkarzinoms liegt zentral in der Aufteilung größerer Milzgefäße

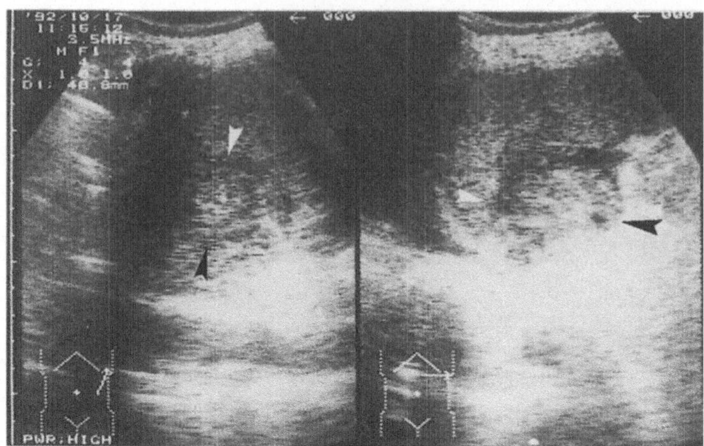

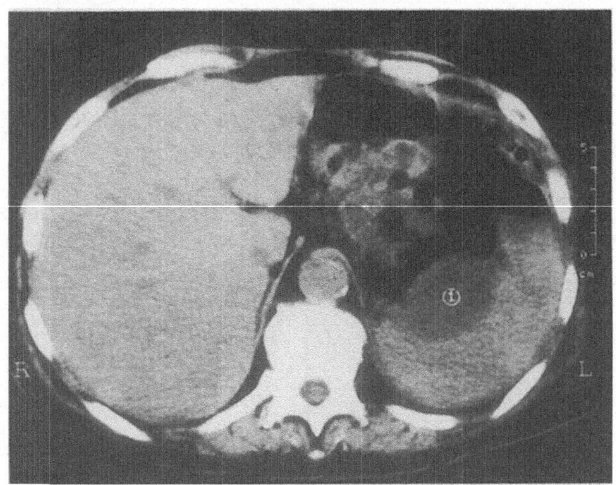

Abb. A3.3a–f. Zentral gelegener Milzabszess

a Milzabszess: Aus dem gemischt-echogenen, vorwiegend echoarmen Areal im Milzzentrum lässt sich in der ultraschallgesteuerten Punktion putride Flüssigkeit gewinnen. Die Grenzen wie auch die Nadelspitze, im Zentrum der Läsion im *linken* Bild, sind mit *Pfeilen* markiert. Zustand nach partieller Magenresektion bei großem Leiomyom mit intraoperativer Milzläsion und Kleben der Läsion mit Fibrinkleber

b CT-zugehörig zu **a** mit zentral gelegenem Milzabszess

c–f Siehe S. 79, 80

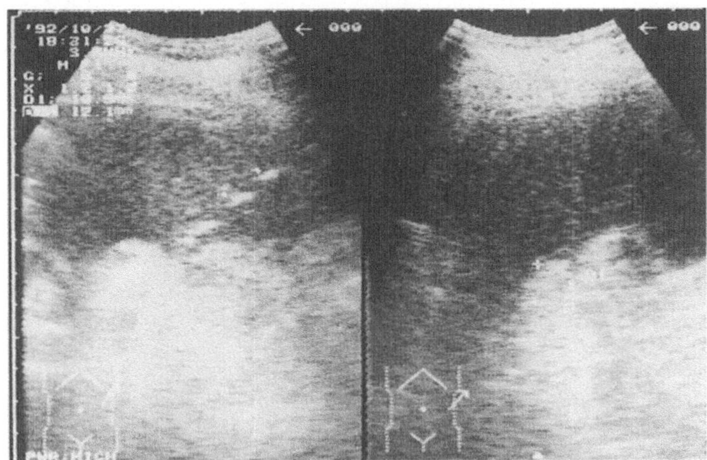

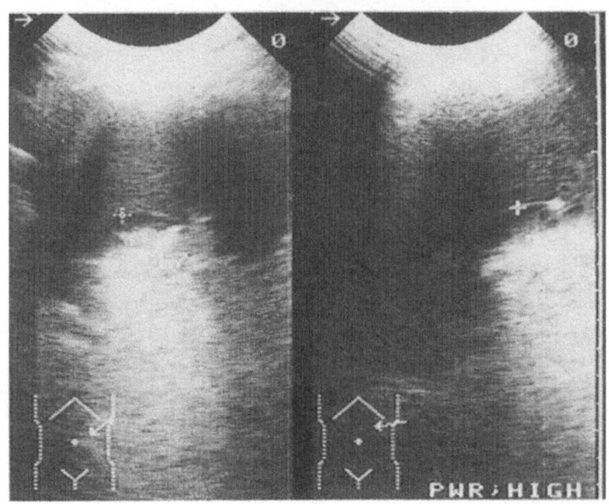

Abb. A3.3

c Der zentral gelegene Milzabszess wurde mit einer 12-Fr.-van-Sonnenberg-Drainage drainiert. Die Drainage stellt sich mit echoreichen Reflexen durch das Milzparenchym dar (*Pfeile*). Die Abszesshöhle wurde mit Kochsalzlösung gespült

d 5 Tage nach Entfernung der Drainage kam es zu einem Rezidivabszess im Milzhilus. Nach nochmaliger perkutaner Katheterdrainage und Spülen der Abszesshöhle mit Taurolidin-Lösung konnte der Drain ohne Entwicklung eines Rezidivabszesses entfernt werden

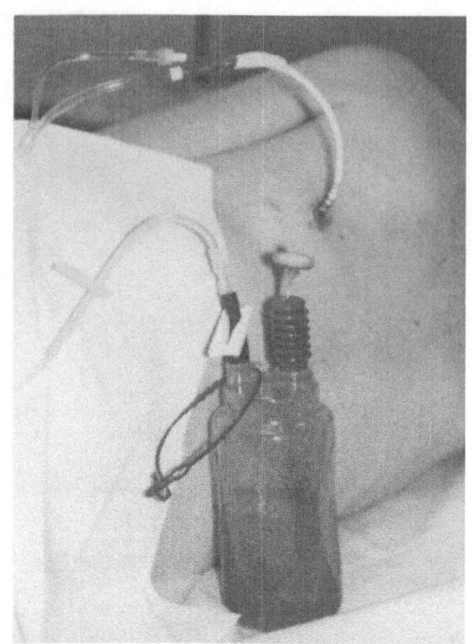

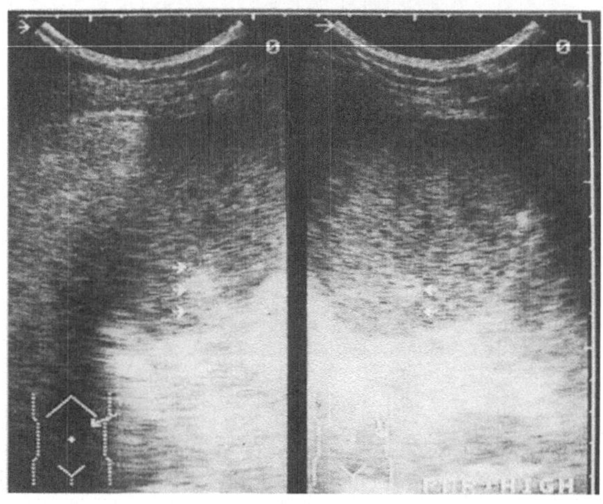

Abb. A3.3

e Van-Sonnenberg-Drainage interkostal (kaudal des Pleuraspalts) im zentral gelegenen Milzabszess plaziert mit Spül- und Saugvorrichtung. Die Abszesshöhle wurde nach dem Ebbe/Flut-Verfahren intermittierend 2-mal täglich angespült. Die Spülmenge richtet sich nach dem Abszessinhalt. Am Doppellumenkatheter kann eine Spülvorrichtung angeschlossen werden, parallel zur Saugvorrichtung. Bei mehrere Tage liegenden Drainagen bildet sich auch, bedingt durch die Hautnaht, zur Fixierung eine oberflächliche lokale Hautreaktion. Andere Komplikationen wie Verletzung der Pleura oder Blutung wurden nicht beobachtet

f Ein Jahr nach perkutaner Abszessdrainage lässt sich sonographisch noch eine echoreiche Narbe im Milzhilus darstellen (*Pfeile*)

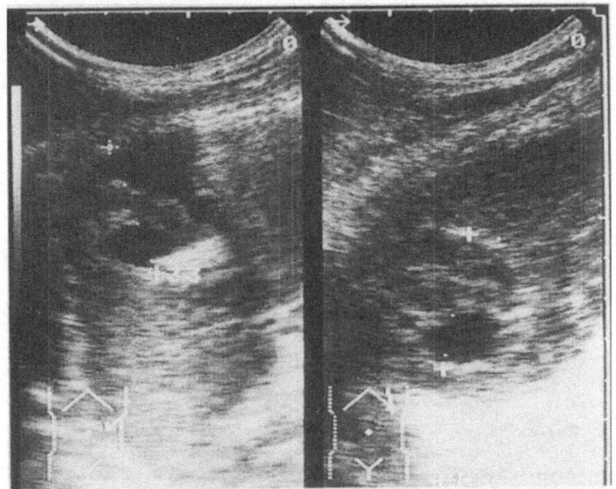

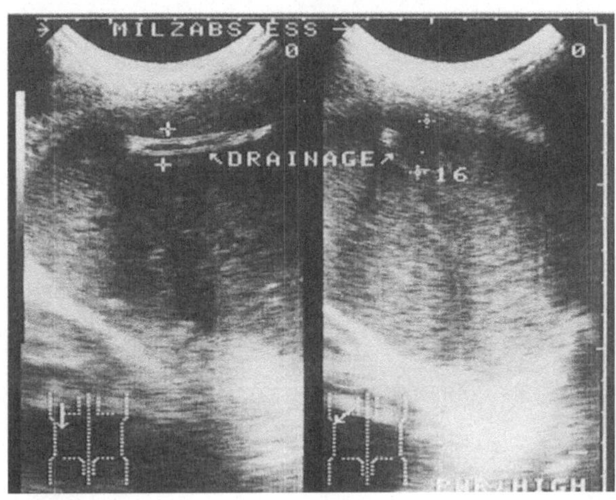

Abb. A3.4a – d. Milzabszess

a Eine multimorbide Patientin zeigt nach der ultraschallgesteuerten Drainage eines großen Pleuraempyems links bei anhaltendem Fieber einen gemischt-echogenen Rundherd. Der Rundherd ist in 2 Ebenen dargestellt. Milzabszesse können sonomorphologisch manchmal nicht von soliden Rundherden wie Metastasen unterschieden werden

b Nachdem die ultraschallgeführte Punktion putride Flüssigkeit ergibt, wird eine 14-Charr-van-Sonnenberg-Drainage von subkostal ultraschallgesteuert in den Milzabszess am oberen Milzpol gelegt. Der Drainverlauf ist dargestellt und markiert, nach 10 Tagen Spülen mit Kochsalzlösung zeigt sich nur noch eine kleine Resthöhle (16 mm Durchmesser). Nach weiteren 4 Tagen konnte der Drain entfernt werden, ein Rezidivabszess bildete sich nicht

c, d Siehe S. 82

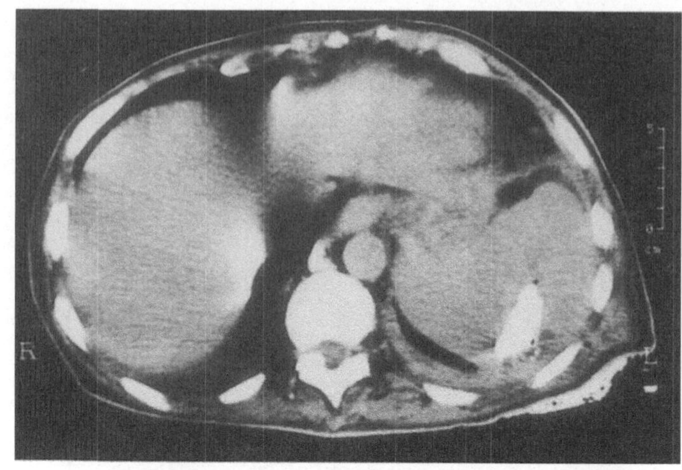

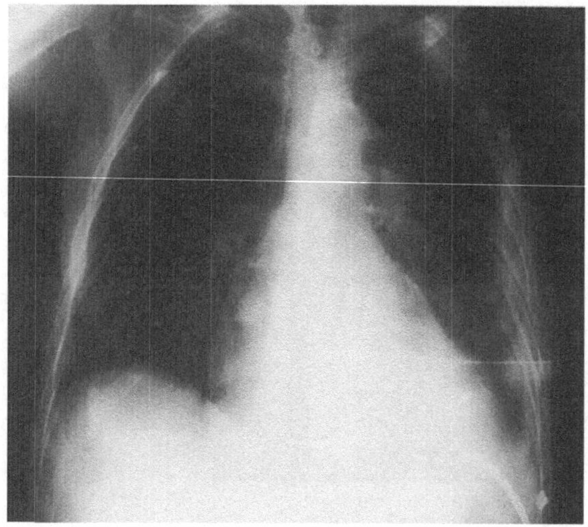

Abb. A3.4

c In einer computertomographischen Verlaufskontrolle nach perkutaner ultraschallgesteuerter Abszessdrainage ist die Abszesshöhle mit Kontrastmittel angespült

d Die radiologische a.p.-Aufnahme zeigt den Verlauf, der von subkostal in den oberen Milzpol gelegten Milzabszessdrainage (van-Sonnenberg-Drainage). Weiter kranial ist die interkostal waagerecht plazierte Bülau-Drainage sichtbar, die zur Therapie des Pleuraempyems
gelegt wurde

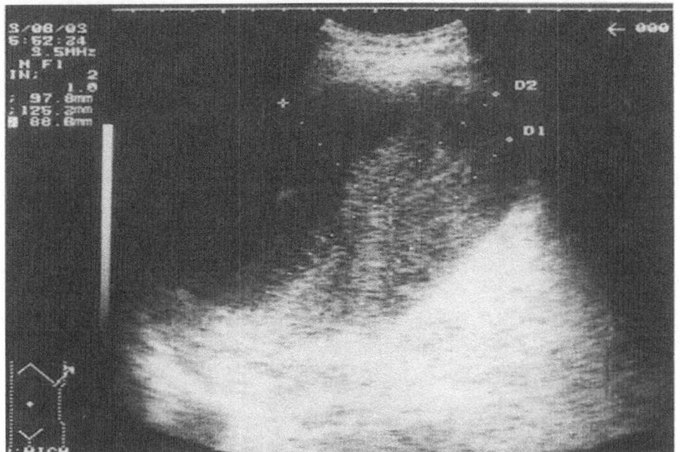

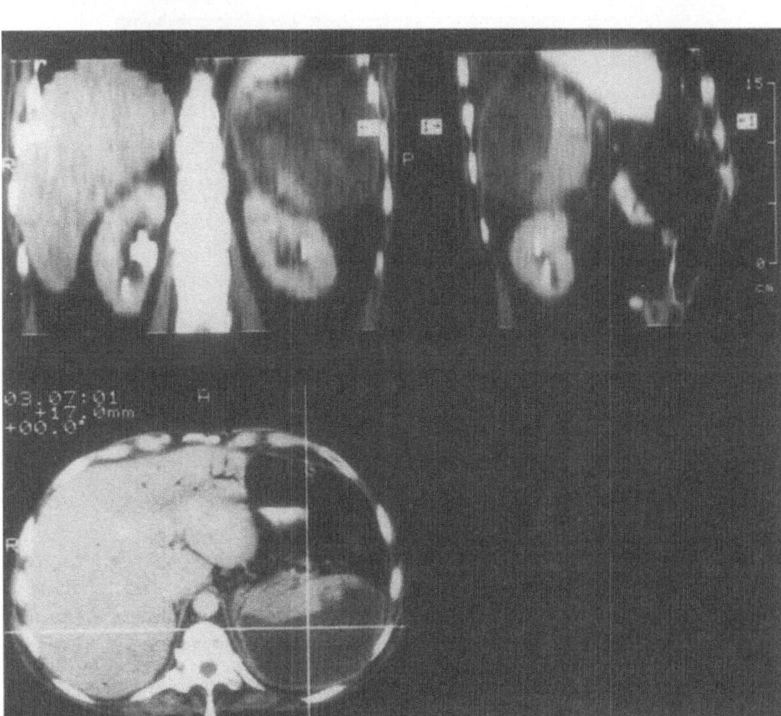

Abb. A3.5a–m. Infiziertes subkapsuläres Milzhämatom

a Ein posttraumatisches, großes, subkapsuläres Milzhämatom infizierte sich bei einem Patienten mit M. Crohn und Diabetes mellitus. Sonographisch imponiert die große, subkapsuläre, liquide Struktur mit Binnenechos

b Computertmographisch bestätigt sich die subkapsuläre, liquide Struktur, die in drei Ebenen dargestellt ist

c–m Siehe S. 84–88

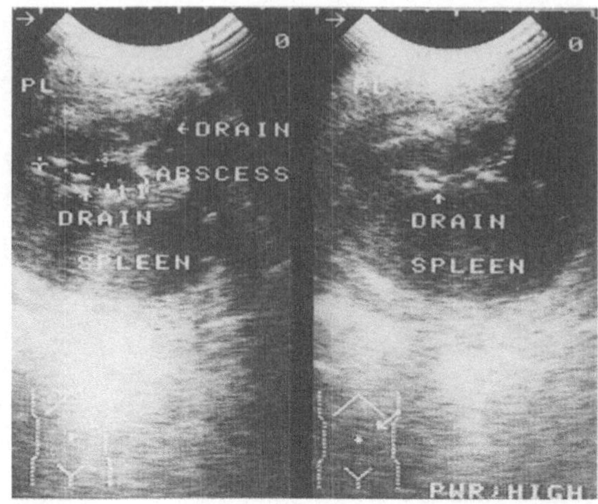

c

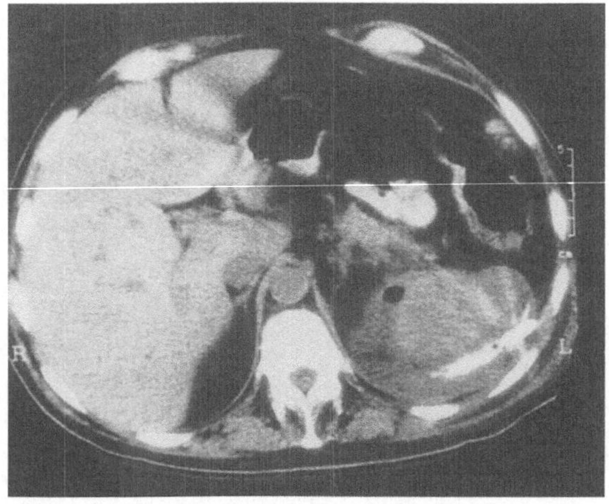

d

Abb. A3.5

c Sonographisch gesteuert wird interkostal, kaudal des Pleuraspalts eine doppellumige 14-Fr.-van-Sonnenberg-Drainage im infizierten Hämatom plaziert, nachdem zuvor mit einer Feinnadel die Punktionsroute festgelegt, die Flüssigkeit charakterisiert und Erreger nachgewiesen wurden. Der subkapsulär verlaufende Drain ist markiert

d Computertomographisch ist die Lage des Drains im subkapsulären infizierten Milzhämatom dargestellt. Die Größe des verbliebenen, sich nicht spontan entleerenden Resthämatoms kann bestimmt und daraus die Indikation zum Spülen der Abszesshöhle mit Streptokinase- oder Urokinase-Lösung gestellt werden

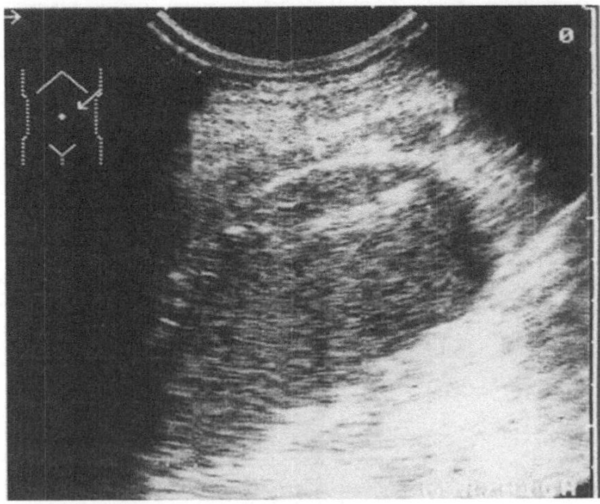

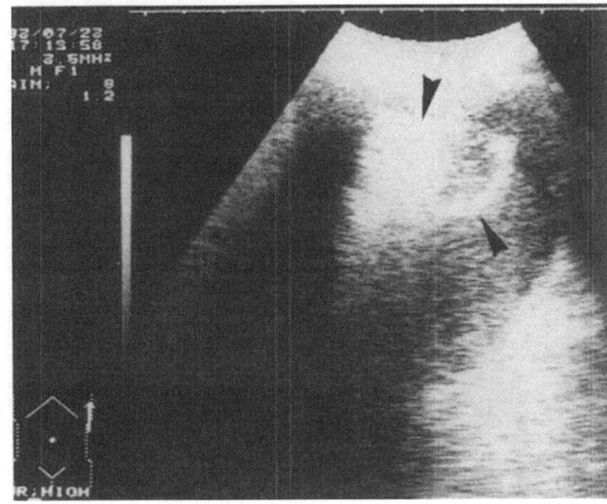

Abb. A3.5

e Nach kompletter Entleerung der Abszesshöhle im bildgebenden Verfahren, nach Normalisierung der Entzündungsparameter und bei Rückfluss von klarer Spülflüssigkeit wurde der Drain entfernt

f 10 Tage später hatte sich ein Rezidivabszess subkapsulär gebildet. Lufteinschlüsse, durch Gasbildner verursacht, führen zur Schallstreuung im kranialen Pol des Abszesses. Der Abszess ist mit *Pfeilen* markiert

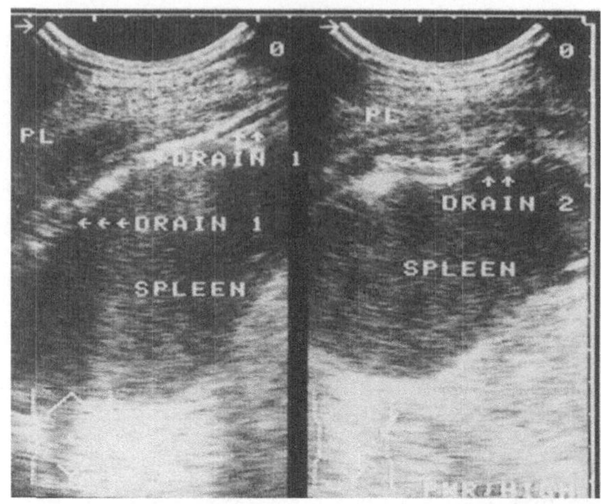

g

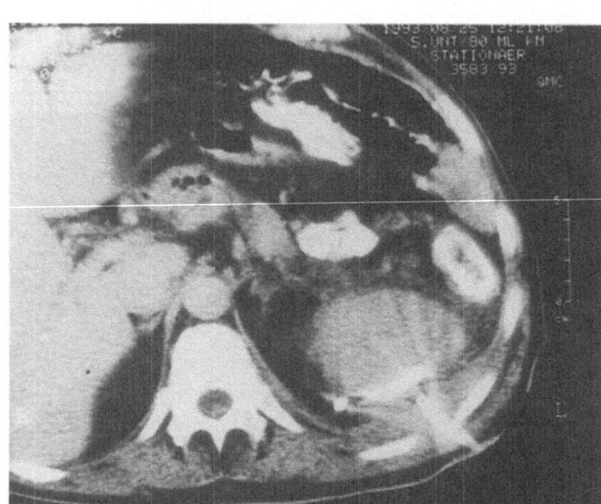

h

Abb. A3.5

g Es werden zunächst 2 Drains im Abszess plaziert, ein Drain im kranialen Pol und ein Drain im kaudalen Pol des Abszesses, um eine optimale Spülwirkung zu erreichen. Über den kranialen Drain wird die Abszesshöhle gespült und über den kaudalen Drain für Abfluss gesorgt. Intermittierend wurde mit Taurolidin gespült. Nach 8 Tagen wurde der kraniale Drain entfernt

h Computertomographisch sind sowohl der Drainverlauf im Rezidivabszess als auch die komplette Entleerung der subkapsulären Abszesshöhle dokumentiert

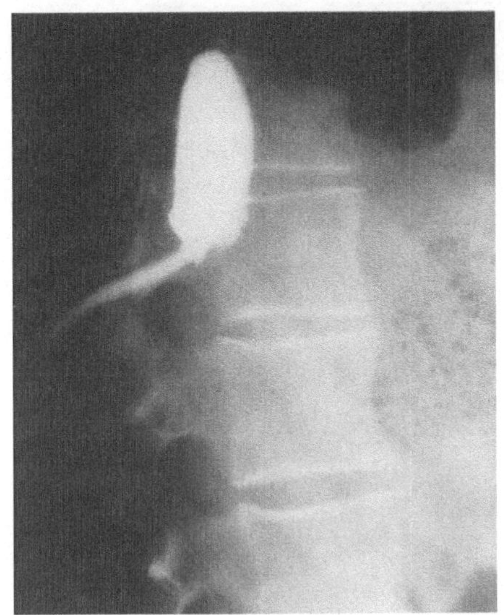
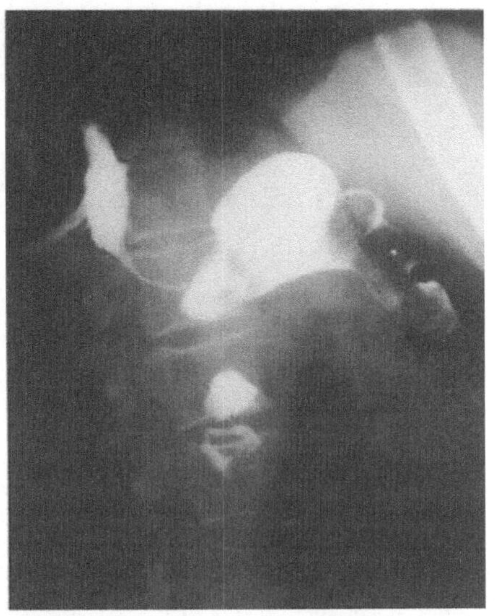
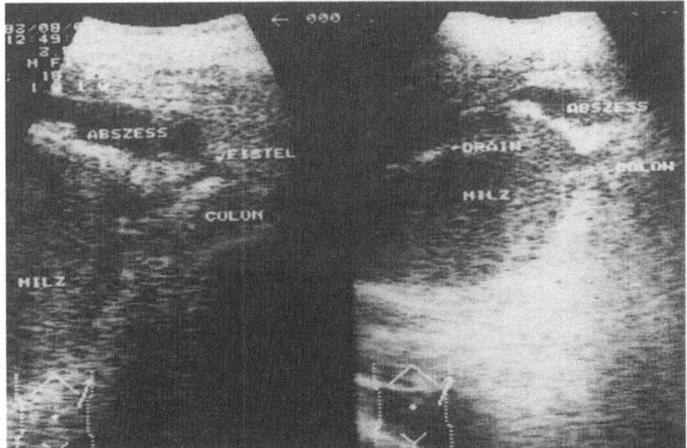

Abb. A3.5

i Über den verbleibenden Drain wird die Restabszesshöhle nach Anfüllen mit Kontrastmittel radiologisch dargestellt

k Über den verbleibenden Drain wird noch weitere 8 Tage die Abszesshöhle angespült. Plötzlich kommt es zu einer Zunahme der Drainageflüssigkeit und bei Spülung der Abszesshöhle führte der Patient rektal wässrig ab. Sonographisch lässt sich eine liquide Straße vom subkapsulären Abszess zur perilienalen Thoraxwand und von dort zur linken Flexur des Kolons darstellen. Die Fistel ist markiert

l Radiologische Bestätigung der Fistel zwischen subkapsulärem Milzabszess und linker Flexur des Kolons bei einem Patienten mit langjährig bekanntem, aktiviertem M. Crohn

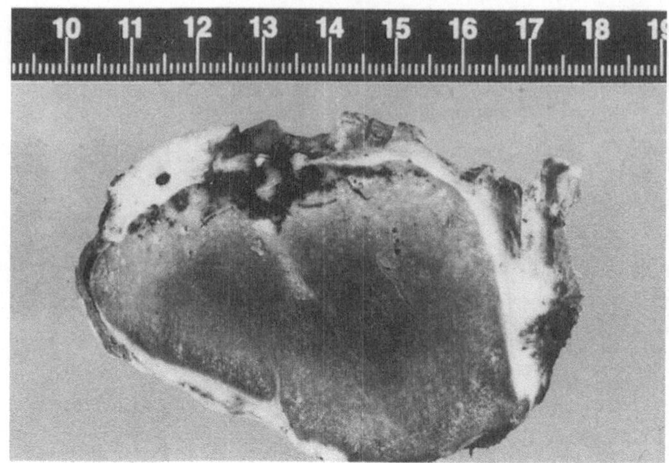

Abb. A3.5

m Bei der Fistel war eine Milzexstirpation mit Kolonteilresektion indiziert. Die exstirpierte Milz zeigte makroskopisch nur noch eine geringe Resthöhle, in der der Drain plaziert war und die Fistel endete (*gegenüber von Ziffer 13*)

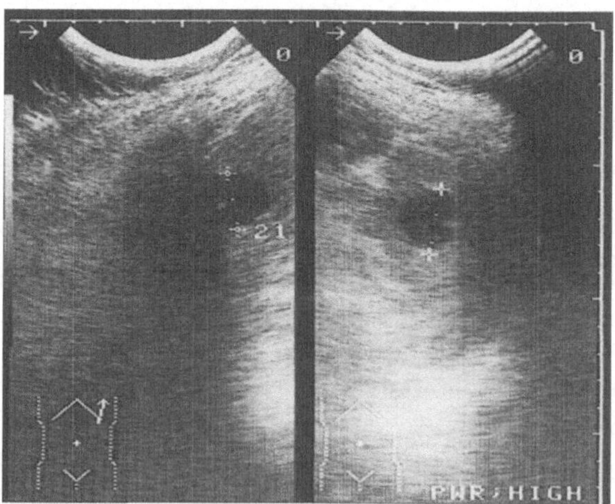

Abb. A3.6. Echinokokkus-Zyste der Milz. Bei sonographischem Bild einer Milzzyste (echofreie Struktur mit dorsaler Schallverstärkung) sollte eine diagnostische Punktion unterbleiben. Echinokokkus-Zysten werden von blanden Milzzysten serologisch differenziert

4 Pankreas

Die Hauptindikationsgebiete für die interventionelle Sonographie sind die diagnostische Abklärung von pankreatischen und peripankreatischen Rundherden sowie der diagnostische, aber auch therapeutische Einsatz bei der Pankreatitis. Für die Tumorabklärung müssen die Vor- und Nachteile der Aspirationszytologie gegenüber der Schneidbiopsie abgewogen werden, wobei für die Indikation und den Einsatz des entsprechenden Verfahrens jeweils die therapeutische Konsequenz zu bedenken ist. Sichere sonomorphologische Kriterien für die Unterscheidung Tumor oder fokale Pankreatitis existieren nicht. Die Differenzierung einer segmentalen Pankreatitis von einem Karzinom ist ein diagnostisches Problem, das neben Einsatz verschiedener bildgebender Verfahren die histologische Abklärung erfordert, wobei im Zweifelsfall eine Probelaparotomie durchgeführt werden muss.

Wichtige Entscheidungshilfen für das therapeutische Prozedere bei einer Pankreatitis sind neben den klinischen Parametern die Oberbauchsonographie, insbesondere im Nachweis von Nekrosestraßen. Weil hierbei eine entscheidende Frage für aggressiveres Vorgehen die Kontamination der Nekrosestraße ist, sollte jede Nekrosestraße sonographisch gesteuert punktiert und das Aspirat auf Erreger untersucht werden.

4.1 Pankreastumor

4.1.1 Indikation und Wertigkeit perkutaner Dignitätsbestimmung

Benigne Tumoren der Bauchspeicheldrüse sind sehr selten und gehen am häufigsten vom endokrinen System aus. Benigne exokrine Tumoren (benigne zystische Prozesse) bewegen sich auf „Case-report-Ebene". Häufigster maligner Tumor der Bauchspeicheldrüse ist das duktale Pankreaskarzinom (90 % aller Fälle). Äußerst selten gehen maligne Tumoren vom Bindegewebe aus (Leiomyosarkom oder Hystiozytom), weiterhin gibt es neuroendokrine Tumoren oder Metastasen. Karzinome sind in 70 bis 80 % der Fälle im Pankreaskopf lokalisiert und in 60 bis 80 % bereits zum Zeitpunkt der Diagnose metastasierend. Die Metastasierung erfolgt in $^2/_3$ der Fälle lymphogen. Die hämatogene Metastasierung betrifft in $^4/_5$ der Fälle die Leber. Tumorbiologisch beeindruckt die Infiltration in die

Nervenscheiden, die in der histologischen Aufarbeitung von Stanzbiopsien ein Kriterium zur Differenzierung von einer segmentären Pankreatitis sein kann und klinisch für das typische Symptom der Rückenschmerzen mitverantwortlich ist.

Die Abklärung von echoarmen Raumforderungen im Pankreaskopf ist nach der Leberpunktion eine der häufigsten sonographisch gesteuerten Punktionsindikationen. Neben Zufallsbefunden fallen diese echoarmen Formationen im Pankreaskopf oft in der Abklärung eines schmerzlosen Ikterus auf. Entscheidend für das weitere Vorgehen ist die Frage, ob es sich um einen benignen Prozess und hierbei meist um eine chronische, segmentale Pankreatitis handelt oder um ein Karzinom.

Im Gegensatz zur Biopsie von Lebertumoren ist bei Punktionen von Pankreasarealen nicht der direkte Zugang möglich, sondern meist muss ein transgastraler, transhepatischer oder transduodenaler Punktionsweg gewählt werden (s. Abb. 4.3 a). Um hier denkbare Komplikationen zu vermeiden, wird von vielen Autoren die Aspirationszytologie gegenüber der Schneidbiopsie wegen des dünneren Nadellumens bevorzugt und es werden dabei in überwiegend retrospektiven Studien meist Sensitivitäten zwischen 60 und 75 % beschrieben (Tabelle 4.1).

Es soll jedoch, wenn immer möglich, eine Schneidbiopsie durchgeführt werden:

- Zentral gelegene Nekrosen in Pankreastumoren erschweren den Tumornachweis in der Aspirationszytologie. Andererseits ist der echoarm dargestellte Rundherd im Pankreas meist größer als der eigentliche tumoröse Bezirk, weil sich die peritumoröse, entzündliche Reaktion ebenfalls echoarm darstellt. Schlechte Schallbedingungen in entsprechender Punktionstiefe erschweren zusätzlich die Abgrenzbarkeit des tumorösen Bezirkes. Größte Sicherheit für eine valide Aussage ist daher durch einen Stanzzylinder durch das gesamte echoarme Areal zu erhalten; dem Längsdurchmesser der echoarmen Formation entsprechend muss die Länge des Stanzzylinders eingestellt werden.
- Vor allem bei kleineren echoarmen Formationen im Pankreaskopf ist die histologische Aufarbeitung eines Stanzzylinders, der den Übergang zwischen sonomorphologisch unauffälligem Pankreasgewebe und dem pathologischen

Tabelle 4.1. Validität der ultraschallgesteuerten Feinnadelpunktion intraabdomineller und retroperitonealer Organe. (Holtkamp et al. 1990; n=558)

Organe	Sensitivität	Spezifität	Treffsicherheit
Leber	89	100	91
Pankreas	66	97	80
Lymphknoten	83	100	86
Niere	95	100	97
Andere	86	100	92
Gesamt	84	99	88

Areal mitenthält, für Aussage und Wertigkeit der Diagnose relevant. Manchmal lassen sich pankreatitische Areale von hochdifferenzierten Karzinomarealen nur durch den Nachweis einer Infiltration in Gefäß- oder Nervenscheiden differenzieren, insbesondere wenn der Tumor mit der Punktion nicht im Zentrum getroffen wurde.

- Im Vergleich zur Aspirationzytologie an anderen Rundherden, wie der Leber, kommt es am Pankreas zu einer relativ hohen Rate von Fehlpunktionen, weil kein verwertbares Zellmaterial aspiriert werden konnte. Die hohe Rate von Fehlpunktionen, die in der Literatur bis zu 29 % beträgt, und bei einmaliger Punktion noch höher zu veranschlagen ist, ist vor allem bedingt durch schlechtere Schallbedingungen, der schallkopffernen Lage sowie der schlechten Abgrenzbarkeit der zu punktierenden Prozesse. Um zu höheren Treffsicherheiten zu gelangen wird empfohlen mehrere Punktionen durchzuführen, hier ist jedoch das Risiko einer einmaligen oder höchstens zweimaligen Stanzbiopsie gegenüber der empfohlenen 4- bis 5-maligen Aspirationszytologie abzuwägen, insbesondere auch unter dem Gesichtspunkt der Tumorverschleppung.

- Bei negativem Ergebnis der Aspirationszytologie oder der Stanzbiopsie ist dieses auf dem Hintergrund von Klinik und laborchemischen Untersuchungen (Tumormarker) zu reflektieren und im Zweifelsfall eine Probelaparotomie durchzuführen. Auch bei Planung einer Laparotomie hat die vorherige Diagnosesicherung mit einer sonographisch gesteuerten Stanzbiopsie Bedeutung, weil intraoperative Probebiopsien mit Aufarbeitung des gewonnen Materials im Schnellschnitt oft nicht zu besseren Ergebnissen führen. Nekrosen im Zentrum des Tumors oder ein partieller fibrotischer Umbau können bei Biopsien aus dem tastbaren derben Tumor im Schnellschnitt eine eindeutige Aussage erschweren. Weitere Untersuchungen mit Tumormarkern oder die Beurteilung einer Infiltration perivaskulär oder in Nervenscheiden als Karzinomkriterium lassen sich nur in weitergehenden histologischen Aufarbeitungen, nicht aber im Schnellschnitt durchführen. Eine präoperative sonographisch gesteuerte Biopsie führt daher oft nicht nur zu eindeutigeren Ergebnissen, sondern verkürzt die Operationszeit mit mehrmaliger intraoperativer Biopsie und Schnellschnittuntersuchung des fraglichen Tumorareals.

- Insbesondere in der Differenzierung zwischen Pankreaskarzinom, endokrinen Tumoren oder der Infiltration von retroperitonealen Tumoren (Sarkome) in den Pankreaskopf eröffnet die präoperative sonographisch gesteuerte Stanzbiopsie richtungsweisende Erkenntnisse für die Therapie.

Weil ca. 80 % der Pankreaskarzinome zum Zeitpunkt der Erstdiagnose bereits im metastasierenden Stadium sind, ist hier eine Operation mit kurativem Ansatz nicht mehr möglich. Eine sorgfältige sonographische Untersuchung mit eventueller histologischer Dignitätsbestimmung metastasenverdächtiger Areale durch eine ultraschallgesteuerte Biopsie oder Punktion (Leberrundherd – Metastase; Aszites – maligne; peripankreatisch vergrößerte Lymphknoten – Lymphknotenmetastasen) kann dementsprechend vielen Patienten die Probelaparatomie ersparen. Eine palliative Operation wird erst notwendig, wenn Umgehungskreis-

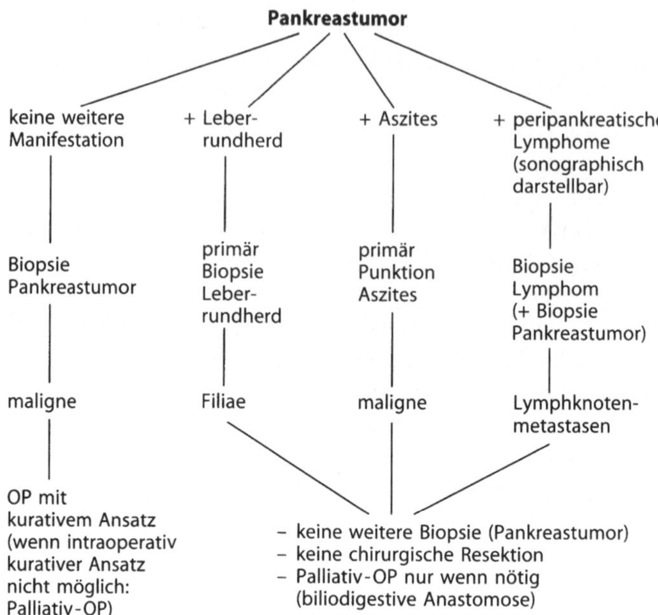

Abb. 4.1. Pankreastumor: therapeutische Konsequenzen nach Punktionsergebnis

läufe geschaffen werden müssen (biliodigestive Anastomose, Gastro-Enterostomie) (Abb. 4.1).

Nekrotische Anteile im Zentrum des Karzinoms und fibrotische sowie reaktiv entzündliche Anteile vor allem in Randbereichen verschlechtern die Treffsicherheit der zytologischen (Tabelle 4.1) und stanzbioptischen Untersuchungen, wobei die Biopsie deutlich überlegen ist. Die Sensitivität liegt in der Zytologie bei 60–80% (Holm et al. 1975; Mitti et al. 1981). Eine CT-gesteuerte Biopsie führte bei 81 konsekutiv untersuchten Patienten demgegenüber zu einer Treffsicherheit von 94%; als Hauptproblem werden auch hier nicht eindeutig zuzuordnende Zellen oder nicht verwertbares Material erwähnt (Alessandro Del Maschio 1991). In der gleiche Studie wird für den Ultraschall eine Treffsicherheit von 72% und für das CT eine Treffsicherheit von 77% bei der Beurteilung nach den entsprechenden Kriterien der bildgebenden Verfahren ohne Biopsie angeführt. Auch die offene chirurgische Biopsie führt zu keiner besseren Sensitivität, sie war in einer Studie von 84 Patienten 73% (Gudjonsson 1978).

In einer eigenen Zusammenstellung von 56 Patienten mit computertomographisch und sonographisch abgrenzbaren tumorverdächtigen Arealen im Pankreas wurde eine ultraschallgesteuerte Stanzbiopsie durchgeführt. In über 50% führte ein schmerzloser Ikterus zu den diagnostischen Maßnahmen. Der echoarme Prozess zeigte in der sonographischen Vermessung einen Durchmesser von 1,2–6,5 cm. Bei 51 Patienten war der Prozess im Pankreaskopf lokalisiert, bei 7 im Pankreasschwanz oder -korpus. In der Biopsie wurde 2-mal ein neuroendokriner Tumor diagnostiziert, 35-mal ein Pankreaskarzinom, 1-mal eine Metastase eines Melanoms und 2-mal ein infiltrierend wachsendes Sarkom. In 18 Fällen war kein maligner Befund in der Biopsie, sondern eine Pankreasfibrose als Ausdruck einer segmentalen chronischen Pankreatitis. Die Spezifität ist in der Biopsie 100%. Die Sensitivität ist schwerer auswertbar, weil aufgrund der Biopsie in vielen Fällen keine Probefreilegung durchgeführt wurde, wenn die übrigen klinischen und bildgebenden Befunde ein konservatives Vorgehen vorgaben oder der Allgemeinzustand des Patienten eine Whipple-Operation nicht zuließ.

Von den 18 Patienten konnten bei 13 Patienten der negative histologische Befund in der Stanzbiopsie intraoperativ und/oder durch ein Follow-up nach 1 Jahr bestätigt werden. Bei zwei Patienten waren Verlaufsdaten nicht sicher erhebbar. Eine Patientin entwickelte malignen Aszites, sie war jedoch voroperiert an einem fortgeschrittenen Kolonkarzinom. Bei einem Patienten ließen sich in mehrfach intraoperativ durchgeführten Stanzbiopsien maligne Zellen in fibrotischen Arealen nachweisen, bei einem Patienten erst im Resektionspräparat (Whipple-OP). Die daraus errechnete Sensitivität der ultraschallgesteuerten Stanzbiopsie mit histologischer Aufarbeitung betrug 95%. Bei 14 Patienten konnten Metastasen in der Leber oder peripankreatischen Lymphknoten bei der parallel durchgeführten Biopsie dieser Herde oder maligne Zellen in der Aspiration von Aszites nachgewiesen werden. Dies hat Konsequenz für das therapeutische Prozedere, weil ein kurativer Ansatz nicht mehr möglich ist. Bei schlecht abgrenzbaren Pankreasherden sollten 2 Biopsien aus verschiedenen Arealen durchgeführt werden; Magen oder linker Leberlappen waren bei der Biopsie oft nicht zu umgehen, Komplikationen wie Blutung oder Infekt traten jedoch nicht auf. Es wurde jedoch streng vermieden das Kolon zu tangieren. Wenn der Pankreasrundherd in der Stanzbiopsie getroffen wurde, ist die Differenzierung zwischen Pankreaskarzinomen, Metastasen, Lymphomen oder aus benachbarten Organen eingewachsenen Tumoren normalerweise problemlos durchführbar. Probleme bereitet die Differenzierung zwischen benignen und malignen Inselzelltumoren.

Eine perkutane Pankreatographie kann bei aufgestautem Pankreasgang ultraschallgesteuert durchgeführt werden. Dieses Verfahren ist jedoch nur sinnvoll, wenn eine ERCP nicht durchführbar ist (vorausgegangene Billroth-II-Operation) oder Stenosen im Pankreaskopf eine ausreichende diagnostische Aussage über einen geplanten operativen Eingriff, z. B. bei einer chronischen Pankreatitis erschweren. Eine Feinnadel wird ultraschallgesteuert perkutan in den Ductus pancreaticus eingeführt und bei korrekter Lage der Nadelspitze wird Kontrastmittel unter röntgenologischer Dokumentation injiziert. Neben dem Kontrastmittelabfluss in das Duodenum ermöglicht die morphologische Darstellung des Pankreasganges (Stenose, Pankreatoliten) Informationen für die Operationsplanung (Drainage, Resektion) bei der chronischen Pankreatitis.

4.1.2 Technisches Vorgehen

Neben den im Einführungskapitel beschriebenen grundsätzlichen Vorgehens-
weisen bei Punktionen ist bei der Pankreasbiopsie folgendes zusätzlich zu be-
achten: Der Pankreaskopf ist von mehreren viszeralen und retroperitonealen
Gefäßen umgeben. Um das Blutungsrisiko zu minimieren müssen diese unbedingt umgangen werden. Die Farbduplexsonographie eröffnet die Möglichkeit,
auch bei schlechteren Schallbedingungen Gefäßverlauf und den Pankreasprozess oder peripankreatischen Tumor zueinander in Beziehung zu setzen und
einen Punktionsweg unter Umgehung von vaskulären Strukturen zu finden.
Durch Verschieben der geplanten Punktionseinstichstelle nach lateral oder
kranial müssen dabei längere Punktionswege in Kauf genommen und evtl.
transhepatische Zugänge gewählt werden. Für die Biopsie eines Pankreasprozesses oder eines peripankreatischen Prozesses im Pankreasschwanzbereich
muss evtl. ein translienaler Punktionsweg gewählt werden.

Vor dem Biopsievorgang wird die Größe des Pankreasprozesses vermessen
und am Biopsiegerät die Stanzbiopsielänge dementsprechend eingestellt. Wenn
durch Einstellung eines längeren Biopsiezylinders andere Organe, insbesondere
Gefäße nicht tangiert werden, ist ein Zylinder, der die Tumorgrenzen über-
schreitet, vorzuziehen, weil für den Pathologen insbesondere der Übergang
zwischen Tumorareal und gesundem Pankreasgewebe differentialdiagnostisch
hilfreich sein kann.

Zur Differenzierung von Karzinom und Pankreatitis oder von benignen Prozessen ist eine Biopsienadel der Stärke 18 gg. ausreichend, bei guten Schallbedingungen und sicheren Zugangswegen kann auch mit 16-gg.-Nadeln gear-
beitet werden. Wird ein malignes Lymphom vermutet, wäre die Probe mit einer
14- oder 16-gg.-Nadel wünschenswert.

Theoretisch ist der Verlauf der Punktionsnadel am besten beurteilbar, wenn
der Nadelschaft rechtwinklig zur Scannerachse verläuft. Daher sind für die
kontinuierliche Verlaufsbeurteilung der Nadelspitze während des Plazierens im
Prozess möglichst stumpfwinklige Winkel wünschenswert. Dies erfordert eine
gewisse räumliche Distanz zwischen Applikationsort von Transducer und Haut-
durchtrittsstelle der Nadel, andererseits erfordert dies viel räumliches Vorstel-
lungsvermögen, und die Richtung der Nadel bei der Punktion eines kleinen Prozesses lässt sich einfacher einstellen, wenn Schallebene und Nadelverlauf relativ
parallel sind. So lässt sich auch zuverlässig die Umgehung von Gefäßstrukturen
kontrollieren. Das Variieren der Transducerposition mit einer Plazierung relativ
nahe der Nadel beim Zentrieren auf den zu punktierenden Prozess in der Tiefe
sowie etwas entfernt von der Nadel für die Tiefenlokalisation der Nadelspitze
führt zu den besten Ergebnissen.

Ob ein spezieller Real-time-Punktionsschallkopf benützt wird oder zwei-
händig Nadel und Transducer unabhängig voneinander geführt werden, hängt
sowohl von den persönlichen Vorlieben, der Erfahrung des Untersuchers als
auch von der Lokalisation des zu punktierenden Prozesses ab. Für sehr oberflächliche Prozesse sind spezielle Punktionschallköpfe ungeeigneter und auch
nicht notwendig. Bei der Punktion von sehr tiefen Strukturen (größer 8 cm)

kann die Nadel beim Vorschieben von dem auf dem Transducer (Punktionsvorrichtung) markierten Weg abweichen.

Die „Zweihandpunktion" erfordert größere Erfahrung als die Punktion mit dem speziellen Schallkopf, bei dem der Nadelverlauf auf dem Bildschirm abgebildet ist. Im vorgezeichneten Nadelverlauf sollen Gefäßstrukturen nicht tangiert werden und in dem Transducer muss ein adäquates Schallfenster ohne Darmgasüberlagerung gefunden werden. Speziell bei Pankreaspunktionen bildet jedoch die größere Freiheit bei getrennter Führung von Transducer und Nadel deutliche Vorteile. Schlechte Schallbedingungen mit hoher Eindringtiefe und Passieren von Gewebestrukturen mit sehr unterschiedlicher Echogenität erfordern immer wieder Flexibilität im Führen des Schallkopfes zur Darstellung der Nadelspitze. Das Erkennen der Nadelspitze kann erleichtert werden durch spezielle Biopsienadeln mit aufgerauter Oberfläche oder einer Einkerbung, die zu einem Schallreflex führt.

Vor Einbringen der Biopsienadel muss die Hautoberfläche gründlich desinfiziert werden. Dafür eignet sich eine konventionelle Spraydesinfektion, mit der auch der Schallkopf behandelt werden kann. Nach Lokalisation des idealen Nadelverlaufs wird eine Transducerposition gesucht, bei der die Nadel gut verfolgt werden kann und keine störenden Strukturen (Darmgas) überlagern. Eventuell muss durch längere Kompression mit dem Schallkopf Darmluft weggedrückt werden. Die sterilisierte Nadel wird über die markierte Hautpenetrationsstelle in den zu punktierenden Prozess vorgeschoben, ohne dass die Nadel mit dem Schallkopf berührt wird. Pankreaskarzinome sind in der Vermessung im sonographischen Bild oft größer als in der histologischen Aufarbeitung nach operativer Entfernung. Dies ist verursacht durch die Veränderung der Echogenität des pankreatischen Gewebes um den Tumor, bedingt durch eine entzündliche Reaktion, und erklärt, weshalb Biopsien, die zwar aus dem sonographisch nachgewiesenen echoarmen Areal entnommen wurden, jedoch nur den Randbereich trafen, zu falschen und negativen Ergebnissen führen. Auch palpatorisch ist intraoperativ der Tumor größer als das eigentliche karzinomatöse Areal, die intraoperative Sonographie kann daher die Treffsicherheit der intraoperativen Biopsie verbessern. Großen Nutzen zeigt die intraoperative Sonographie mit hochauflösenden Schallköpfen im Aufsuchen von hormonaktiven Tumoren (Insulinome). Präoperativ kann die Lokalisation von oft kleineren und im Pankreaskorpus und -schwanz gelegenen hormonaktiven Tumoren durch die transgastrale Endosonographie verbessert werden. Vom Magen aus kann das Pankreas in unmittelbarer Nachbarschaft mit hochauflösenden Schallköpfen (hochfrequent) gut eingeschallt und beurteilt werden. Über Punktionsvorrichtungen in diesen Schallköpfen kann nach sehr exakter Lokalisation mit hoher Treffsicherheit auch ein kleiner Pankreasherd punktiert und eine Aspirationszytologie entnommen werden.

4.2 Infizierte pankreatische und peripankreatische Flüssigkeitsansammlungen

4.2.1 Indikation und Wertigkeit perkutaner Interventionen bei Pankreatitis

Akute Pankreatitis

Trotz operationstechnischer und intensivmedizinischer Fortschritte bei der Behandlung der akuten Pankreatitis behält sie ihren lebensbedrohlichen Charakter und die Verringerung von Morbidität und Mortalität ist nur durch adäquate und effektive Therapie entsprechend dem Stadium der Pankreatitis möglich. Die wichtigsten Beurteilungskriterien ergeben sich neben der Klinik aus den bildgebenden Verfahren. Sonographie wie auch CT sind äußerst sensitive Verfahren in der Diagnostik von peripankreatischen Flüssigkeiten. Bei laborchemischer und bakteriologischer Bestätigung eines Exsudats aus der sonographisch gesteuerten Aspiration der peripankreatischen Flüssigkeit lässt sich eine klinisch und sonographisch vermutete exsudative Pankreatitis bestätigen. Wenn bildgebende Verfahren Nekrosestraßen zeigen, ist die sonographisch gesteuerte Punktion mit Aspiration von Nekrosematerial bzw. Flüssigkeit aus der Nekrosestraße für das weitere therapeutische Vorgehen von entscheidender Bedeutung

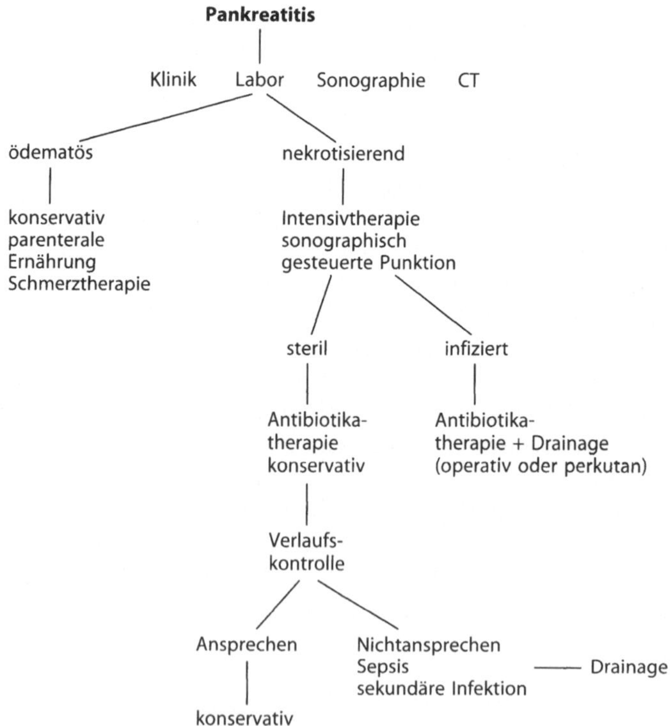

Abb. 4.2. Diagnostisches und therapeutisches Vorgehen bei Pankreatitis

(Abb. 4.2). Bei noch sterilen Nekrosen ist die antibiotische Therapie indiziert, bei Keimnachweis ist neben der gezielten antibiotischen Behandlung eine Drainage oder Nekroseausräumung notwendig. Ob bei infizierten Nekrosen eine operative Ausräumung notwendig ist oder evtl. eine ultraschallgesteuerte Drainage erfolgversprechned ist, lässt sich nicht nach schematischen Punkten diskutieren. Grundsätzlich eignen sich infizierte Nekrosen selten für die sonographisch gesteuerte Drainage, sondern es ist die operative Ausräumung meist sogar als mehrzeitiges Vorgehen indiziert. Abhängig vom Allgemeinzustand des Patienten ist jedoch eine ultraschallgesteuerte Drainage bei isolierten peripankreatisch begrenzten Nekrosehöhlen zu erwägen. Die Drainage ist umso erfolgversprechender, je liquider der Inhalt in der Nekrosehöhle ist.

Die fulminant verlaufende Pankreatitis mit relativ rascher Entwicklung von infizierten Nekrosestraßen sollte operativ angegangen werden und eignet sich weniger zur perkutanen Drainage als eine Pankreatitis, bei der sich im protrahierten Verlauf Nekrosestraßen infizieren. Wenn eine ultraschallgesteuerte Drainage durchgeführt wird, muss versucht werden durch das Einbringen von zwei Drainageschläuchen an entgegengesetzten Polen der Nekrosehöhle eine kontinuierliche Saugspülung einzurichten. Als relativ erfolgversprechend zeigte sich die perkutane sonographisch gesteuerte Drainage bei Nekrosehöhlen, die auf die Bursa omentalis beschränkt blieben (Abb. 4.3 a) Bei aufgeweiterter Bursa omentalis durch die Nekrosen und Flüssigkeitsansammlungen lassen sich Drains oft durch das Ligamentum gastrocolicum einbringen, wobei sonographisch zuvor Magen- und Kolonverlauf exakt identifiziert werden müssen und zwischen diesen beiden Strukturen der Drain in die Nekrosehöhle vorgeschoben wird (Abb. 4.3 b). Eine weitere Drainroute für das eventuelle Einbringen eines zweiten Drains oder wenn gastrokolisch kein Drain sicher plazierbar ist, verläuft transhepatisch, wobei der Drain durch den linken Leberlappen in die Nekrosehöhle vorgeschoben wird, ohne dass dabei Magen oder Duodenum tangiert werden (Abb. 4.4). Noch wichtiger als bei intraabdominellen Abszessen ist bei der Drainage infizierter Nekrosen die Verwendung von möglichst dicklumigen Drains. Weil die handelsüblichen Drainagen für die perkutane Abszessdrainage meist nur bis 14 Fr. gehen, ist die Verwendung von Bülau-Drainagen mit einer Stärke bis zu 20 oder 24 Fr. empfehlenswert, die dann über die beschriebene Route in Trokartechnik plaziert werden.

Neben der Spülung der Abszesshöhle mit steriler Kochsalzlösung ist bei infizierten Nekrosen die Spülung mit Taurolidin-Lösung in Erwägung zu ziehen. Taurolidin eignet sich als antibakterielles Chemotherapeutikum zur Lokaltherapie, weil es eine umfassende bakterizide Aktivität gegen ein breites Spektrum von klinisch relevanten aeroben und anaeroben Bakterien sowie Pilzen besitzt und eine Resistenzentwicklung aufgrund des Wirkmechanismus bisher weder nachgewiesen werden konnte noch zu erwarten ist. Dies ist bedingt durch eine Zerstörung der Bakterienzellwand (irreversible chemische Reaktion); weiterhin werden die freiwerdenden Bakterientoxine gleichzeitig inaktiviert. Taurolidin führt als Nebenwirkung zu einer peritonealen Reizung, die zu einem brennenden Schmerz führt. Die Spülung von Nekrosehöhlen mit Taurolidin wird jedoch vom Patienten normalerweise gut vertragen, da meist kein Kontakt mit nor-

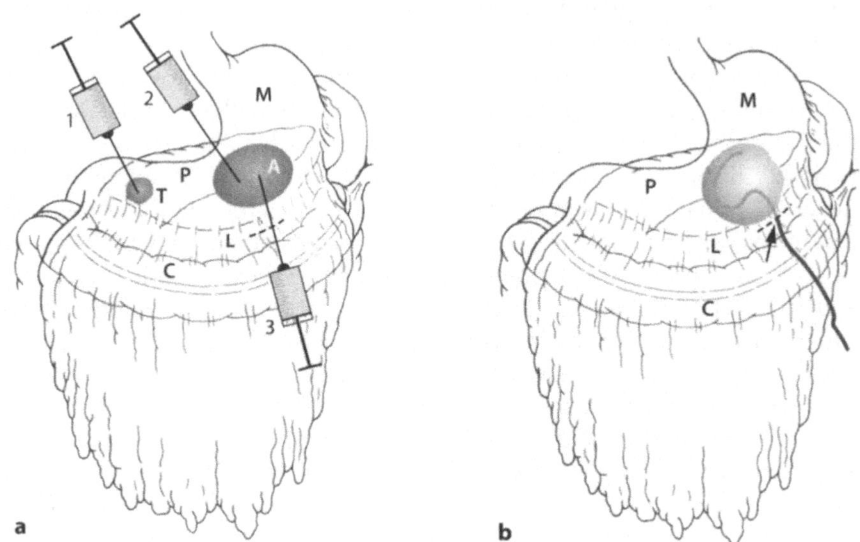

Abb. 4.3 a, b. Punktionswege von fokalen Pankreasläsionen sowie peripankreatischen Prozessen. Pankreastumoren (*T*) sind meist im Pankreaskopf lokalisiert, ein direkter Zugang ohne Tangieren von Organstrukturen ist meist nicht möglich. Für die Stanzbiopsie oder Aspirationszytologie bieten sich transhepatische oder transgastrale Zugangswege (*Position 1*) an (**a**). Bei der Punktion und insbesondere bei der Drainage von peripankreatischen Abszessen (*A*) oder Nekrosestraßen dürfen Hohlorgane nicht tangiert werden. Als Zugang in einen Abszess im Pankreasschwanzbereich oder in der Bursa omentalis bietet sich ein transligamentäres Vorgehen durch das Ligamentum gastrocolicum (*L*) an (*Position 3* in **a** oder Drainageweg in **b** mit *Pfeil* markiert). Alternativ dazu kann bei fehlendem anderen Zugangsweg auch transhepatisch und durch das Omentum minus ein Zugang für Punktion und Drainage der Bursa omentalis gefunden werden (*Position 2* in **a**) (vgl. auch Abb. 4.4)

malem Peritoneum erreicht wird. Ziel der sonographisch gesteuerten Drainage kann nicht die Beseitigung der gesamten in den bildgebenden Verfahren nachweisbaren Nekrose sein, sondern es besteht in der Drainage der verflüssigten Nekroseanteile sowie dem Erzielen einer Keimfreiheit in den aufgelagerten Restnekrosen am Übergang zu gesundem Gewebe.

Ob bei einer akuten nekrotisierenden Pankreatitis mit infizierten Nekrosehöhlen (Keimnachweis im transkutan gewonnenen Aspirat) die Drainage operativ oder ultraschallgesteuert transkutan durchgeführt wird, ist von verschiedenen Faktoren abhängig und hängt auch vom Ermessen des Operateurs ab. Bei dem sicheren Zugangsweg zum Einbringen von dicklumigen Drainagen sollte man sich bei der perkutanen Drainage auf Patienten mit umschriebenen Nekrosehöhlen beschränken (z. B. nur Bursa omentalis). Neben der täglichen Katheterpflege ist ein selbstkritisches Beobachten von klinischem und laborchemischem Verlauf für die erfolgreiche Anwendung eines derartigen alternativen Vorgehens wichtig. Wenn diese Parameter im Verlauf von 3 bis 5 Tagen gegen eine suffiziente Drainage sprechen, muss auf ein operatives Verfahren mit

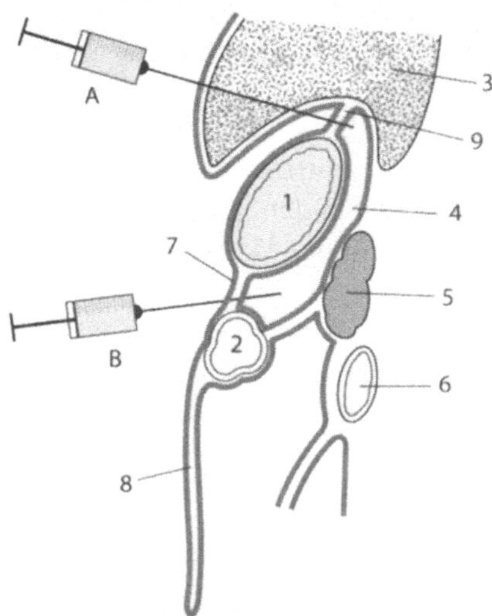

Abb. 4.4. Perkutane Punktions- und Drainagewege der Bursa omentalis (*4*) *Position A* zeigt den transhepatischen Punktions- und Drainageweg durch den kaudalen Ausläufer des linken Leberlappens (*3*) und das Omentum minus (*9*). *Position B* zeigt den transligamentären Zugang zur Bursa omentalis durch das Ligamentum gastrocolicum (*7*). *1* Magen, *2* Colon transversum, *5* Pankreas, *6* Duodenum, *8* Omentum majus

manueller Ausräumung der Nekrosen und anschließender Drainage umgestiegen werden. Andererseits ist die Indikation zur perkutanen Drainage weiter zu stellen, wenn, bedingt durch Begleitkrankheiten, das operative Risiko an sich sehr hoch ist, wie z.B. bei einer Leberzirrhose mit Dekompensationszeichen. Bei einer biliären Pankreatitis ist prinzipiell ein operatives Vorgehen indiziert, weil gleichzeitig der Auslöser beseitigt werden muss (Cholezystektomie mit Choledochusrevision). Von 53 Patienten mit akuter nekrotisierender Pankreatitis und Drainagenindikation nach Punktionsergebnis wurden 23 primär durch perkutane ultraschallgesteuerte Drainage behandelt. Bei 6 Patienten davon war im weiteren Verlauf die chirurgische Revision notwendig. Unter der perkutanen Drainage verstarb an den Folgen der nekrotisierenden Pankreatitis nur ein multimorbider Patient, wobei sich die Letalität zwischen operativem und perkutanem ultraschallgesteuertem Vorgehen nicht vergleichen lässt, weil Patienten mit ausgedehnten Nekrosen und fulminantem Verlauf der Operation zugeführt wurden und weil Patienten, die sich unter der perkutanen Drainage nicht verbesserten bzw. sich im klinischen Verlauf verschlechterten, ebenfalls operativ behandelt wurden. Bei diesem Kollektiv ist zwangsläufig die Letalität höher.

Studien über die adäquate Therapieform von infizierten Nekrosen lassen sich schwer vergleichen; die Ausdehnung der Nekrosestraßen sowie der klinische Zustand des Patienten müsste in entsprechenden Scores korreliert werden. Entscheidend ist nicht die Ausdehnung der Nekrosestraße an sich, sondern die Infektion und das assoziierte oder konsekutive Organversagen eines oder mehrerer Organe. Wenn dies nicht entsprechend differenziert ist, können relativ hoffnungserweckende Ergebnisse entstehen. Bei 119 von 131 Patienten mit akuter Pankreatitis (Stadium II bis III) wurde eine perkutane ultraschallgesteuerte Drainage liquider Nekrosehöhlen durchgeführt (Bunk et al. 1994). Bunk berichtet über eine Ausheilung mittels Interventionsonographie in 28,6 %, die notwendige Sequestrotomie erst in der Spätphase in 63,8 % und eine ineffektive Drainage, die zur Laparotomie in der Akutphase zwang, in lediglich 7,6 %.

Pankreasabszess

Nach Abheilung einer akuten nekrotisierenden Pankreatitis kann sich in Gewebsnekrosen peripankreatisch ein Abszess bilden. Im Gegensatz zur diffusen Ausbreitung von Pankreasnekrosen im akuten Schub der Pankreatitis sind Pankreasabszesse meist begrenzt und liquide und daher für die perkutane Abszessdrainage geeignet. Als Genese wird die lymphatische oder transmurale Translokation angenommen, wobei Dünn- und Dickdarm die wahrscheinlichste bakterielle Quelle sind. Diese Annahme spiegelt sich im Keimspektrum wieder (E. coli, Enterokokken, Staphyloccocus aureus, Klebsiellen, Pseudomonas, Proteus) (Schönberg et al. 1995). Pankreasabszesse entwickeln sich 4 bis 8 Wochen nach der akuten Pankreatitis, bei 3–6 % der Patienten. Je später der Abszess auftritt und je verflüssigter die ehemaligen Nekrosebestandteile sind, desto erfolgversprechender ist die perkutane ultraschallgesteuerte oder CT-gesteuerte Drainage. Beim Überwiegen von ausgedehnten infizierten Nekrosebestandteilen und insuffizienter, perkutaner Drainage ist die operative Sanierung notwendig. Gleichzeitig ist eine systemische Antibiotikatherapie entsprechend dem Keimspektrum indiziert. Die Letalität schwankt in Studien mit bisher primär chirurgischer Therapie zwischen 6,5 und 21,4 % (Schönberg et al. 1995). Weitere Ursachen von Pankreasabszessen können infizierte Pseudozysten, posttraumatische peripankreatische Flüssigkeitsansammlungen oder postoperative peripankreatische Flüssigkeitsansammlungen nach Pankreasteilresektionen sein. Postoperativ ist, wenn technisch möglich, die perkutane Abszessdrainage indiziert. Insbesondere wenn Pankreasfisteln bestehen (hohe Amylase- und Lipasewerte in der infizierten Flüssigkeit), werden oft lange Drainagezeiträume bis zum Sistieren des Pankreassekrets und zum Ausheilen des Abszesses benötigt. Die Abnahme der Pankreasfistelflüssigkeit kann durch Somatostatin (subkutan) positiv beeinflusst werden.

4.2.2 Technisches Vorgehen zur perkutanen Drainage von infizierten Pankreasnekrosen und Pankreasabszessen

Die retroperitoneale Lage des Pankreas erfordert neben der Abwägung, ob Nekrosebestandteile und Gewebesequester im infizierten Areal die suffiziente Drainage des Abszesses verhindern, weiterhin die genaue Inspektion der Lokalisation, um einen sicheren Zugangsweg ohne Verletzung von Darmstrukturen zu finden. Weil dünnlumige Katheter durch Nekrosebestandteile und Gewebesequester, selbst bei häufigem Anspülen, immer wieder verstopfen und ein adäquater Abfluss nicht erreicht wird, ist unabdingbare Voraussetzung einer erfolgreichen Drainage das Einbringen von dicklumigen (20 bis 24 oder in Ausnahmefällen bis 28 Charr.) Drainagen. Diese Drainagen können nur in Trokar-Technik und nicht in Seldinger-Technik eingebracht werden. Nach Erkunden eines Zugangweges wird zunächst mit einer 18-gg.-Nadel die Flüssigkeitshöhle punktiert, der Keimnachweis durchgeführt und nach Zähflüssigkeit und nekrotischen Bestandteilen in Aspirat und Ultraschallbild die Drainstärke gewählt. Nach großflächiger Hautdesinfektion wird in Lokalanästhesie, ergänzt durch eine Sedierung des Patienten mit Midazolam, eine Stichinzision der Haut entsprechend der Drainstärke durchgeführt. Unter der Haut sollte beim Einbringen von dicklumigen Drains auch die Faszie inzidiert werden, jedoch nicht das Peritoneum. Das Einbringen der dicklumingen Drains erfordert einen nicht unerheblichen Kraftaufwand, und während eine Hand den Drain vorschiebt, muss die zweite, auf Hautniveau plaziert, die Vorwärtsbewegung kontrollieren und eine Perforation nach dorsal verhindern. Nach Perforation des Drains durch Faszie und Peritoneum wird der Drainverlauf sonographisch kontinuierlich beim Vorschieben kontrolliert.

Zur Drainage großer Abszesshöhlen oder Abszesshöhlen mit Nekrosen haben sich kontinuierliche Saug-Spülvorrichtungen bewährt. Handelsüblich sind keine doppellumigen Drainagekatheter über 14 Charr. verfügbar, daher müssen zwei dicklumige Drains, möglichst an unterschiedlichen Polen der Abszesshöhle sonographisch gesteuert, plaziert werden. Nachdem die Abszessflüssigkeit abgelaufen ist, wird über einen Drain die Spülung angeschlossen und über den zweiten Drain der Ablauf. Oft lässt sich die Position der Drains in der Abszesshöhle sonographisch schlecht dokumentieren; in diesen Fällen ist die radiologische Darstellung, evtl. mit Anspülen der Höhle mit Kontrastmittel, indiziert. Das Kollabieren der Abszesshöhle ist sonographisch nachzuweisen, bei ausgedehnten Nekrosen ist nach Ausspülen der Höhle über mehrere Tage der Anteil von Restnekrosen jedoch zuverlässiger im CT unter Anspülen der Abszesshöhle mit Kontrastmittel nachzuweisen.

Entscheidend für den Therapieerfolg ist die „Katheterpflege". Wenn nur ein Drain in der Nekrosehöhle plaziert werden konnte, sollte ein- bis zweimal täglich der Drain angespült werden, um ein Verstopfen des Drains zu verhindern und durch Spülflüssigkeit immer wieder Nekrosematerial aus der Höhle herauszuspülen. Wenn zwei oder mehr Drains in der Nekrosehöhle plaziert werden, sollte über eine Saug-Spülvorrichtung die Höhle kontinuierlich durchgespült werden. Weiterhin sollte bei infizierten Nekrosen intermittierend mit Taurolidin-Lösung gespült werden. Abhängig vom klinischen Verlauf (Rückgang der Entzündungsparameter, Stabilisierung des Patienten), vom Ergebnis in den bildgebenden Verfahren (Abnehmen der Nekrosehöhle) und von der bakteriologischen Untersuchung der Spülflüssigkeit (Keimfreiheit) muss die Entscheidung zur Drainentfernung gestellt werden. Die Drains werden schrittweise entfernt.

Bei Abszessen im Pankreaskopfbereich oder in der Bursa omentalis sollte auf risikoreiches Plazieren von Drains zwischen Darmschlingen verzichtet und eine transhepatische Route in Erwägung gezogen werden (s. Abb. 4.4). Auch bei dicklumigen Drainagen wurden in transhepatischer Route keine Blutungskomplikationen oder intrahepatische Keimverschleppung beobachtet, wenn sichergestellt wurde, dass keine größeren intrahepatischen Gefäße tangiert werden. Der Drain führt zu Kompression des perforierten Lebergewebes und bei Entfernung ist durch narbige und fibröse Umbauvorgänge um den Drain mit keiner Blutung zu rechnen. Wichtig ist die räumlich genaue Festlegung des Drainverlaufs vor Einbringen, so dass es nicht zu mehrmaligen Positionskorrekturen auf der transhepatischen Route kommt. Hautinzision, der beabsichtigte Verlauf durch die Leber und die darunter gelegene Abszesshöhle sollten vor Punktion in einer Linie dargestellt werden, wobei in zwei senkrecht zueinander stehenden Schallkopfebenen durch Drehen des Schallkopfes sichergestellt wird, dass keine Gefäßstruktur tangiert wird und dass der Drain nach Verlassen der Leber am Leberunterrand zentral im Abszess zum Liegen kommt.

4.3 Pankreaspseudozysten

4.3.1 Indikation und Wertigkeit perkutaner Interventionen

Weniger verbreitet und akzeptiert als die Abszessdrainage ist die perkutane therapeutische Punktion oder Drainage von pseudozystischen Raumforderungen des Pankreas. Neben der adäquaten Indikationsstellung ergeben sich Fragen zur individuellen Auswahl des geeignetsten Verfahrens (Punktion, perkutane Drainage, gastrozystische Drainage), des Punktionsweges sowie zum optimalen Zeitpunkt der Intervention. Darüber hinaus fehlen prospektive Untersuchungen über die spontane Regressionsrate pankreatischer Pseudozysten am unselektionierten Krankengut. Vorliegende Studien (Bradley et al. 1976, 1979; Gonzales 1985) wurden an hochselektioniertem Patientengut durchgeführt und fanden eine Inzidenz an Pseudozysten in über 50 % jedoch mit einer Spontanregressionsrate von ca. 20 %. Andere Studien (Aranha et al. 1983) zeigten eine Spontanremissionsrate von 28 % bei 93 Patienten oder eine spontane Rückbildung nicht operierter Pankreaspseudozysten bei 11 von 20 Patienten (O'Malley 1985).

Die chirurgische Behandlungsmethode der Wahl ist bei unkomplizierten Pseudozysten mit fibröser Wand die interne Drainage (Zystojejunostomie oder Zystogastrostomie). Sie zeigt in einer Sammelstatistik (Bradley 1985) eine Letalitätsrate von 3,6 bis 7,3 % und eine Rezidivrate von 2,3 bis 5,2 %. Eine anastomosenfähige Pseudozystenwand bildet sich nach klinischen Beobachtungen in ca. 4 bis 6 Wochen aus. Innerhalb dieses Zeitraums sind auch die meisten Spontanregressionen nachweisbar, nach 6 Wochen jedoch nur noch sehr selten. Eine abwartende Haltung ist demnach bei akuten entstandenen Pankreaspseudozysten gerechtfertigt. Dies birgt jedoch andererseits das Risiko von Zystenkomplikationen (Ruptur, Blutung, Infektion, biliäre Obstruktion, Passagestörung) mit zunehmendem Zystenalter. Die Frühoperation von Pankreaspseudozysten ist jedoch mit einer signifikant höheren Komplikationsrate (46,4 %) und Letalität (25 %) sowie Rezidivrate (28,6 %) belastet. Demgegenüber zeigt die spätere Elektivoperation mit 28,5 % postoperativer Komplikationen sowie einer Letalitäts-

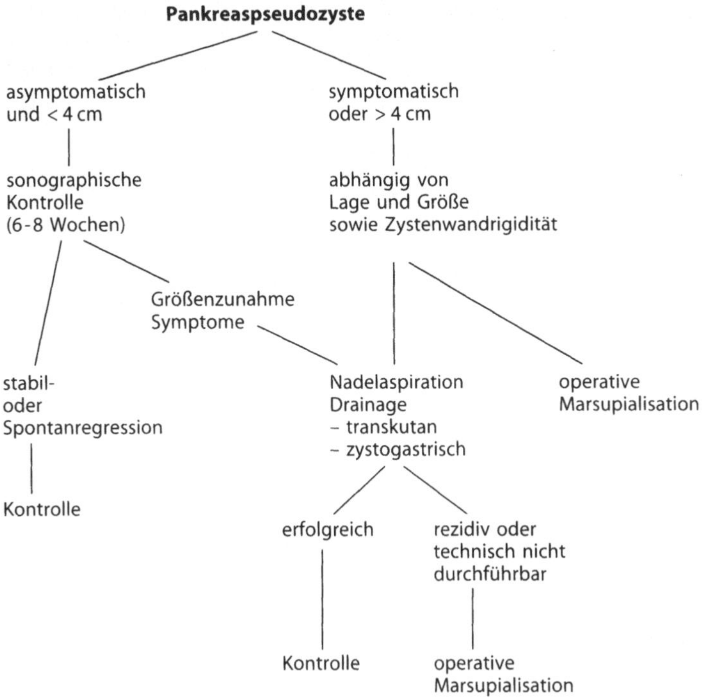

Abb. 4.5. Therapeutisches Vorgehen bei Pankreaspseudozyste

rate von 9,1 % und einer Rezidivrate von 10 % bessere Ergebnisse (Shatney et al. 1957). Die ultraschallgesteuerte Punktion oder Drainage zeigt demgegenüber im frühen Stadium wegen der fehlenden Wandstarre eine deutlich höhere Erfolgsrate.

Pankreaspseudozysten, die in Begleitung einer akuten oder chronischen Pankreatitis auftreten und nicht bakteriell besiedelt sind, sondern nur Druckprobleme aufgrund der Größe verursachen, können durch eine einmalige oder wiederholte sonographisch gesteuerte Aspiration mit Entleerung des gesamten Inhalts behandelt werden. Pankreaspseudozytsten neigen zur Spontanwiederauffüllung. Das Rezidivrisiko ist umso geringer, je früher die Pseudozyste abpunktiert wird, also je dünnlumiger die ausgebildete Pankreaspseudozystenwand ist, so dass es zum Kollabieren und Verkleben der Zyste kommen kann. Kleine Zysten sollten nur bei Komplikationen punktiert werden und dann mit ein- oder mehrmaliger Aspiration behandelt werden (Abb. 4.5). Größere Zysten erfordern die interne oder externe Drainage. Die Grenze zwischen Punktion und Drainage wird bei 10 cm (Schwerk et al. 1989) angegeben oder wenn der Zysteninhalt zähflüssig oder infiziert ist. Wenn sich die Zyste nach 2- bis 3-maliger Entleerung über eine Feinnadel wieder rasch und vollständig auffüllt, ist dies ein Hinweis auf eine weite Pankreasgangkommunikation mit starkem Sekretionsdruck, und eine interne oder externe Drainage ist indiziert. Die Drainage kann direkt perkutan bei Bauchwandkontakt der Zyste durchgeführt werden, trans-

Tabelle 4.2. Perkutane Drainage von Pseudozysten

Autor	Fallzahl [n]	Erfolgsrate [%]
Transkutane Punktion (Aspiration)/Drainage		
Torres et al. (1986)	–	67
Van Sonnenberg et al. (1985)	27	74
Schwerk et al. (1989)	63	59
Transgastrale externe perkutane Drainage		
Ho et al. (1984), Kaligorska et al. (1985)	30	80
Matzinger et al. (1988), Nunez et al. (1985)		
Sacks(1988), Sammelstatistik		
Interne zytogastrale ultraschallgesteuerte und endoskopisch kontrollierte Drainage (Doppel-Pigtail)		
Hancke u. Henrikson (1988)	20	90
Sahel (1991)	43	93
Cremer et al. (1989)	33	96

hepatisch, wenn der Punktionweg dies erfordert, oder transgastral. Eine erhöhte Komplikationsrate wurde dadurch nicht beobachtet. Die Erfolgsrate in Form einer definitiven komplikationsfreien Regression bzw. Ausheilung beläuft sich in verschiedenen Studien zwischen 59 und 74 % (Tabelle 4.2). Die eingriffsbezogene Komplikationsrate wird mit 4 % angegeben, die Gesamtkomplikationsrate mit 13 %.

Neben der direkten oder transhepatischen Drainage wird alternativ von einigen Autoren die transgastrale externe Katheterdrainage propagiert (Abb. 4.6). Durch die transgastrale Drainage wird bei fortbestehender Zystensekretion eine zystogastrale Fistel entlang der Katheterroute ausgebildet. Für diese erwünschte innere Fistelbildung ist eine transgastrale Drainagedauer von ca. 6 Wochen notwendig (Sacks et al. 1988). Mehrere Studien bei relativ kleinen Fallzahlen berichten bei insgesamt 30 Patienten eine definitive Rückbildung der Pankreaspseudozysten durch eine perkutane transgastrale Langzeitdrainage in 80 %, in 2 Fällen kam es zu einer operationspflichtigen Zysteninfektion (Ohto u. Taylor 1984; Freeny 1984; Kuligovska u. Olsen; Matzinger et al. 1988; Nunez 1985; Sacks 1988).

Als Weiterentwicklung zur transgastralen perkutanen Drainage wird immer mehr zur internen Drainage zwischen Magen und Pankreaspseudozyste bei magenwandnahen Pseudozysten übergegangen. Dabei wird ultraschallgesteuert ein Doppel-Pigtail-Katheter perkutan und transgastral in die Pankreaspseudozyste plaziert und dann gastroskopisch kontrolliert; der Doppel-Pigtail wird so plaziert, dass der distale Pigtail-Ansatz im Magen zum Liegen kommt (s. Abb. 4.7a). Hancke und Henriksen (1988) berichten über eine erfolgreiche zystogastrale interne Drainage bei 16 von 18 Patienten ohne nennenswerte Komplikationen und ohne Zystenrezidiv innerhalb eines Beobachtungszeitraumes von 3 bis 36 Monaten. In der Folge berichten weitere Autoren bei größeren Fallzahlen mit einer Erfolgsrate von über 90 %, bei einer Komplikationsrate von weniger als 10 % (s. Tabelle 4.2). Die Extraktion des Katheters kann, wenn die

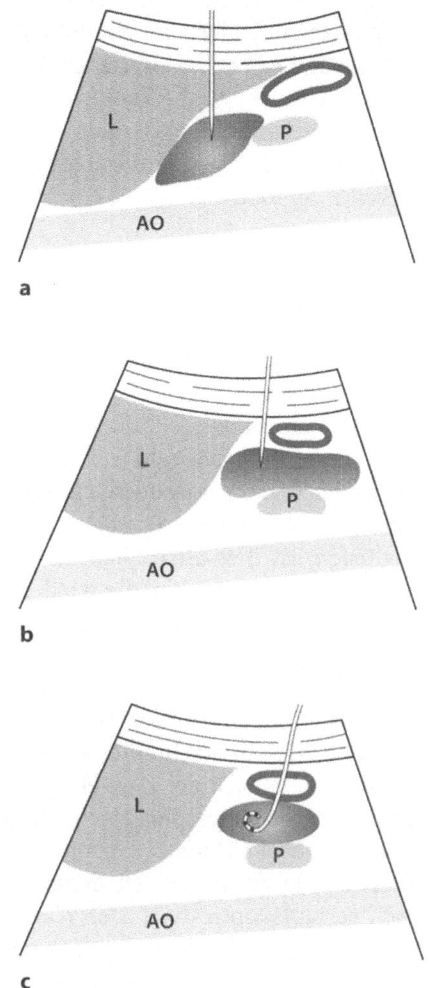

Abb. 4.6a – c. Alternative Punktions- und Drainageverfahren für die ultraschallgesteuerte, perkutane, externe Drainage von Pankreaspseudzysten (*L* Leber, *P* Pankreas, *AO* Aorta). **a** Transhepatischer Zugang durch den kaudalen Ausläufer des linken Leberlappens; **b** direkter extraorganischer Zugang zur Pankreaspseudozyste (durchs Omentum minus); **c** transgastrale, externe Katherdrainage der Pankreaspseudozyste. (Schwerk et al. 1989)

Zyste kollabiert ist, nach einigen Monaten erfolgen. Als Drainstärke haben sich 6 bis 10-Fr.-Drainagen bewährt. Vor Einführen des Doppel-Pigtails kann die Abgrenzung des Magens durch dessen Auffüllung mit Wasser verbessert werden. Die ultraschallgesteuerte enterale oder gastrale Drainage der Pankreaspseudozyste ist nur möglich, wenn die Zyste nahe der Magenwand oder des Duodenums anliegt (Abstand kleiner als 1 cm). Mögliche Komplikationen sind Einblutung, Pankreatitis, retroperitoneale Perforation, sekundäre Infektion der Pseudozyste.

Prinzipiell ist die endoskopische Sonographie hilfreich um die geeignetste Lokalisation für die Fistelanlage zu finden und Komplikationen wie Blutungen zu vermeiden. Dass im klinischen Alltag und in der praktischen Durchführung einer zystogastralen Fistel die endoskopische Sonographie nicht notwendig ist, belegt auch eine größere Multizenterstudie, bei der von 81 Patienten nur bei einem die endoskopische Sonographie zur Festlegung der Punkionsroute durchgeführt wurde (Howell et al. 1995).

4.3.2 Technisches Vorgehen

Die Technik der perkutanen Drainage von Pankreaspseudozysten ist der Drainage von Nekrosehöhlen vergleichbar, jedoch sollten dünnlumige Katheter verwendet werden (bis 12 Fr.); das dünnflüssige Pankreassekret ist darüber ableitbar, der Drain kann bei Sistieren oder bei sehr kleinen Tagesmengen entfernt werden. Der Drain kann in die Pankreaspseudozyste sowohl in Seldinger- als auch in Trokar-Technik eingebracht werden, da jedoch nur größere Zysten einer perkutanen Drainage bedürfen, ist dies auch leicht in Trokar-Technik durchzuführen. Bei kleineren Zysten ist, wenn nötig, die wiederholte Feinnadelpunktion und Aspiration einem perkutanen Drain vorzuziehen.

Bei ausreichender Erfahrung der perkutanen Drainage sollte die Trokar-Technik vorgezogen werden, weil sie kostengünstiger und zeitsparender ist. In Seldinger-Technik kann es im Bougieren oder bei Einbringen des Katheters durch das rigide periseptische Gewebe nach einer Pankreatitis oder durch die starre Zystenwand zu einem Dislozieren des elastischen Führungsdrahts kommen und ein „via falsa" geschaffen werden. Nach der gründlichen Hautdesinfektion und einer Stichinzision der Haut in Lokalanästhesie wird der Drain während des Plazierens in der Zyste durch den neben dem Drain plazierten Transducer sonographisch verlaufskontrolliert. Der Transducer kann entweder durch einen zweiten Mitarbeiter geführt werden oder der steril eingekleidete Operateur übernimmt nach Einbringen des Drains mit Trokar durch Haut und Faszie den Transducer mit der einen Hand und schiebt mit der anderen den Drain in Trokar-Technik unter kontinuierlicher Ultraschallkontrolle bis in die Zyste vor.

Die Gastrozystostomie ist nur möglich, wenn Magen und Pankreaspseudozyste in enger nachbarschaftlicher Beziehung stehen und in Trokar-Technik ein Punktionsweg gefunden werden kann, auf dem Hautperforation, Magen und Zyste in einer Linie liegen.

Dann wird die Pankreaspseudozyste dorsal des über eine Magensonde mit Wasser aufgefüllten Magens sonographisch dargestellt und ein Doppel-Pigtail-Katheter, der auf den Trokar aufgespannt ist, ultraschallgesteuert transkutan und transgastral durch den mit Wasser aufgefüllten Magen eingebracht und durch die hintere Magenwand in die Zyste vorgeschoben. Wenn der vordere Drainanteil in der Zyste plaziert ist, wird über eine Hülse der Doppel-Pigtail-Katheter vom Trokar geschoben und ultraschallgesteuert der vordere Anteil des Doppel-Pigtail-Katheters in der Zyste und der hintere Anteil im Magen plaziert

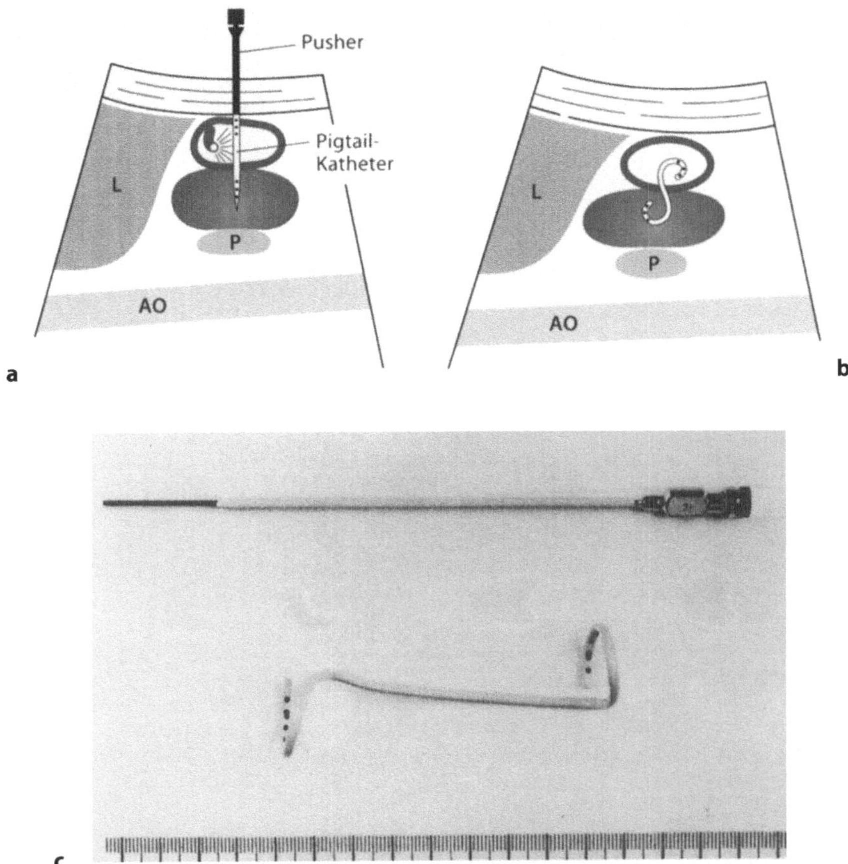

Abb. 4.7 a–c. Perkutane ultraschallgesteuerte Zystogastrostomie. Ein Doppel-Pigtail-Katheter wird über eine Führungshülse (Pusher) unter sonographischer Kontrolle transgastral in der Pankreaspseudozyste plaziert. Unter endoskopischer Kontrolle wird sichergestellt, dass das zweite Pigtail-Ende nach Entfernen der Führungshülse im Magen zum Liegen kommt. (*L* Leber, *P* Pankreas, *AO* Aorta). Der Doppel-Pigtail kommt rechts in **a** zwischen Magen und Pankreaspseudozyste zum Liegen. In **b** ist der Doppel-Pigtail-Katheter (verfügbar in 6 und 8,3 Fr.) in seiner zwischen Pankreaspseudozyste und Magen positionierten Form dargestellt. In **c** ist der Doppel-Pigtail-Katheter im Führungsset (*oben*) und *unten* entfaltet dargestellt

(Abb. 4.7). Bei Unsicherheit über die aktuelle Lage kann nach Absaugen des Wassers die richtige Position des hinteren Anteils des Doppel-Pigtail-Katheters im Magen gastroskopisch kontrolliert und evtl. korrigiert werden, bevor der Trokar ganz aus dem Doppel-Pigtail-Katheter zurückgezogen wird. Die Verkleinerung der Pankreaspseudozyste durch Entleerung in den Magen wird sonographisch verlaufsbeobachtet, nach ca. einem $^1/_2$ Jahr kann bei Entleerung der Zyste der Katheter gastroskopisch entfernt und geborgen werden.

Atlasteil

**Perkutane ultraschall-
gesteuerte Interventionen
am Pankreas**

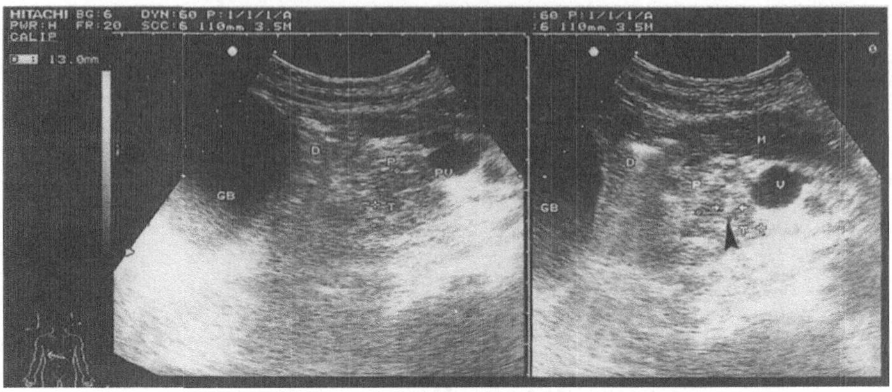

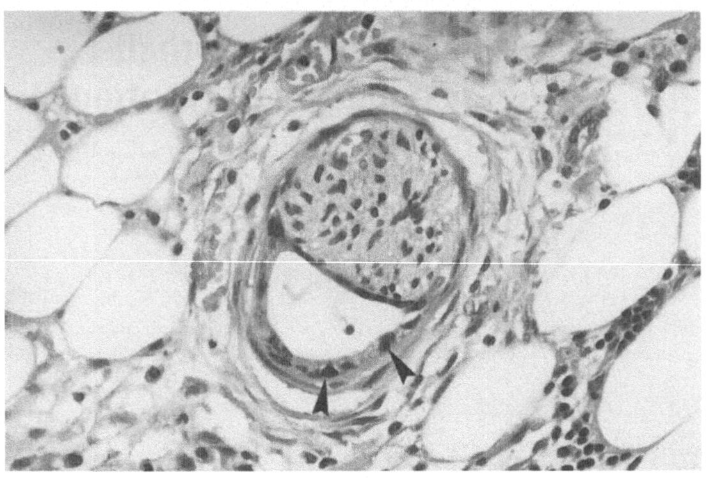

Abb. A4.1 a, b. Differentialdiagnose Pankreastumor – Pankreatitis

a Eine Ursache der unbefriedigenden Treffsicherheit von Biopsien aus Pankreastumoren in verschiedenen Studien ist die schlechte Abgrenzbarkeit des Tumors vom umgebenden Pankreasgewebe. Insbesondere sekundäre Veränderungen nach Pankreatitis, die zu einer sonomorphologisch inhomogenen Struktur führen, erschweren die genaue Abgrenzung des Tumors. In der Abbildung ist der Pankreaskopf vergrößert mit inhomogener Echotextur. Der Tumor *T* von 13 mm Durchmesser ist zwischen *Messkreuzen* markiert. (*D* Duodenum, *PV* Milzvene Übergang Portalvene, *GB* Gallenblase, *P* Pankreaskopf). *Rechter Bildabschnitt:* Transgastral ist die Stanzbiopsienadel (mit *hellen Pfeilen* markiert) zentral im Pankreastumor (*T*, mit *großen Pfeilen* markiert). Der Pankreaskopf *P* ist echoinhomogen und insgesamt vergrößert. (*V* V. portae Übergang V. mesenterica superior, *M* Magen, *D* Duodenum, *GB* hydropische Gallenblase)

b Im Stanzzylinder fibrotisches Pankreasgewebe, das an eine fokale Pankreatitis denken ließ. Erst in der genauen Inspektion zeigten sich Tumorzellen in drüsiger Anordnung, die in Nervenscheiden infiltrierten (*Pfeil*) und die Diagnose eines Pankreaskarzinoms sicherten. Eine auswärts durchgeführte Aspirationszytologie hatte in diesem Fall einen falsch-negativen Befund ergeben, ebenso eine endosonographisch geführte Aspirationszytologie

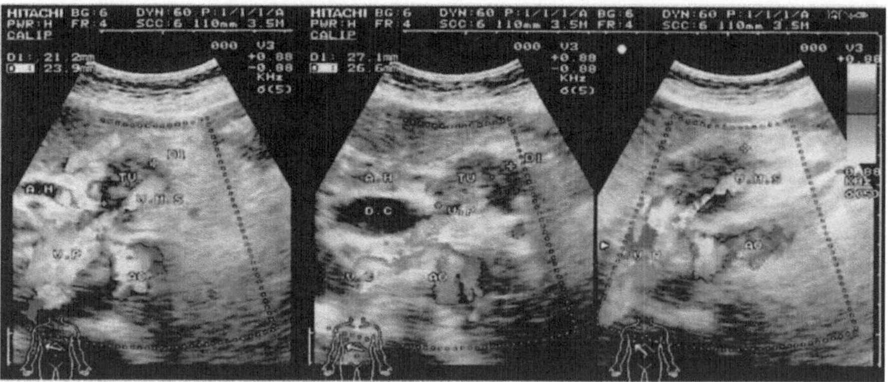

a

Abb. A4.2 a, b. Pankreastumor, Biopsieroute

a Die Stanzbiopsie kann abhängig von der Lokalisation des Tumors in der gefäßreichen Pankreaskopfregion komplikationsträchtig sein. Insbesondere, wenn der Tumor im Pankreaskopf gelegen ist, können neben den dorsal gelegenen Gefäßen (*V.P* V. portae, *V.C* V. cava, *AO* Aorta) noch links lateral die V. mesenterica superior (*V.M.S.*), rechts lateral die A. hepatica (*A.H*) und ventral des Tumors im kleinen Netz A. und V. gastrica verletzt werden. Im *mittleren Bildabschnitt* ist *links* der Ductus choledochus (*D.C*) durch den mit *Messkreuzen* markierten Tumor (*TU*: 26 mm Durchmesser) aufgestaut. Ventral sind *blau* kodiert zum Magen ziehende Gefäße und lateral davon die nach dorsal ziehende aus dem Truncus coeliacus entspringende A. hepatica (*A.H*) abgebildet. *Rechts* im Bild ist der Tumor im Längsschnitt dargestellt. Die farbduplexsonographische Abbildung zeigt, wie der Tumor die V. portae im Übergang zur V.-mesenterica-superior-Mündung umschließt

b Siehe S. 112

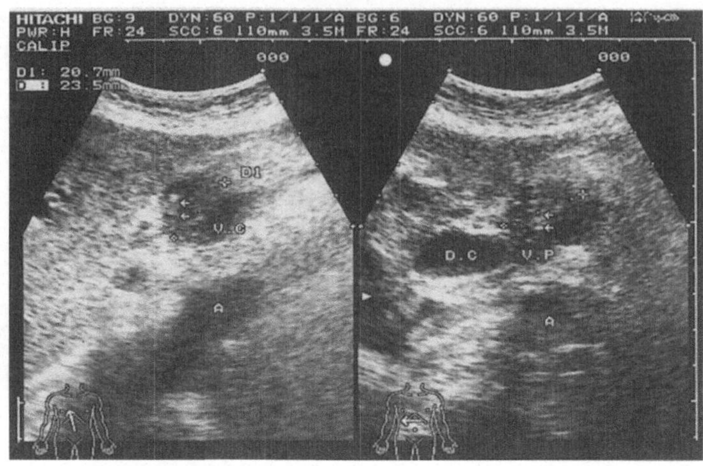

b

Abb. A4.2

b Die Biopsienadel ist transhepatisch am Oberrand des Tumors plaziert um die in **a** dargestellten Gefäße nicht zu tangieren. Der Tumor ist mit *Messkreuzen* markiert, die Stanzbiopsienadel mit *Pfeilen*. *Links* ist im Längsschnitt und *rechts* im Querschnitt die Lage der Stanzbiopsienadel im Tumor dokumentiert. Die Plazierung der Biopsienadel im Randbereich des
Tumors (*links* im Bild) bietet eine größere Sicherheit, vitales Tumorgewebe zu erhalten. Bei
zentraler Biopsie können zentral nekrotisch zerfallende Tumoren in der Biopsie evtl. nur
nekrotisches Material liefern. Andererseits birgt die Biopsie aus Randbereichen bei Pankreastumoren die Gefahr nur fibrotisches und entzündlich verändertes Pankreasgewebe
peritumorös zu erhalten, weil sich sonographisch der Tumor durch die peritumoröse entzündliche Veränderung oft größer darstellt als er in der histologischen Aufarbeitung tatsächlich ist

Abb. A4.2 c–e. Pankreaskarzinom in Fibrose   ▶

c Ursache der schlechten Treffsicherheit in Biopsien, insbesondere in Aspirationszytologien
bei Pankreastumoren, ist (neben der schlechten sonographischen Abgrenzbarkeit vom
umgebenden Pankreasgewebe) das Auftreten von Tumornestern im fibrotischen Pankreasgewebe, das sich sonographisch ebenfalls inhomogen echoarm darstellt. Bei sonographisch
fließendem Übergang zwischen Rundherd und gesundem umgebendem Pankreasgewebe
sind deshalb zwei bis drei Stanzbiopsien aus verschiedenen Arealen des Rundherdes zu ent-
nehmen um diese Tumorzellnester zu erfassen. Weil intraoperative Biopsieergebnisse aus
dem tastbar verhärteten Areal keine bessere Treffsicherheit ergeben, bleibt in derartigen
Fällen alternativ nur die Whipple-OP aufgrund der Verdachtsdiagnose

d Computertomographisch wird der Pankreasprozess nur anhand der indirekten Zeichen
eines aufgestauten Ductus wirsungianus erkennbar. Der kleine (sonographischer Durchmesser 1,5 cm) vorwiegend fibrosierte Prozess kommt nicht zur Darstellung

e Pankreasstanzzylinder mit entzündlich durchsetzten Narbenfeldern, Sklerosebezirken und
darin enthaltenen zwei kleinen Herden mit teils einzeln gelagerten, teils mit kleinen atypischen
Drüsenformationen (*Pfeil*) angeordneten Tumorzellen: invasives Karzinom vom Duct-Typ;
rechts oben tumoröse Formation vergrößert

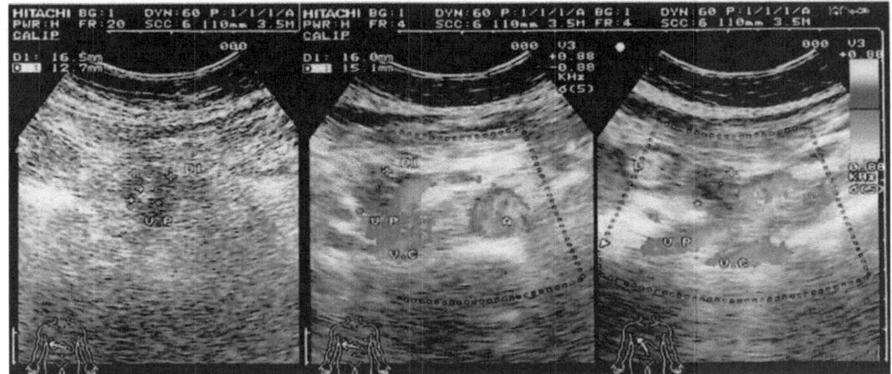

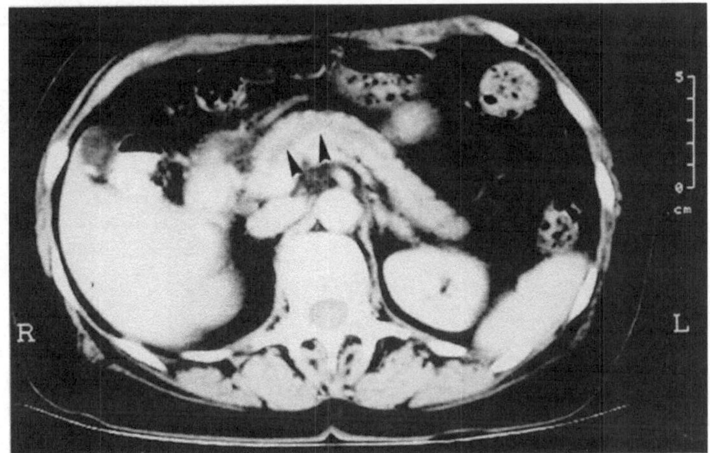

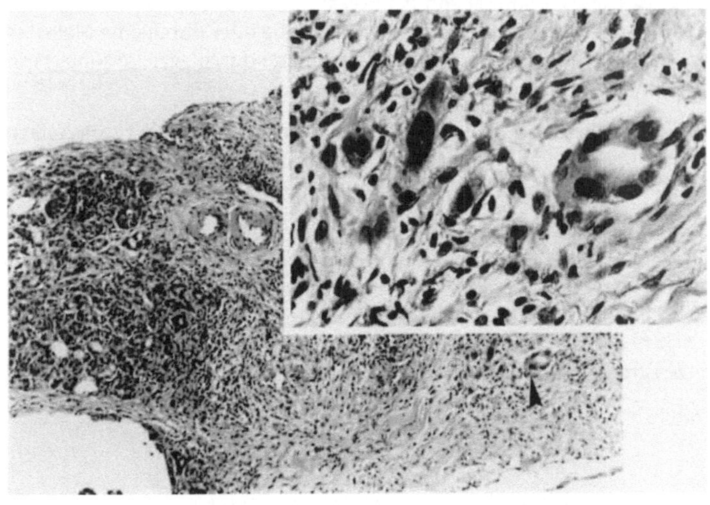

Abb. A4.2 c–e. Legende s. S. 112

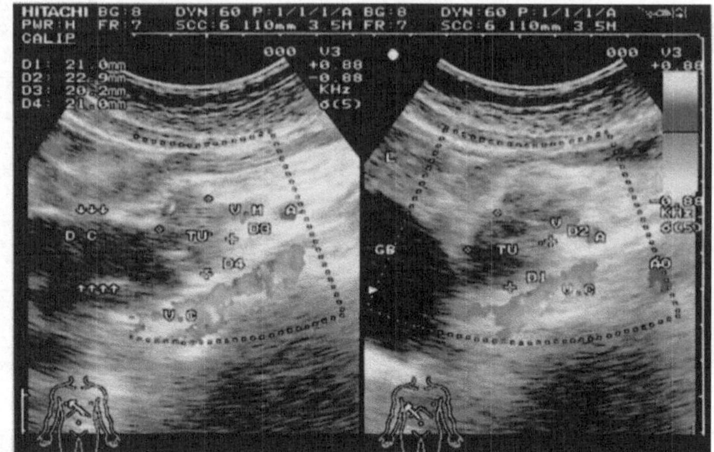

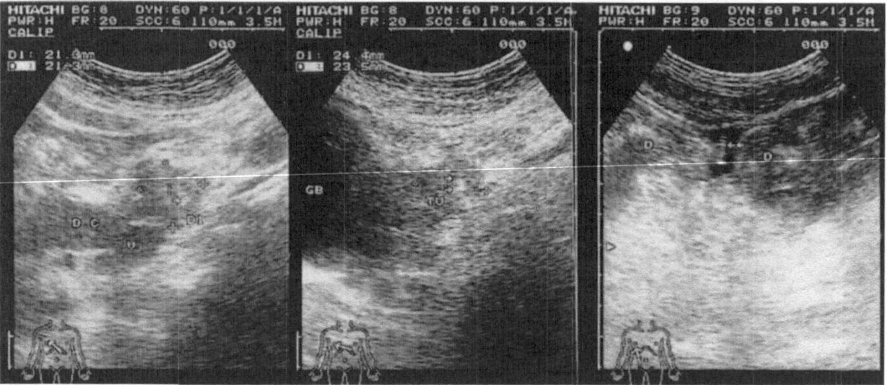

Abb. A4.3a–c. Die Operabilität von Pankreastumoren unter kurativem Ansatz kann durch lokale Tumorprogression mit Infiltration der Gefäße oder durch eine Metastasierung nicht mehr gewährleistet sein. Die Probelaparotomie kann durch gezielte sonographische Untersuchung mit eventueller Biopsie erspart werden

a 2 cm großer Pankreastumor (*TU* mit *Messkreuzen* markiert) führt zum Aufstau des Ductus choledochus (*DC* mit *Pfeilen* markiert). Die Farbduplexsonographie zeigt den Bezug zu den Gefäßen (*V.C* V. cava, *AO* Aorta, *V.M* V. mesenterica superior, *A* A. mesenterica superior)

b Die Stanzbiopsienadel (mit *Pfeilen* markiert) ist zentral im Tumor (*TU*) plaziert und die Lokalisation in 2 Ebenen dokumentiert (*linker Bildabschnitt* und *Bildmitte*). *Rechter Bildabschnitt*: Bei genauer Inspektion des Abdomens befinden sich minimale Mengen von Aszites zwischen Darmschlingen im Mittelbauch. Die histologische Untersuchung aus dem ultraschallgesteuert gewonnen Aszites zeigt maligne Zellen einer Peritonealkarzinose. Die Nadelspitze ist mit *Pfeilen* im Aszites zwischen Darmschlingen (*D*) markiert

c Siehe S. 115

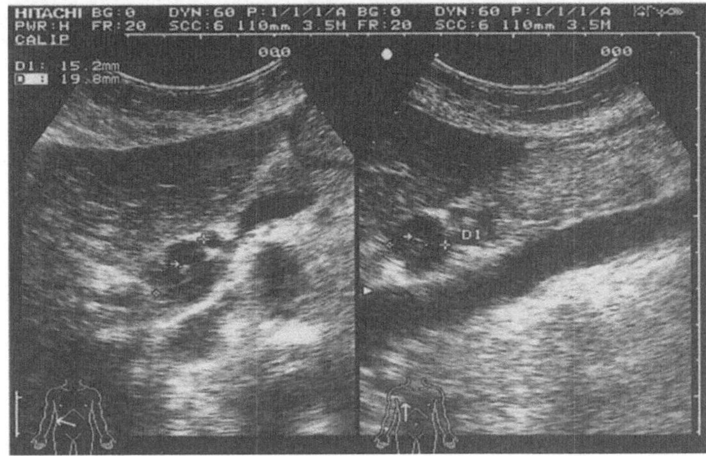

Abb. A4.3

c Wenn peripankreatisch vergrößerte Lymphknoten sonographisch gefunden werden, ist der kurative Ansatz sehr eingeschränkt zu sehen. Wenn diese Lymphknoten nicht dem Pankreaskopf direkt anliegend lokalisiert sind, sollten sie biopsiert werden um bei dann fehlendem kurativem Ansatz eine Probelaparotomie zu vermeiden. Die Abbildung zeigt in 2 Ebenen einen 1,9 cm großen Lymphknoten in der Leberpforte, in dem bioptisch maligne Zellen gefunden wurden (Biopsie transhepatisch, Nadelspitze markiert)

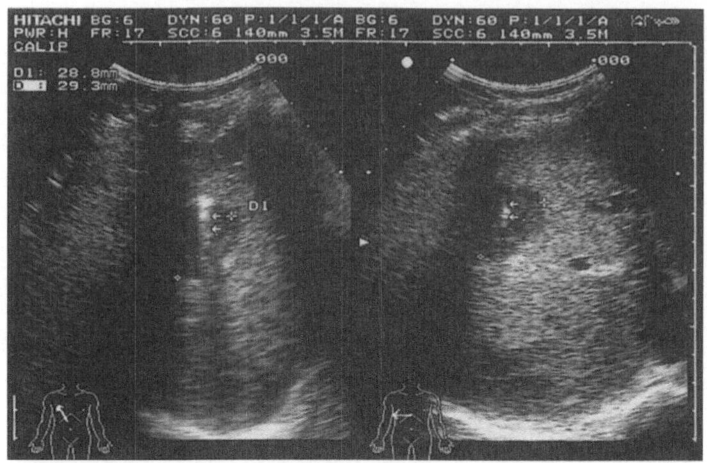

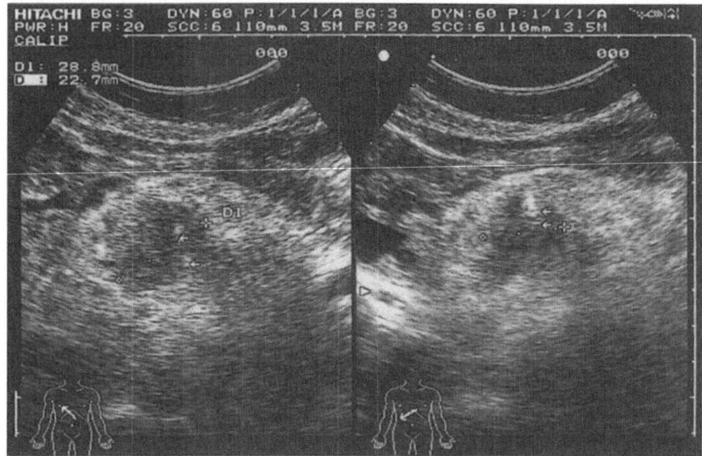

Abb. A4.4a, b. Metastasierendes Pankreaskarzinom

a Der Nachweis von Lebermetastasen schließt ebenfalls eine Operation unter kurativem Ansatz aus. Leberrundherde sollten deshalb beim Vorliegen eines Pankreaskarzinoms biopsiert werden. Die Biopsienadelspitze ist mit *Pfeilen* in der 29 mm großen Lebermetastase (*Messkreuze*) im rechten Leberlappen markiert

b Zugehöriges Pankreaskarzinom von 28 mm Durchmesser im Pankreaskopf mit markierter Biopsienadel (*Pfeile*), das in **a** zu dargestellter Lebermetastasierung geführt hat. Die Tumorbiologie des Adenokarzinoms in Lebermetastase und Pankreaskarzinom ähneln sich

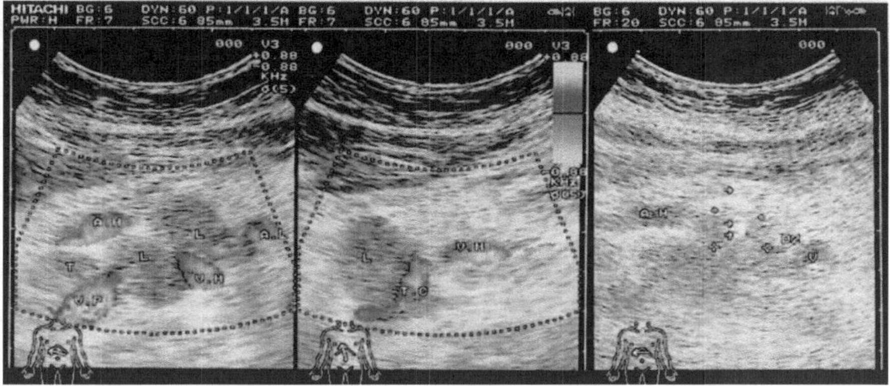

Abb. A4.5. Peripankreatischer Tumor. Vom Pankreaskopftumor sind Tumoren anderen Ursprungs zu differenzieren. Wenn dies sonographisch schwer möglich ist, kann die ultraschallgesteuerte Biopsie mit Analyse der Tumorbiologie Aufschluss geben und therapiewegweisend sein, wie im dargestellten Non-Hodgkin-Lymphom mit großen Lymphknotenpaketen im Pankreaskopfbereich (*L*). Die Zuordnung zu den Gefäßen, die z. T. in ihrem Verlauf durch die Lymphome verdrängt werden, ist im Schrägschnitt dargestellt (*A.L* A. lienalis, *T.C* Truncus coelicus, *A.H* A. hepatica, *V.P* V. portae)

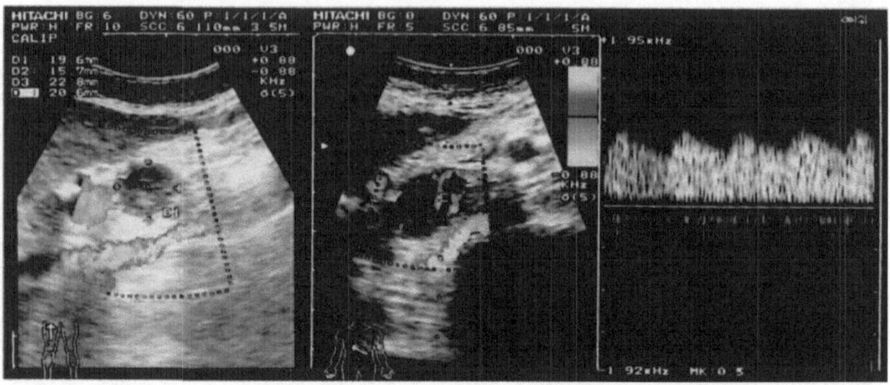

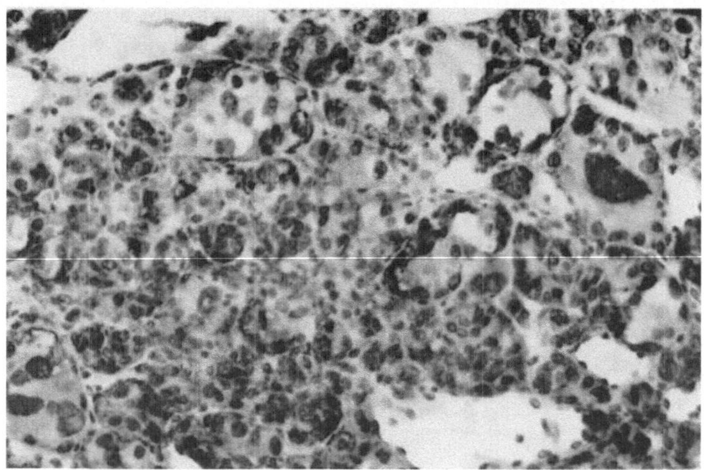

Abb. A4.6a, b. Neuroendokriner Pankeastumor

a Sehr gut vom übrigen Pankreasgewebe abgrenzbare, echoarme Tumoren können auf einen neuroendokrinen Tumor hinweisen. Farbduplexsonographisch im Tumor darstellbare Gefäße lassen eine Differenzierung zu zystischen Strukturen zu. Der im Dopplerspektrum nachgewiesene hohe diastolische Anteil mit fast venösem Flussprofil weist ebenfalls auf eine neuroendokrinen Tumor hin und wird in Karzinomen des Pankreaskopfes selten so ausgeprägt gefunden. Sonomorphologisch haben endokrine Tumoren oft eine runde bis ovale Form und sind etwa gleich häufig im Korpuskopf und kaudal lokalisiert. Sie können mit peripankreatischen Lymphknoten verwechselt werden. Auch intrapankreatisch selten vorkommende Metastasen sind meist gut abgrenzbar und echoärmer als das umgebende Pankreasgewebe

b Ausschnitt aus einer Stanzbiopsie aus Pankreaskopfrundherd (a). Teils solide Tumornester, teils trabekulär angeordnetes Tumorgewebe, häufig dünnwandige Gefäße umgebend. Die Tumorzellen exprimierten in immunhistologischen Untersuchungen Panzytokeratin, Chromogranin und Synaptophysin, hinweisend auf einen neuroendokrinen Tumor

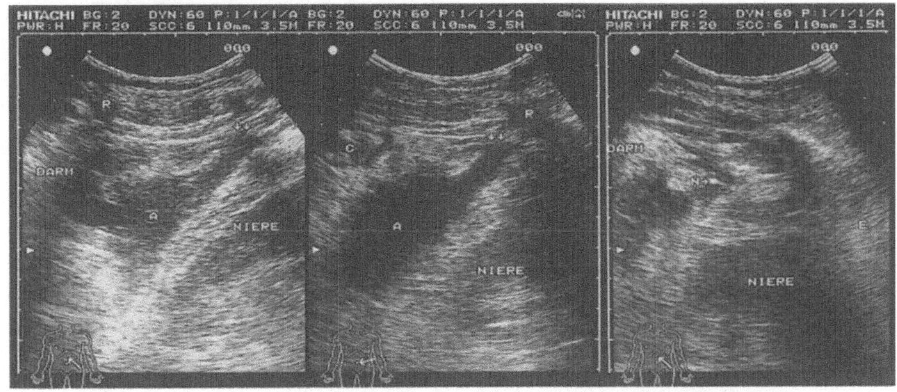

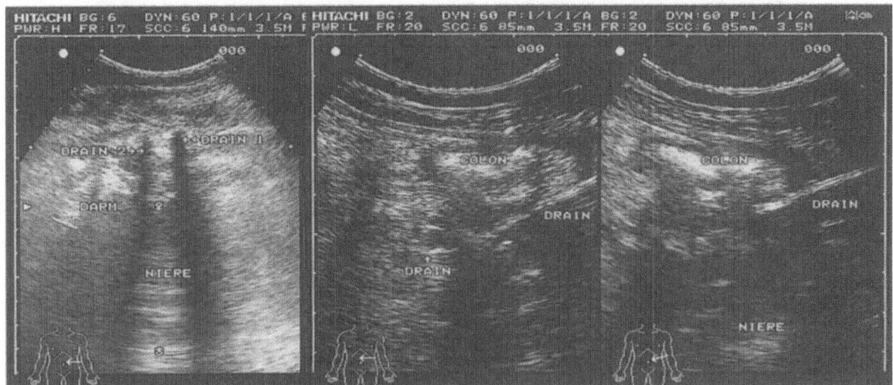

Abb. A4.7a–f. Nekrotisierende Pankreatitis, Drainage

a Liquide infizierte Pankreasnekrosen können durch eine perkutane Drainage behandelt werden. Drei Voraussetzungen müssen gegeben sein: Erregernachweis in der Nekrose, Nekrosen ausreichend liquide, Zugangsweg für eine perkutane Drainage ohne Tangieren von Magen- oder Darmstrukturen. Dabei muss, wie im vorliegenden Fall einer Pankreasschwanzpankreatitis mit Nekrosestraße, nach kaudal ein Flüssigkeitsausläufer gesucht werden, der Kontakt zur Bauchwand hat. Über diesen Flüssigkeitsausläufer kann zunächst mit einer Feinnadel punktiert werden, zur Charakterisierung der Flüssigkeit und zum Erregernachweis. Im *rechten Bildabschnitt* ist die Feinnadel (*N*) markiert.

b Anschließend wird über den Nekroseausläufer zwischen Colon descendens und Niere die Drainage in die infizierte Nekrosestraße am Pankreasschwanz vorgeschoben. Um einen besseren Saug-Spüleffekt zu erzielen, werden 2 Drains plaziert. Der Drainverlauf ist zwischen Colon descendens und Niere markiert, nach Entleeren ist die Abszesshöhle nicht mehr darstellbar

c–f Siehe S. 120, 121

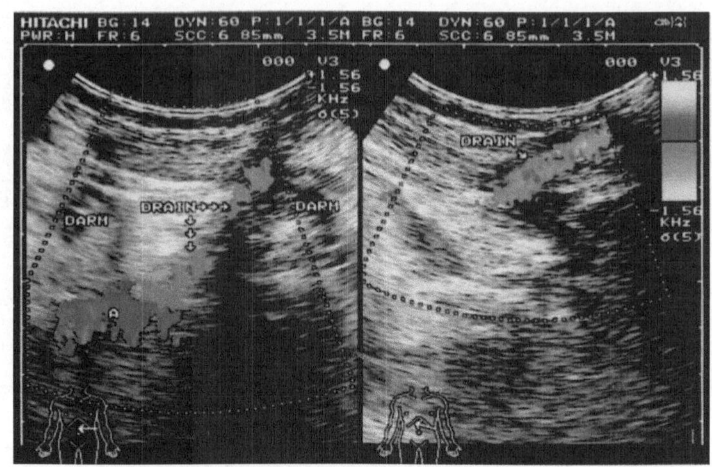

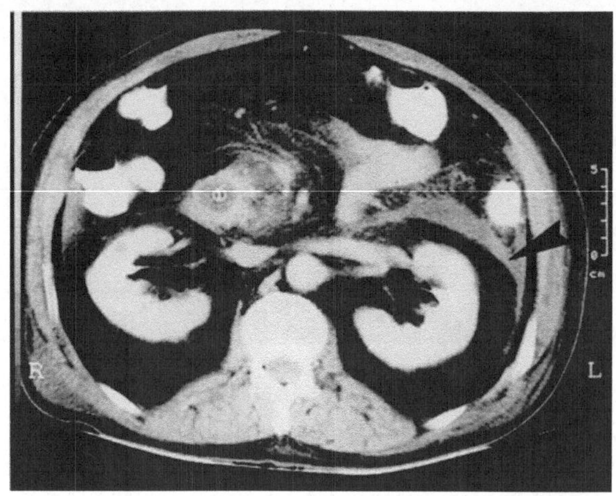

Abb. A4.7

c Oft ist der Drainverlauf sonographisch schwer oder nur indirekt an der Schallstreuung oder Auslöschung durch das tangentiale Auftreffen des Schallstrahls auf die Wand oder durch Luft in der Drainage darstellbar. Der Drainverlauf und die Ausdehnung der Abszesshöhle kann farbduplexsonographisch sichtbar gemacht werden, indem stoßartig Flüssigkeit über den Drain in die Abszesshöhle instilliert wird. *Rechts* im Bild ist die bewegte Flüssigkeit im Drain *blau* kodiert dargestellt, *links* im Bild die Abszesshöhle (*A*) dorsal des Colon descendens (Darm)

d Computertomographische Darstellung der Nekrosestraße vom Pankreasschwanz nach kaudal ziehend mit Ausläufer zur Bauchwand in der linken Flanke (mit *Pfeil* markiert) zwischen Colon descendens und Niere

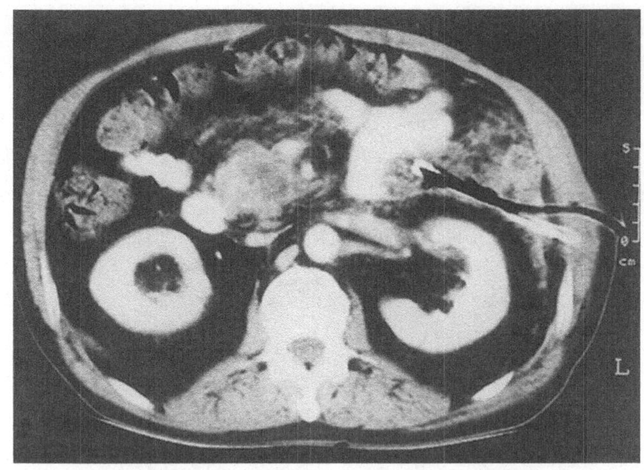

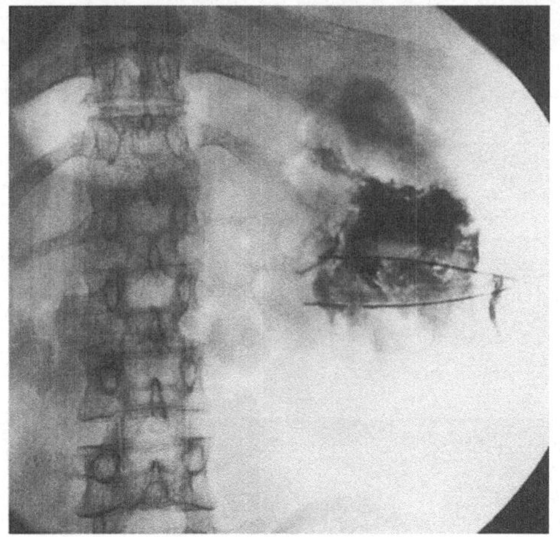

Abb. A4.7

e Darstellung der Drainlage im Computertomogramm nach ultraschallgesteuerter Plazierung von 2 Drainagen über den Nekroseausläufer zwischen Colon descendens und Niere. Durch Anspülen der Drainage mit Kontrastmittel färbt sich die Nekrosehöhle im Pankreasschwanzbereich an (*weißlich* dargestellt)

f Radiologisch ist in der a.p.-Aufnahme die Drainlage und nach Anspülen mit Kontrastmittel die Ausdehnung der infizierten Nekrosehöhle dargestellt

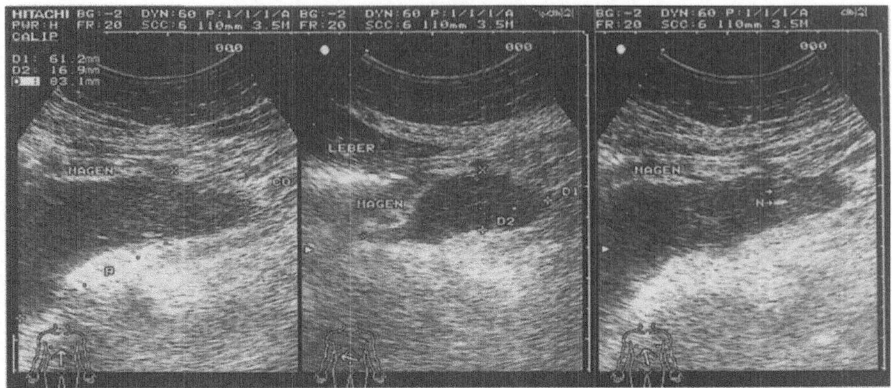

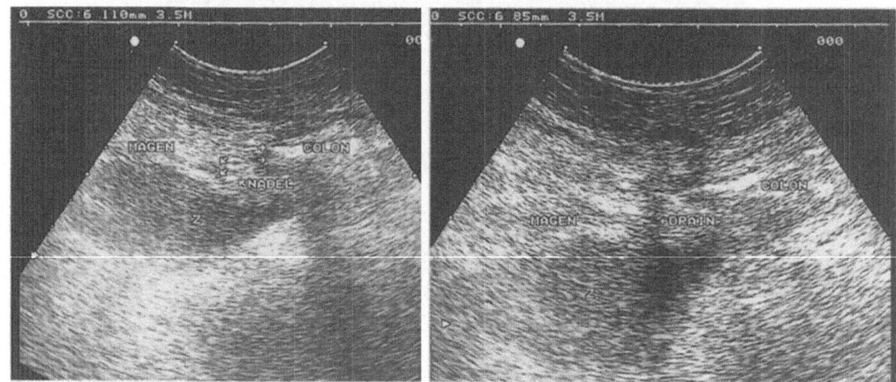

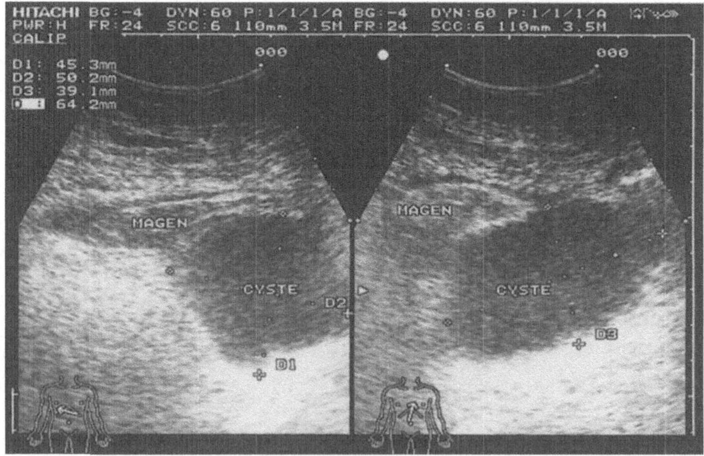

Abb. A4.8 a–c. Legende s. S. 123

◀ **Abb. A4.8 a – c.** Liquide Struktur in Bursa omentalis, Drainroute

a Pankreatitis: Zugang zu Pankreasnekrosen für die Punktion oder bei liquiden infizierten Nekrosen für die perkutane Drainage ist das Ligamentum gastrocolicum. Der Raum zwischen Magen und Querkolon wird durch die Nekrose aufgespreizt und schafft den erleichterten und komplikationslosen Zugang durch das Ligamentum gastrocolicum. Die Abbildung zeigt eine Nekrose in der Bursa omentalis, die retrogastral nach kranial zieht (*linke* Abbildung). Magengrenze und Querkolongrenze (*CO*) sind durch *Pfeil* markiert. Der *mittlere Bildabschnitt* zeigt, dass wegen vorgelagertem Magen ein transhepatischer Zugang zu der Nekrosestraße ohne Verletzung des Magens nicht möglich ist. Im *rechten Bildabschnitt* ist der Zugang durch die Punktionsnadel (*N*) illustriert. Die Nekrose war nach Auswertung von aspirierter Flüssigkeit mit Nekrosebestandteilen durch eine Grobnadel nicht infiziert, es wurde daher weiterhin konservativ vorgegangen

b Der gleiche Patient (**a**) entwickelte nach 8 Tagen Fieber sowie Leukozytenanstieg. Eine nochmalige Nadelpunktion zeigte die Infektion mit E. coli. Bei relativ liquider Nekroseflüssigkeit wurden 2 Drains durch das Ligamentum gastrocolicum in die Nekrosehöhle in der Bursa omentalis ultraschallgesteuert plaziert. *Linker Bildabschnitt:* Plazierung der Nadel in der Abszesshöhle (*Z*) (Nadelverlauf mit *Pfeil* markiert) zwischen Magen und Colon transversum (Magenrand und Kolonrand jeweils mit *2 Pfeilen* markiert). Es entleerte sich trübe, sehr liquide, putride Flüssigkeit mit Keimnachweis im Antibiogramm. *Rechter Bildabschnitt:* Plazierung des Drains (mit *Pfeil* markiert) zwischen Kolon und Magen durch das Ligamentum gastrocolicum in der Nekrosehöhle. Nach 30-tägiger Drainage konnte der Drain entfernt werden. Ein Rezidivinfekt trat nicht auf. Infizierte Nekrosehöhlen können mit Taurolidin gespült werden, dabei muss nicht immer das gesamte nekrotische Material verflüssigt und entfernt sein, sondern die Nekrosehöhle muss keimfrei werden. Nach Abklingen der Entzündungsparameter unter lokal instilliertem Taurolidin und systemischer Antibiotikatherapie können die Drains entfernt werden

c Pankreaspseudozyste: Je nach Lokalisation ist der aufgedehnte Raum zwischen Magen und Kolon auch der Zugang zu Pankreaspseudozysten. Nach Pankreatitis ist im kaudalen Abschnitt der Bursa omentalis eine 4 × 6 cm große Zyste (liquide Struktur) lokalisiert. Im Längs- und Querschnitt ist der Bezug zu Magen und Kolon dargestellt. Die liquide Struktur drängt Magen und Colon transversum auseinander und erlaubt den Zugang durch das Ligamentum gastrocolicum

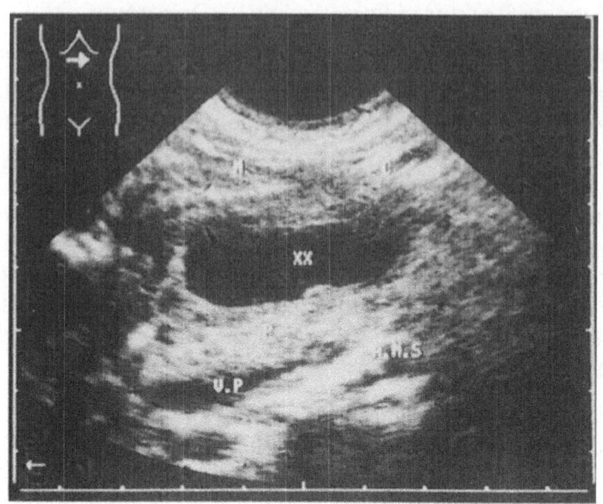

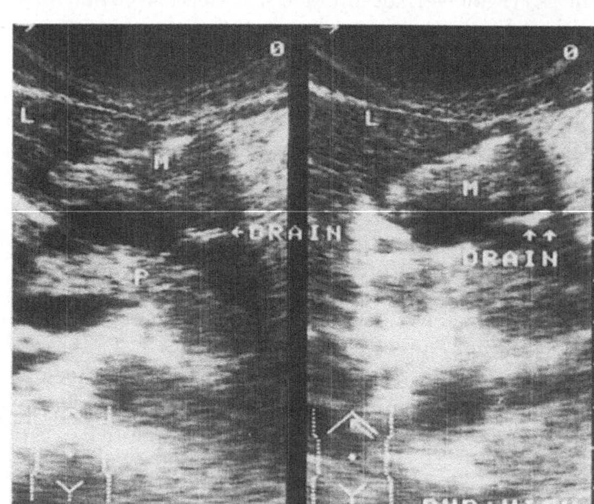

Abb. A4.9a–c. Pankreasruptur

a Eine traumatisch bedingte Pankreaspseudozyste in der Bursa omentalis zwischen Magen und Pankreas. Die Zyste entstand durch ein stumpfes Bauchtrauma mit Einriss des Pankreasgewebes über der Wirbelsäule. *M* Magen, *C* Kolon, *A.M.S.* A. mesenterica superior, *V.P.* V. portae, *P* Pankreas, *XX* Pankreaspseudozyste

b Zwischen Magen und Kolon wird in die Pseudozyste in der Bursa omentalis eine 12-Fr.-Drainage plaziert

c Siehe S. 125

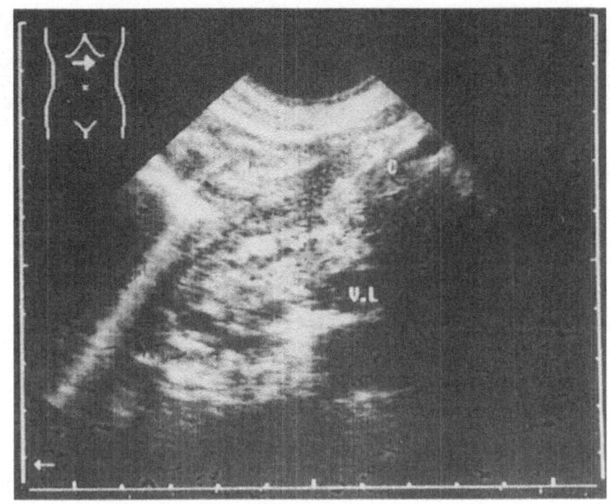

Abb. A4.9

c Nach 24-tägiger Drainage sistiert die Fistel und der Drain kann entfernt werden. Eine Rezidivzyste entwickelt sich nicht

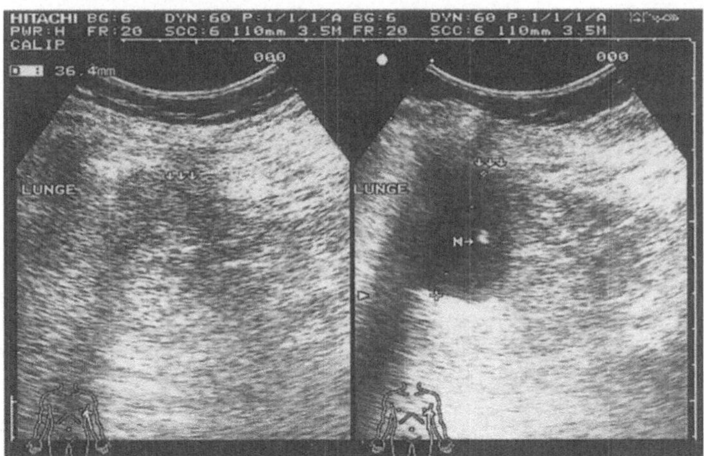

Abb. A4.10. Pankreaspseudozyste, wiederholte Nadelaspiration. Nach Pankreasschwanzresektion und Milzexstirpation bildet sich im Milzbett postoperativ eine Pankreaspseudozyste aus. Sie wird, da sie nur eine dünne Zystenwand besitzt, mit einer Feinnadel (*N*) komplett entleert (*links* dargestellt). Wegen Wiederauffüllung der Zyste musste sie 4-mal ultraschallgesteuert punktiert werden, wobei die Ausdehnung jeweils kleiner wurde

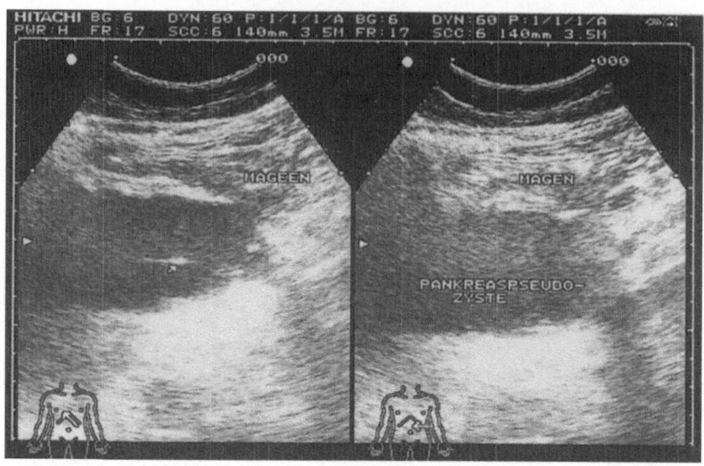

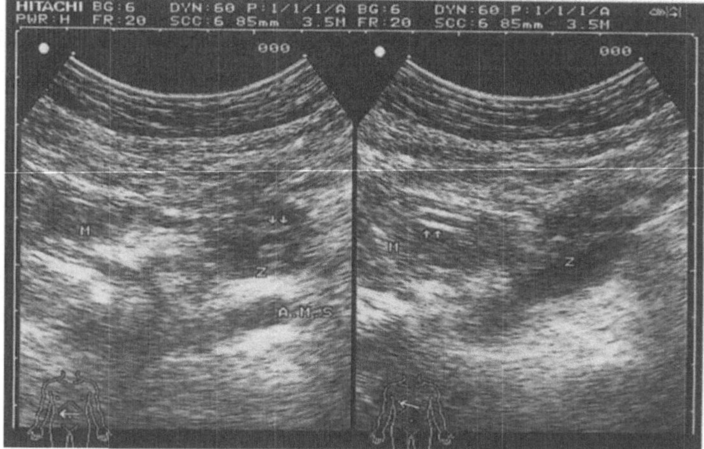

Abb. A4.11a–c. Pankreaspseudozyste, interne Drainage

a Dorsal des Magens ist eine große Pankreaspseudozyste lokalisiert. Über die dargestellte Transducerposition lässt sich ein Doppel-Pigtail-Katheter durch den Magen in die Pankreaspseudozyste einführen. *Rechts* im Bild ist der auf dem Trokar aufgespannte Doppel-Pigtail-Katheter an den hellen Reflexen (schräg verlaufend) dargestellt

b Nach Plazieren des Doppel-Pigtail-Katheters in Pankreaspseudozyste und Magen ist 14 Tage später die Pankreaspseudozyste weitgehend entleert. Geringe Mengen an Zystenflüssigkeit lassen sich dorso-lateral noch nachweisen. Durch Drehen des Schallkopfes lässt sich der Verlauf des Doppel-Pigtail-Katheters (mit *Pfeilen* markiert) zwischen Magen (*M*) und Zyste (*Z*) darstellen

c Siehe S. 127

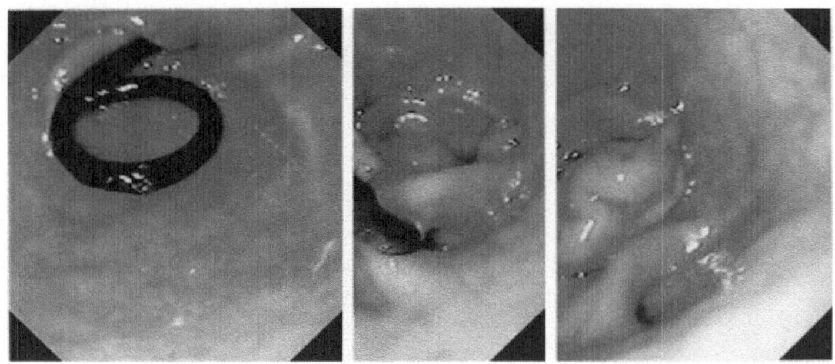

Abb. A4.11

c Ein $^1/_2$ Jahr später kann nach Entleerung und Schrumpfen der Zyste der Doppel-Pigtail-Katheter wieder gastroskopisch entfernt werden. *Links* im Bild ist das im Magen plazierte Pigtail-Ende mit einer reizlosen Perforation durch die Magenwand dargestellt. *Rechts* im Bild ist die reizlose Perforationsstelle durch die Magenwand in die ehemalige Pankreaspseudozyste dargestellt, in der *Mitte* mit liegendem Drain

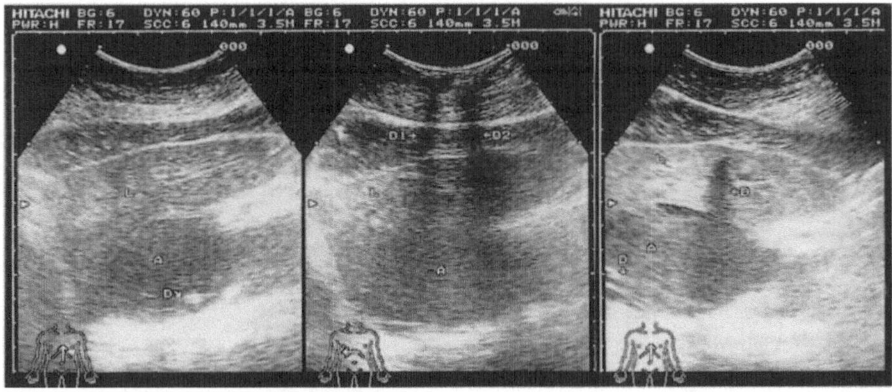

Abb. A4.12 a – c. Pankreaspseudozyste, externe Drainage

a Eine große Pankreaspseudozyste hat sich bei den perkutanen Manövern infiziert. Nachgewiesen werden in der Zyste Candida albicans und Klebsiellen. Wegen der Infektion wird die Zyste mit 2 Drains transhepatisch und nicht transgastral drainiert. Die Drains sind an der Schallauslöschung in ihrem transhepatischen Verlauf sichtbar

b, c Siehe S. 128

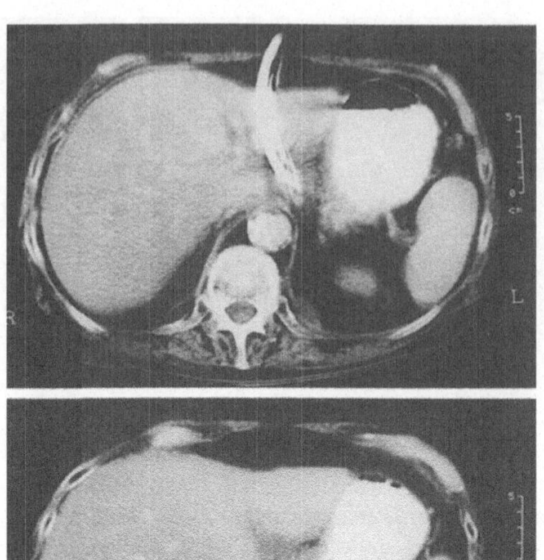

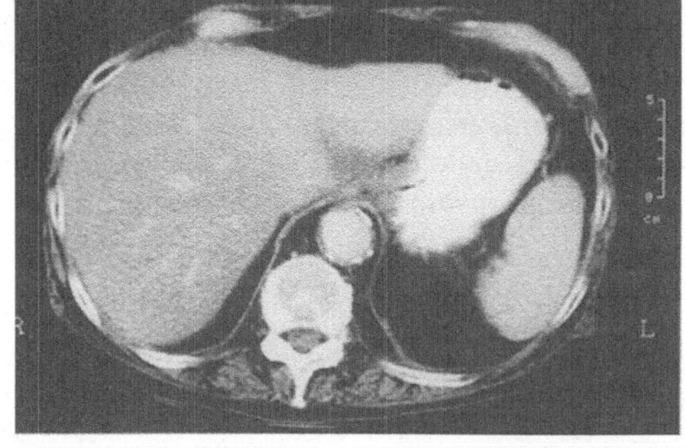

b

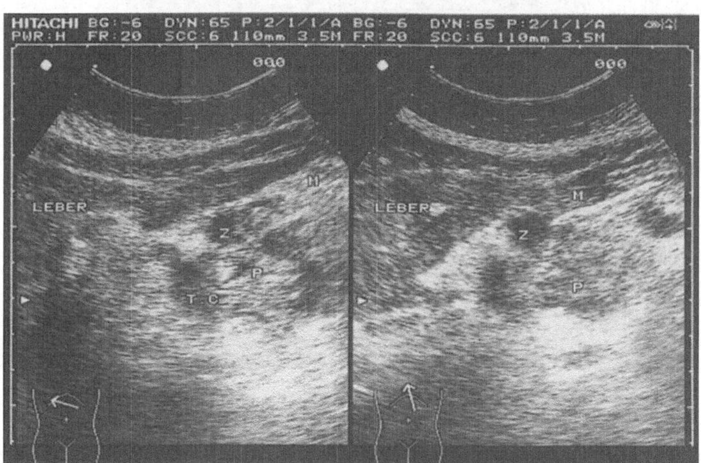

c

Abb. A4.12

b Computertomographie mit Darstellung der transhepatischen Drains (*oben*) in die Pankreaspseudozyste, die weitgehend entleert ist. Die infizierte Zyste wurde über die Drains zunächst mit Taurolidin für 1 Woche und anschließend für weitere 2 Wochen mit Kochsalzlösung gespült. Danach sezernierte die infizierte Pseudozyste nur noch geringe Mengen relativ klarer Flüssigkeit ohne Erregernachweis. Nach Drainentfernung (*unten*) unauffälliger Befund ohne Rezidiv

c 3 Monate nach transhepatischer Drainage der infizierten Pankreaspseudozyste nach Pankreatitis war nur eine geringe Menge liquider Flüssigkeit peripankreatisch nachweisbar. Der Pankreaskopf selbst war sehr inhomogen und schlecht abgrenzbar

5 Intraabdominelle extraorganische sowie retroperitoneale Tumoren und Flüssigkeitsansammlungen

5.1 Intraabdominelle Flüssigkeitsansammlungen und Abszesse

5.1.1 Indikation und Wertigkeit perkutaner Interventionen

Die perkutane ultraschall- oder CT-gesteuerte Behandlung von intraabdominellen Flüssigkeitsansammlungen und Abszessen führte zu einem bedeutendem Fortschritt in der Viszeralchirurgie. Abdominelle Abszesse entstehen vor allem nach chirurgischen Eingriffen, entzündlichen Darmerkrankungen, posttraumatisch oder durch verschleppte Infektionen.

Wichtig für die perkutane Abszessdrainage ist das Verständnis der peritonealen Kompartimente und der Ausbreitungswege von Infektionen. Die Ausbreitung von infizierten Flüssigkeiten im Abdomen ist abhängig von der Lokalisation, der Virulenz des Mikroorganismus, dem peritonealen Kompartiment, der abszessbedingten Kapsel- und Membranbildung, der Position des Patienten sowie dem intrabdominellen Druckgradienten. Die Flüssigkeitsausbreitung in der Peritonealhöhle erfolgt einerseits entsprechend der Schwerkraft nach kaudal (Douglas) sowie ins dorsale Kompartiment und andererseits entsprechend den Druckverhältnissen durch die Atemexkursionen in kraniale Richtung. Die Hauptausbreitungswege von kaudal nach kranial sind die parakolischen Rinnen. So kann es parakolisch bedingt durch den negativen Druckgradienten zu aufsteigenden Infektionen kommen. Der negative, atemabhängige Druckgradient kann zur Abszessbildung subhepatisch (Morison-Pouch) führen und von hier aus können sich Abszesse nach subphrenisch ausbreiten oder Flüssigkeitsansammlungen infizieren. Der gleiche Infektionsweg kann parakolisch links nach Divertikulitis oder Anastomoseninsuffizienz zu perilienalen und subphrenischen Abszessen führen. Für subphrenische Abszesse ist jedoch meist die peripankreatische Region verantwortlich. Die natürlichen intraabdominellen Barrieren wie Ligamente, die z. B. den Oberbauch vom Unterbauch trennen, können durch entsprechende operative Eingriffe durchtrennt sein und eine diffuse Ausbreitung fördern.

Ätiologisch können Abszesse in primäre und sekundäre unterschieden werden. Primäre Abszesse gehen nicht von einem intraabdominellen Organ aus, sondern entstehen hämatogen, lymphogen oder kanalikulär durch exogene Keime, z. B nach penetrierenden Verletzungen. Sekundäre Abszesse entstehen meist nach abdominal-chirurgischen Eingriffen, durch eine Magen- oder Darmperforation

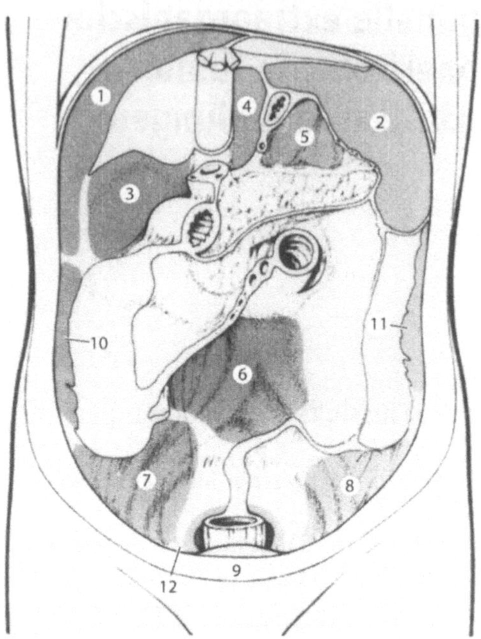

Abb. 5.1. Intraperitoneale Abszesslokalisationen. *1* Abszess rechts subphrenisch; *2* Abszess links subphrenisch; *3* Morison-Tasche; *4* links subhepatisch; *5* Bursa omentalis; *6* interenterisch; *7* Abszess rechter Unterbauch; *8* ilio-inguinal; *9* Douglas-Abszess; *10* rechts parakolisch; *11* links parakolisch; *12* Sanduhrabszess. (Nach Witzigmann et al. 1998)

oder nach entzündlicher Erkrankung eines abdominellen Organs mit Peritonitis. Entsprechend den anatomischen Gegebenheiten lässt sich die Einteilung von Abszessen nach ihrer Lokalisation durchführen (Abb. 5.1).

Das Retroperitoneum ist durch Faszien in einen anterioren und einen posterioren Raum aufgeteilt. Die retroperitonealen Verwachsungen von intraperitonealen Organen (Kolon) oder retroperitoneale Organe (Pankreas) können zu Infektionen im anterioren Retroperitonealraum führen. Postoperativ kann es durch die Durchtrennung von peritonealen Ligamenten und Organresektionen einerseits sowie Verwachsungen andererseits zu einer Neustrukturierung der peritonealen Kompartimente kommen. Es kann dadurch zur diffusen Ausbreitung wie auch zu völlig neuen Ausbreitungswegen von infizierten Flüssigkeiten im Abdomen kommen.

Bei der Abszessentstehung kommt es durch die Wirkung von vasoaktiven Substanzen zu einer Permeabilitätserhöhung der kleinen Gefäße und zu einer Ausscheidung von fibrinhaltigem, proteinreichem Material in die Peritonealhöhle. In der Fibrinbildung können Mikroorganismen gebunden werden, wodurch einerseits eine Sepsis verhindert, andererseits die Abszessbildung gefördert wird. Die Entzündung hebt die fibrinolytische Aktivität des Peritoneums weitgehend auf. Bei den Fibrinfäden lagern sich Phagozysten an, absterbende

Phagozyten wirken bakterizid und gewebetoxisch. Dabei freigesetzte Exoenzyme sind gewebetoxisch und fördern die Abszessbildung.

Das Keimspektrum von peritonealen Abszessen wird dominiert durch E. coli, Streptokokken, Klebsiellen, Enterobakter, Proteus. Unter Immunsuppresion kommen vermehrt Pseudomonas-, Serratia- und Candida-albicans-Infektionen hinzu. Der Sauerstoffverbrauch der Aerobier führt zu guten Wachstumsbedingungen für Anaerobier wie Bacterioides fragilis.

Während postoperative Abszesse meist zwischen der 1. und 2. postoperativen Woche klinisch manifest werden, können Abszesse weiterhin im Rahmen vieler entzündlicher Erkrankungen auftreten, wie Pankreatitis, Sigmadivertikulitis, Appendizitis, Adnexitis. Neben einer Erhöhung der Entzündungsparameter kann die abdominelle Symptomatik von diffusen, relativ blanden abdominellen Beschwerden bis hin zu einer lokalisierten oder generalisierten Peritonitis führen.

Die Klinik intraabdomineller Abszesse ist vor allem postoperativ häufig wenig aussagekräftig. Die Patienten klagen meist nur über intermittierendes Fieber, unspezifische Bauch- oder Rückenschmerzen und Unwohlsein. Oft zeigen sich erst bei fortgeschrittenen Befunden die Zeichen einer Sepsis. Subphrenische Abszesse können zu Oberbauchschmerzen mit Ausstrahlung in die Schulter führen und zu einem Reizerguss mit Dyspnoe. Intraabdominelle Abszesse können gelegentlich zu Ileussymptomen durch Adhäsionen von Darmschlingen oder durch Paralyse führen. Führendes Zeichen bei Douglas-Abszessen ist der Douglas-Schmerz. Postoperativ muss bei rezidivierendem Fieber oder Fistelabsonderung auch noch nach Monaten an einen Spätabszess gedacht werden.

Diagnostisch kann neben den pathologischen Entzündungsparametern in der Abdomenleeraufnahme pathognomonisch ein Flüssigkeitsluftspiegel außerhalb des Darms einen Abszess anzeigen. Ein weiteres indirektes Zeichen auf der Leeraufnahme ist eine Darmaussparung, eine Darmverdrängung durch die Raumforderung. Die Sonographie ist wegen ihrer Kostengünstigkeit und ihrer einfachen, räumlich ungebundenen Handhabung das ideale Screening-Verfahren für die Diagnostik intraabdomineller Abszesse. Die Aussagekraft kann im Einzelfall eingeschränkt werden durch ausgeprägte Adipositas oder Meteorismus. Die Methode zeigt jedoch für den geübten Untersucher eine hohe Sensitivität (über 90 %). In Zweifelsfällen sollte ein CT als ergänzende Untersuchung hinzugezogen werden, das ebenfalls eine Sensitivität von über 90 % im intraabdominellen Abszessnachweis zeigt (Kimbrough 1995). Sonographisch wie auch computertomographisch kann es zu Fehlbeurteilungen von Flüssigkeitsansammlungen bezüglich ihrer intraluminalen oder extraluminalen Lokalisation kommen. Computertomographisch kann die Differenzierung zwischen pleuralen und subphrenischen Flüssigkeitsansammlungen erschwert sein, sonographisch kann es zu falsch-positiven Befunden nach Splenektomie in der Milzloge kommen, wenn echoarme Strukturen, wie großes Netz oder Magen, die sich in die Milzloge verlagern, fehlinterpretiert werden. Im Gegensatz zu Aszites zeigen Abszesse oft kein völlig echofreies Muster, sondern unterschiedlich echogene Reflexe oder im relativ echoarmen Lumen flottierende echogenere Fibrinfäden.

Die diagnostischen Möglichkeiten, durch Utraschall schon geringe Flüssigkeitsansammlungen zu erkennen, ermöglichen eine frühzeitige Abklärung und adäquates frühzeitiges therapeutisches Vorgehen. Am besten können Flüssigkeitsmengen im Oberbauch beidseits erkannt werden. Vor allem perilienale und perihepatische Flüssigkeitsansammlungen können durch Ultraschall leicht entdeckt und durch eine ultraschallgesteuerte Punktion klassifiziert werden. Von unterschiedlicher therapeutischer Relevanz sind im Abdomen folgende unterschiedliche Flüssigkeitsansammlungen anzutreffen:

- Aszites: maligne oder benigne,
- Blut (Trauma, extrauterine Schwangerschaft),
- Abszess,
- Lymphozele,
- Stuhlfistel.

Kleine intraabdominelle Aszitesmengen zeigen sich sonographisch als echofreie oft saumartige Strukturen, die meist perihepatisch, perilienal, im Douglas-Raum oder aber auch zwischen Darmschlingen darstellbar sind. Neben benignem Aszites bei entzündlichen intraabdominellen Erkrankungen oder Lebererkrankungen hat die Differenzierung zum malignen Aszites weitgehende diagnostische und therapeutische Konsequenzen. Ungeklärter Aszites sollte daher sonographisch gesteuert punktiert und die aspirierte Flüssigkeit zytologisch auf maligne Zellen untersucht werden; nach dem Ergebnis kann gezielt auf Primärtumorsuche gegangen werden. Weiterhin kann durch den zytologischen Nachweis von malignem Aszites auf riskantere Punktionen (Pankreas mit unklarem echoarmen Bezirk) verzichtet bzw. die als Probelaparotomie endende operative Freilegung bei geplantem kurativem Ansatz vermieden werden.

Bei sehr kleinen interenterischen echoarmen und abszessverdächtigen Strukturen kann bei Erhöhung der laborchemischen Entzündungsparameter unter systemischer Antibiotikatherapie zunächst zugewartet werden. Sie können z.B. durch Netz oder Peritoneum spontan resorbiert werden oder aber die entzündlichen Strukturen können zu Abszessen einschmelzen, die dann drainiert werden können. Die Indikation zur primär medikamentösen, interventionellen oder operativen Therapie ist von der Ätiologie, der Morphologie, der Topographie und dem Allgemeinzustand des Patienten abhängig. Die drei Verfahren sollten sich ergänzen und, wenn klinisch notwendig oder bei nicht ausreichendem Erfolg durch eine Methode, muss ergänzend ein anderes Verfahren hinzugezogen werden. So kann bei einem interenterischen Abszess erst nach Anspülen des Abszesslumens über die perkutane Drainage evtl. eine Fistel zum Darmlumen nachgewiesen werden (M. Crohn, Anastomoseninsuffizienz), die ein operatives Vorgehen verlangt. In solchen Fällen führt die perkutane Abszessdrainage neben der diagnostischen Fisteldarstellung durch die Pusentlastung zu einer Verbesserung des klinischen Allgemeinzustands und damit zu besseren Operationsbedingungen oder aber zum Spontanverschluss der Fistel.

Voraussetzung jeder erfolgreichen perkutanen Drainage ist die exakte Lokalisation des Abszesses mit Identifikation der umgebenden Organstrukturen, die Bestimmung eines sicheren Zugangsweges sowie die Kenntnis der intraabdominellen Kompartimente insbesondere mit ihren anatomischen Veränderungen nach vorausgegangenen Operationen.

Vorsicht ist geboten bei der Punktion von pathologischen Flüssigkeitsansammlungen zwischen Darmschlingen. Die Unterscheidung intraluminärer Flüssigkeit ist durch die Beobachtung der Peristaltik möglich. Die flexible Handhabung des Schallkopfs ermöglicht es die pathologische Flüssigkeitsansammlung vom Darmlumen abzugrenzen, und im Gegensatz zu intraluminärer Flüssigkeitsansammlung, die sich im Darmlumen meist durch Drehen im Längsschnitt verfolgen lässt, zeigt eine extraluminäre pathologische Flüssigkeitsansammlung oft zipflige Ausziehungen zwischen den Darmschlingen.

Insbesondere postoperativ sollten abszessverdächtige intraabdominelle Flüssigkeitsansammlung (sonographisches Bild: Lufteinschlüsse, flottierende Fibrinfäden, dorsal echoreicherer Bodensatz) diagnostisch punktiert und die aspirierte Flüssigkeit auf Leukozyten und Mikroorgansimen untersucht werden. Bei fehlendem Keimnachweis kann es sich um eine sterile Flüssigkeitsansammlung handeln (Pseudozysten, Aszites, Serome, Biliome, Lymphozelen) oder trotz einer infizierten Flüssigkeit können im Aspirat keine Keime nachgewiesen werden (nach längerer antibiotischer Behandlung, Punktion aus nichtinfiziertem Areal bei gekammerten Flüssigkeitsarealen). Abhängig von der Klinik sollten jedoch diese Flüssigkeitsansammlungen ohne Erregernachweis, insbesondere wenn sie entsprechende Größe zeigen, mit einer kurzzeitigen perkutanen Drainage (über 1–2 Tage) drainert werden, insbesondere wenn eine sekundäre Infektion zu befürchten ist. So werden nach Leberteilresektionen oft (in 30–40 %) perihepatische, keimfreie Flüssigkeiten angetroffen, die bei entsprechender Größe mit einer perkutanen Kurzzeitdrainage entlastet werden sollten. (Pace et al. 1989).

Intraabdominelle Hämatome werden meist spontan resorbiert. Bei Keimnachweis durch eine sekundäre Infektion eines posttraumatischen oder postoperativen Hämatoms, ist die perkutane Drainage oder die chirurgische Ausräumung indiziert. Wenn das Hämatom nicht verflüssigt ist, sondern die Drainage in einem Koagel zu liegen kommt, kann bei kleineren infizierten Hämatomen eine Verflüssigung durch fibrinolytische Substanzen erreicht werden, ansonsten sollte die chirurgische Ausräumung des infizierten Hämatoms angestrebt werden. Superinfizierte nekrotisierende Tumorareale sollten nur in Ausnahmefällen durch eine perkutane Drainage angegangen werden, insbesondere auch um eine Tumorverschleppung zu vermeiden. Tuberkulöse Abszesse und Amöbenabszesse sind primär medikamentös zu behandeln, perkutan kann jedoch eine Entlastung des Abszesses die klinische Situation verbessern.

Entsprechend der absehbaren Erfolgsrate für die perkutane Drainage wurde anfangs die Indikation auf abgegrenzte oberflächlich gelegene Abszesse ohne Kommunikation zu anderen infizierten Arealen und ohne Fistelbildungen beschränkt. Mit zunehmender Erfahrung zeigten sich jedoch auch komplexe Abszesse für eine perkutane Drainage zugänglich. Durch das Einbringen von mehreren Drains können auch Abszesse mit mehreren Abszesshöhlen mit oder ohne Kommunikation drainiert und mit ausreichender Erfahrung können bei fehlendem direktem perkutanem Zugang, Drainagewege transhepatisch oder über interenterische Ausläufer zur Bauchdecke gefunden werden. Fistelverbindungen zu drainierten Abszessen lassen sich meist erst nach radiologischer Darstellung der Abszesshöhle mit Kontrastmittel nachweisen. Die vorausgegangene perkutane Abszessdrainage verbessert die Voraussetzungen für einen späteren chirurgischen Eingriff. Unter bestimmten Bedingungen kann sich eine Fistel (Anastomoseninsuffizienz, Gallengangsfistel) auch spontan verschließen.

Der wesentliche Vorteil der Sonographie liegt jedoch in der Senkung der Mortalität bei intraabdominalen Abszessen durch die frühzeitige sonographische Befunderhebung. So senkt die frühzeitige sonographische Diagnostik von intraabdominellen Abszessen, wie auch die perkutane Drainage als wenig belastende Methode, die Inzidenz durch Sepsis bedingter Multiorganversagen.

Die Sonographie hat eine hohe Sensitivität und Spezifität in der Primärdiagnostik von intraabdominellen Abszessen. Sie ist etwas geringer als die computertomographische Treffsicherheit, ihr Vorteile liegen jedoch in der apparativen Mobilität (Bedside-Untersuchung auf Intensivstation) sowie in der Festlegung von Drainagerouten insbesondere bei subphrenischen sowie kleinen interenterischen Abszessen.

Nach Charakterisierung der Flüssigkeit durch die Aspiration mit einer Feinnadel und nach Festlegung des idealen Zugangweges bedürfen größere Abszesse der perkutanen Drainage mit Ausspülen der Abszesshöhle. Kleine Abszesse (kleiner als 2–4 cm Durchmesser) können, wie auch kleinere intrahepatische Abszesse, durch die perkutane ein- oder mehrmalige Aspiration mit einer Feinnadel therapiert werden. Parallel dazu sollte bei perkutaner Entleerung der Höhle durch eine Feinnadel eine gezielte antibiotische systemische Therapie durchgeführt werden. Wenn sich nach einem oder mehreren Tagen wieder eine Abszessstruktur zeigt, kann diese in weiteren Sitzungen nochmals durch Feinnadelpunktion entleert werden.

Größere Abszesse erfordern das Einführen eines Drainageschlauchs in die Abszesshöhle mit kontinuierlicher Drainage. Dabei besteht die Möglichkeit über doppellumige Saug-Spüldrainagen (van-Sonnenberg-Drainagen) neben der Entleerung die Abszesshöhle kontinuierlich anzuspülen. Bei größeren Abszesshöhlen, v. a. wenn sie mit Nekrosen oder infizierten Hämatomen assoziiert sind, hat sich das Einbringen von zwei oder mehreren Drainagekathetern bewährt, wobei über einen Katheter mit physiologischer Kochsalzlösung gespült wird und die anderen Drains als Ablauf dienen. Die Katheter sollten dann auch relativ weit voneinander entfernt plaziert werden, so dass ein optimaler Spüleffekt der Höhle entsteht. Um eine Spülstraße zwischen den beiden Drains zu vermeiden kann die Abszesshöhle auch nach dem Ebbe-Flutprinzip gespült werden. Dabei wird 3- bis 2-mal täglich die Abszesshöhle mit einer an der ursprünglichen Größe adaptierten Flüssigkeitsmenge aufgefüllt ($^{1}/_{4}$ bis $^{1}/_{2}$ der abgelassenen Abszessmenge) und diese dann nach einer $^{1}/_{2}$ Stunde abgelassen.

Vor jedem perkutanen Plazieren eines Drainageschlauchs sollte mit einer Nadelaspiration eine Charakterisierung der Flüssigkeit durchgeführt werden. Wenn trotz korrekter Nadelposition im sonographischen Bild keine Flüssigkeit aspiriert werden kann, sollte versucht werden Material für zytologische oder histologische Untersuchungen zu gewinnen; differentialdiagnostisch muss ein nekrotisch zerfallender Tumor in Erwägung gezogen werden. Die durch Nadelaspiration gewonnene Probe sollte bakteriologisch untersucht werden. Um falsch-negative Befunde zu vermeiden sollte versucht werden, Material aus dem echoreicheren Bodensatz der Flüssigkeitsansammlung zu gewinnen. Makroskopische Beurteilung und Geruchsprobe können zwar schon den Hinweis auf einen Abszess liefern, man stößt jedoch immer wieder auf positive Kulturen aus relativ klaren, jedoch meist etwas gelblichen Flüssigkeiten und auf sterile Flüssigkeiten, die relativ trübe erscheinen und Lymphe oder einen nekrotischen Detritus enthalten.

Weiterhin sollte die aspirierte Flüssigkeit einer chemischen Analyse unterzogen werden; hohe Amylase- oder Lipasewerte können auf eine Pankreatitis hinweisen, Lymphe mit hohem Lymphozytengehalt kann auf eine Lymphozele hindeuten.

Eine systemische Antibiotikatherapie während der perkutanen Abszessdrainage muss von Fall zu Fall entschieden werden. Während einer ein- oder mehrmaligen Aspiration kleinerer Abszesshöhlen sollte überlappend systemisch antibiotisch behandelt werden. Abszesshöhlen, die suffizient mit einem entsprechend großlumigen Drain drainiert sind und mit Kochsalzlösung ausgespült werden, bedürfen keiner weiteren antibiotischen Therapie. Ausnahmen sind Abszesse mit Nekrosen, phlegmonösen Arealen oder fistelnden Bezirken.

Für eine erfolgreiche perkutane Drainagebehandlung ist die suffiziente Katheterpflege nach Plazierung notwendig. Durch Anspülen des Katheterlumens in bestimmten Abständen (1- oder 2-mal täglich, je nach Zähflüssigkeit oder Nekrosebestandteilen) wird die Offenheit gewährleistet. Ein Anspülen des Katheters mit antibiotischen Lösungen sollte nicht zur Anwendung kommen. Ausnahmen bilden infizierte Nekrosen oder ausgedehnte subkapsuläre Leber- oder Milzabszesse, Rezidivabszesse und infizierte Hämatome. In diesen Fällen wurden gute Ergebnisse durch Ausspülen der Höhle mit Taurolidin (s. S. 97) beobachtet. Abszesse mit sehr zähem Sekret können durch Substanzen mit proteolytischen Enzymen wie Acetylcystein (z. B. Fluimucil) behandelt werden. Vor der Drainentfernung müssen sich die Entzündungsparameter normalisiert haben, der Patient muss beschwerdefrei sein und sonographisch darf keine Abszesshöhle mehr nachweisbar sein. Beim Anspülen der Abszesshöhle sollte sich die Flüssigkeit wieder relativ klar entleeren. Eventuell kann radiologisch oder im CT mit Kontrastmittelfüllung der Höhle das Abnehmen der Abszesshöhle dokumentiert werden. Bei dieser Entwicklung kann dann die Drainage ohne weiteres Spülen schrittweise gezogen werden. So kann eine Abszedierung im Verlauf des Drainkanals verhindert werden. Wenn sich die Abszesshöhle nicht reinigt, die Drainageflüssigkeit plötzlich zunimmt oder ihren Charakter verändert und evtl. Nekrosebestandteile absondert, muss an eine Fistel gedacht und die Abszesshöhle mit Kontrastmittel angespült werden. In der Kontrastmitteldarstellung kann radiologisch die Fistel zugeordnet werden. Auf eine Verbindung zum Pankreas kann durch Nachweis von hohen Amylase- oder Lipasewerten in der Drainageflüssigkeit geschlossen werden. Ein hohes Bilirubin weist auf eine Gallengangsfistel hin. Je nach Lokalisation und Größe der Fistel kann der Spontanverschluss der Fistel bei verbleibendem und drainierendem Katheter abgewartet oder es muss eine chirurgische Revision durchgeführt werden.

Wichtige Voraussetzung für eine erfolgreiche perkutane Abszessdrainage ist die richtige Indikation. Neben der Einschränkung bei unsicherem Zugangsweg ist ein operatives Vorgehen bei klinisch diffuser Peritonitis indiziert. Infizierte Hämatome oder infizierte Nekrosen (Pankreatitis) sollten auf die perkutane Drainagemöglichkeit überprüft werden, ansonsten sollte man die Operation vorziehen. Nichtliquide infizierte Hämatome und ausgedehnte Nekrosestraßen sind mit perkutaner Drainagebehandlung meist nur insuffizient zu behandeln.

Ein Abszess aufgrund einer Anastomoseninsuffizienz kann erfolgreich perkutan therapiert werden, wenn er abgekapselt ist und der Drain in der Nähe der Anastomoseninsuffizienz plazierbar ist. Bei suffizienter Drainage der Leckagestelle kann der Spontanverschluss abgewartet werden.

Demgegenüber heilen Morbus-Crohn-bedingte Abszesse durch eine perkutane Drainage selten aus; die Ursache liegt oft in Fisteln, die von einem prästenotischen Segment ausgehen. Weil bei 70–90% der Patienten mit M. Crohn ein chirurgischer Eingriff notwendig wird, gab es Studien zur perkutanen Abszessdrainage um einen chirurgischen Eingriff zu vermeiden. Dabei wurde bei perkutaner Abszessdrainage unter computertomographischer Kontrolle eine überraschend optimistische Erfolgsrate von 100% berichtet (Casola et al. 1987), 20% mussten sekundär operiert werden wegen perisistierender Fistel, es wurde jedoch über bessere Operationbedingungen nach der perkutanen Drainage berichtet. Trotz der hohen Inzidenz von Fistelbildungen bei M. Crohn wurden dabei iatrogene kutane Fisteln entlang der Drains nicht gesehen (Casola et al. 1987).

Parakolische Abszesse sind meist Folge einer Divertikulitis oder perityphlitischer Abszesse. Wenn ein sicherer Zugangsweg gefunden wird, sollte der Abszess perkutan drainiert werden. Unter verbesserten Operationsbedingungen kann dann aufgeschoben elektiv die chirurgische Herdsanierung durchgeführt werden. Bei schlechtem Allgemeinzustand des Patienten kann es bei einer einfachen perkutanen Drainage belassen werden.

In 1–2% tritt nach Appendektomie ein Abszess auf (Guttierez-San Roman et al. 1991), der meist durch Feinnadelaspiration des putriden Materials sowie systemische Antibiotikatherapie behandelt werden kann.

Subphrenische Abszesse enstehen meist sekundär nach Mediastinitis, Pleuraempyem oder häufiger nach aufsteigender Infektion aus subhepatischen oder enterischen Infektionsquellen, bedingt durch den bei Atemexkursionen verursachten negativen Druckgradienten. Sie entstehen dabei meist postoperativ, aber auch nach divertikulitischen und perityphlitischen Abszessen. Die Mortalität ist mit 13–43% nach chirurgischer Drainage relativ hoch, undrainiert geht die Mortalität an die 100% (DeCosse et al. 1974). Bildgebende Verfahren (Sonographie und Computertomographie) reduzieren das Intervall zwischen Abszessentstehung und Diagnose und eine verbesserte chirurgische Technik reduziert die Mortalität auf 17–28% (Serrano et al. 1984). Die perkutane Drainage führt zu einer weiteren Reduktion der Mortalität und insbesondere der operationsbedingten Morbidität. Wichtig ist, dass die Kontamination des Pleuraraums vermieden wird. Dafür muss die Verletzung des Pleuraspalts vermieden werden. Insbesondere bei kleineren subphrenischen Abszesshöhlen ist das Hauptproblem für die perkutane Drainage der oft schmale Zugangsweg zwischen Leber bzw. Milz und Zwerchfell. Wenn ein subkostaler Zugang nicht möglich ist, sollte beim interkostalen Vorgehen latero-kaudal unterhalb der 10. Rippe und anterior unterhalb der 7. Rippe eingegangen werden um eine Verletzung des Pleuraspalts zu vermeiden. Die Ausdehnung des Pleuraspalts kann auch bei maximaler Inspiration des Patienten sonographisch verlaufsbeobachtet und dementpsrechend der Interkostalraum gewählt werden. Der Drain muss dann tangential zwischen Leber und Zwerchfell, bis in die Zwerchfellkuppe, vorgeschoben werden. Kommt es durch Kontamination der Pleura zu einem Pleuraempyem, nach Dondelinger et al. (1987) in 4%, eignet sich dafür ebenfalls die perkutane Drainage. In 5–10% lassen sich subphrenische Abszesse nicht durch eine perkutane Drainage komplett drainieren, zum Teil wird in Studien die Wahl eines zu dünnen Drains für den oft zähflüssigen Eiter diskutiert. Bei der sonographisch gesteuerten Drainage besteht eine weitere Schwierigkeit in der Drainplazierung am tiefsten Punkt oder dem Punkt mit dem niedrigsten Druckgradienten, weil sich die Drainspitze subphrenisch sonographisch schwer darstellen lässt. Im Gegensatz zu interenterischen Abszesshöhlen neigen subphrenische Abszesshöhlen, bedingt durch den negativen Druckgradienten bei Atemexkursionen, weniger zum Kollabieren. Die Mortalitätsrate bei der perkutanen Drainage von subphrenischen Abszessen beträgt zwischen 2 und 5% (Mueller et al. 1986; Van Gansbecke et al. 1989).

Durch Drehen vom Querschnitt in den Längsschnitt kann im Oberbauch auch ein Pleuraerguss eindeutig von einer subphrenischen Flüssigkeitsansammlung unterschieden werden, die Ultraschalluntersuchung ist hier dem CT überlegen.

Verschiedene Studien belegen den Erfolg der perkutanen Abszessdrainage intraabdomineller Abszesse ultraschall- oder CT-gesteuert. Dabei wird die erfolgreiche Abszessdrainage in 65 bis 86% beschrieben. Die z.T. sehr differierenden Ergebnisse sind bedingt durch ein unterschiedliches Studiendesign und den unterschiedlichen Prozentsatz von einfachen oder multiplen und komplexen Abszessen im Kollektiv. So ist die Erfolgsrate bei einfachen unilokulären Abszessen über 80%, im Gegensatz zu 63% bei komplexen Abszessen (mit Fisteln, mehrere Abszesshöhlen). In einer prospektiven Studie war die Erfolgsrate, bei 63 Patienten zusammengefasst, 70% (Dondelinger et al. 1987).

In einer größeren Studie berichtet van Sonnenberg (1984) von 250 Abszessen und Flüssigkeitsansammlungen, die perkutan mit einer Erfolgsrate von 83,6% drainiert wurden. Er berichtet über insuffiziente Drainagen in 8,4% und über einen Rezidivabszess in 8%. Ursache waren multiple Kammerungen, Fisteln, Phlegmonen, ausgedehnte und organisierte Hämatome. Häufigste Ursache für ein Rezidiv waren Fisteln. Van Sonnenberg berichtet über Komplikationen in 10,4% der Drainagen; in 2,8% waren diese ernsthaft – wie Blutungen, Sepsis, Darmperforation –, in einem Fall war die Komplikation mit Todesfolge infolge der Verletzung eines Mesenterialgefäßes.

In weiterer größeren Studie berichten Flammment et al. (1991) von 205 Patienten, bei denen intraabdominelle Flüssigkeitsansammlungen und Abszesse ultraschallgesteuert mit einer Erfolgsrate von 78 % drainiert wurden. Davon zeigten sich bei 67 Patienten intraabdominelle Abszesse (davon 34 postoperativ), 39 Pankreaspseudozysten und 40 Flüssigkeitsansammlungen in der Leber (davon 18 Abszesse).

In einer eigenen Studie wurden 117 Patienten mit postoperativ aufgetretenen Abszessen perkutan ultraschallgesteuert drainiert (76 % durch Drain, 24 % durch Nadelaspiration). Darunter waren 19 Leberabszesse, 4 Milzabszesse und unter den übrigen, intraabdominellen Abszessen 37 % komplizierte Abszesse, die mehrere Drains oder transhepatische Drainplazierungen benötigten. Die Erfolgsrate war 92 % (Entleerung der Abszesshöhle, klinisch beschwerdefrei). Anastomoseninsuffizienzen oder Darmleckagen wurden in 7 Fällen erfolgreich drainiert, die Fistel kam unter der Drainage zur Ausheilung. In 6 Fällen mussten Anastomoseninsuffizienzen zusätzlich chirurgisch drainiert werden, weil es zu keiner Verbesserung der klinischen Situation kam. In 11 Fällen (darunter ein postoperativer Milzabszess, 3 Leberabszesse, Schlingenabszesse) mussten Rezidivabszesse ein zweites Mal perkutan ultraschallgesteuert drainiert werden und kamen darunter zur Ausheilung. Außer lokalen Hautreaktionen um den Drain bei längerer Drainagedauer, kam es zu keinen gravierenden Komplikationen, wie iatrogene Darmläsionen, Blutungen oder Pleuraverletzungen.

Einige Autoren vergleichen die Erfolgs- sowie Komplikationsrate zwischen perkutan und chirurgisch drainierten Abszessen (Tabelle 5.1). Trotz der schwierigen Vergleichbarkeit der Studien bei unterschiedlichem Design und unterschiedlicher Selektion des Patientenguts, insbesondere bei der Auswahl des Drainageverfahrens, ist die primäre Erfolgsrate von perkutaner und chirurgischer Drainage vergleichbar bei jedoch geringerer Komplikationsrate der perkutanen Drainage. Vergleichsstudien neueren Datums existieren nicht, weil inzwischen oft primär perkutan drainiert wird.

Für die perkutane Drainage schwer zugänglich sind tiefe pelvine Abszesse. Sie ist nur möglich, wenn die Abszessausdehnung das Plazieren des Drains entlang des Os ilium und ventral des M. psoas ohne Tangieren von Darmschlingen erlaubt oder wenn Flüssigkeitsausläufer bis zur Bauchdecke ziehen und als Schiene für die Drainplazierung benützt werden können. Alternativ können tiefe pelvine Abszesse transvaginal oder transrektal drainiert werden. Wenn die Abszesse zu einer Vorwölbung von Scheidenhinterwand oder Rektum führen, sind sie ohne bildgebende Verfahren drainierbar. Bildgebende Verfahren verbessern die Erfolgsrate insbesondere bei kleineren Abszessen. Van Der Kolk (1991) berichtet über die erfolgreiche transvaginale ultraschallgesteuerte Drainage von kleinen, tiefen pelvinen Abszessen bei 4 Patientinnen, Kastan et al. (1996) berichten über die ultraschallgesteuerte transrektale Drainage von tiefen pelvinen Abszessen bei 5 Patienten mit einer Erfolgsrate von 100 % ohne Rezidivabszess.

Eine chirurgische Intervention zur Abszesstherapie ist indiziert:

- wenn eine generalisierte Peritonitis auf eine fortgeschrittene Entzündung des gesamten Peritonealraums hindeutet,

Tabelle 5.1. Perkutane sonographisch gesteuerte Drainage intraabdomineller Abszesse. (*PD* perkutane Drainage, *CD* chirurgische Drainage)

Autor	Drainage	Patienten [n]	Erfolgs-rate [%]	Komplika-tionen [%]	Mortalität [%]	Drainage-dauer [Tage]
Johnson	PD	27	89	4	11	17
et al. (1981)	CD	43	70	16	21	29
Aeder et al.	PD	10	69	15	23	–
(1983)	CD	31	–	56	37	–
Brolin et al.	PD	24	92	8	–	12
(1984)	CD	24	87	21	12	21
Glass u. Cohn	PD	15	46	6	–	–
(1984)	CD	44	88	23	–	–
Olak (1986)	PD	27	70	41	11	31
	CD	27	85	30	7	16
Moessner	PD	21	75	–	13	27
(1986)	CD	25	64	60	16	34
Lurie et al.	PD	29	89	–	17	–
(1987)	CD	60	81	–	17	–
Deveney et al.	PD	29	72	–	21	36
(1988)	CD	37	78	–	22	33
Gesamt	PD	182	78,5	10	13	30
	CD	291	76,5	22	16,5	33

- wenn ein Zugangsweg zur perkutanen Abszessdrainage ohne Verletzung von umgebenden Darmschlingen nicht auffindbar ist,
- wenn ausgedehnte Nekrosen oder Nekrosestraßen eine suffiziente Drainage mit Ausspülung der Höhle unterbinden,
- bei infizierten jedoch nicht verflüssigten Hämatomen,
- wenn bei Anastomoseninsuffizienzen oder Darmfisteln der Drainschlauch, sonographisch gesteuert, nicht fistelnah plaziert werden kann,
- bei entzündlich bedingten Fisteln (M. Crohn),
- bei Malignomen mit Abszessbildung (Darmperforation).

Sowohl vor ultraschallgesteuerter Intervention als auch präoperativ müssen schlechte Gerinnungsparameter korrigiert werden. Bei gut zugänglichen Abszessen können schlechtere Gerinnungsparameter toleriert werden. Die lokale Weichteilkompression durch den eingebrachten Drain reduziert das Blutungsrisiko. Die perkutane ultraschallgesteuerte Abszessdrainage ist eine kostengünstige Methode, bei der örtlich ungebunden und ohne systemische Narkose intraabdominelle Abszesse mit einer hohen Erfolgsrate drainiert werden können. Ein weiterer großer Vorteil ist die Vermeidung von intraabdomineller Keimverschleppung durch das minimal-invasive Vorgehen, das vor allem multimorbiden Patienten zugute kommt.

5.1.2 Technik ultraschallgesteuerter Aspirations- und Drainagebehandlung

Nach Orten der Flüssigkeitsansammlung wird diese in Beziehung zu umgebenden Strukturen gesetzt. Es wird zunächst ein Zugangsweg gesucht, bei dem keine umgebenden Organe tangiert werden. Bei Schlingenabszessen muss sehr sorgfältig der Verlauf der Darmwand durch Drehen des Schallkopfes verfolgt und in Beziehung zur Flüssigkeitsansammlung gesetzt werden. Bei tiefer gelegenen Flüssigkeitsansammlungen wird zumindest nach schmalen Ausläufen gesucht, die entlang von Darmstrukturen zur ventralen Bauchwand gehen. Es wird dann die Aspirationnadel in diese echoarme, zipflig auslaufende Struktur unterhalb der Bauchwand ultraschallgesteuert vorgeschoben und unter ständiger Kontrolle innerhalb dieses echoarmen Kanals zwischen Darmschlingen in die eigentliche Flüssigkeitshöhle vorgeschoben. Im Gegensatz zu soliden Prozessen ist die Nadelspitze als echoreicher Reflex in Flüssigkeitsansammlungen normalerweise gut zu sehen. Im Zweifelsfall gibt es verschiedene Möglichkeiten die Nadelspitze sichtbar zu machen:

- Verschieben und Kippen des Schallkopfes, so dass ein stumpfer Winkel zwischen Schallstrahl und Nadelverlauf entsteht;
- kurzstreckiges, senkrechtes Vor- und Zurückbewegen der Nadel; dadurch kann einerseits die Nadelspitze besser in die Schallebene kommen, andererseits kann man sie einfach finden, indem man sich an den Bewegungsartefakten orientiert;
- Injektion einer geringen Menge von Kochsalzlösung oder Luft in die Nadel; es ist jedoch wichtig nur eine sehr geringe Menge zu verwenden, weil dadurch verursachte echoreiche Reflexe mit der entsprechenden Ausbreitung eine echoreiche Wolke verursachen können, in der die Nadelspitze sich nicht mehr abhebt;
- aufgeraute und mit Teflon überzogene Nadeln können die sonographische Darstellung erleichtern, dies ist jedoch ein Kostenfaktor und bei Flüssigkeitsaspirationen normalerweise nicht notwendig.

Im Gegensatz zum Vorgehen bei Tumorbiopsien sollte streng darauf geachtet werden, dass Darmschlingen beim Punktieren von Flüssigkeitsansammlungen nicht tangiert werden. Zum einen kann es zu einem falsch-positiven bakteriologischen Ergebnis führen, wenn durch Darmschlingenperforation die Nadel kontaminiert wurde. Andererseits können primär nicht infizierte Flüssigkeitsansammlungen, wie Pseudozysten oder Lymphozelen, verunreinigt, iatrogen bei vorausgegangener Nadelpassage durch Darmlumen kontaminiert und in einen Abszess umgewandelt werden.

Bei Abszessen im kleinen Becken kann bei fehlendem direktem Zugang versucht werden von lateral, ventral des M. iliopsoas, in die Flüssigkeitshöhle vorzudringen; wichtig ist dabei jedoch die genaue Darstellung der Beckengefäße um diese nicht zu tangieren.

Prinzipiell sollte die transhepatische oder translienale Punktion von Abszessen wegen einer möglichen Keimverschleppung vermieden werden. Bei Einmalpunktion oder Drainplazierung in Trokartechnik ist dieses Risiko jedoch zu vernachlässigen, wenn kein subhepatischer Zugang der Flüssigkeitsansammlung gefunden werden kann.

Bei fehlendem direktem Zugang von Flüssigkeitsansammlungen und Abszessen im Oberbauch kann daher eine transhepatische oder translienale Route gewählt werden. Dies ist besonders wichtig bei peripankreatischen oder subhepatischen Flüssigkeitsansammlungen wie auch liquiden Strukturen in der Bursa omentalis. Obwohl dabei prinzipiell ein etwas höheres Blutungsrisiko angenommen werden muss, wurden bei Umgehung von größeren intrahepatischen Gefäßen bei über 250 eigenen diagnostischen und therapeutischen intra- und transhepatischen sowie 23 intra- und translienalen Punktionen keine Blutungskomplikation und keine Keimverschleppung beobachtet. Um bei subphrenischen Flüssigkeitsansammlungen und Abszessen eine Kontamination der Pleura zu vermeiden, ist ein streng subpleurales Vorgehen indiziert, wobei nach maximaler Inspiration die Pleuraausdehnung beobachtet wird. Kaudal davon wird die Nadel in den Interkostalraum eingebracht und nach Kippen relativ tangential subkostal unter sonographischer Kontrolle in die Flüssigkeitsansammlung vorgeschoben. Bei kooperativen Patienten kann das Prozedere durch die Punktion in Inspiration (Bauchatmung) erleichtert werden.

Retroperitoneale Flüssigkeitsansammlungen werden von dorsal oder lateral punktiert, es wird dabei der intraabdominelle Raum umgangen. Von ventral ist lediglich die Punktion von Psoasabszessen indiziert, wobei dann etwas medial des Os ileum, auf Höhe der liquiden Struktur, die Nadel in die liquide Struktur vorgeschoben wird. Differentialdiagnostisch handelt es sich meist um ein Psoashämatom oder einen Psoasabszess und für die evtl. perkutane Abszessdrainage wird der gleiche Zugangsweg gewählt.

5.1.3 Technik ultraschallgesteuerter perkutaner Abszessdrainage

Wenn Abszessgröße und Zellflüssigkeit die Behandlung mit Nadelaspiration nicht erfolgreich erscheinen lassen, wird über den gleichen Zugangsweg wie zur Feinnadelpunktion ein Drain perkutan ultraschallgesteuert in die Abszesshöhle vorgeschoben. Frühere Einschränkungen zur perkutanen Abszessdrainage, wie klar umrissene und unilokuläre Flüssigkeitsansammlungen, sind nicht mehr Voraussetzung für eine erfolgreiche Abszessdrainage, sondern es lassen sich auch ausgedehnte, schlecht abgrenzbare und scheinbar gekammerte Abszesse erfolgreich perkutan drainieren. Scheinbare Abszesskammerungen durch Septen sind tatsächlich meist nicht komplett, und in größere Abszesshöhlen werden 2 Drains eingeführt. Nach Aufklären und Einwilligungserklärung des Patienten sowie steriler Desinfektion des Hautareals, über das perkutan vorgegangen wird, wird in Lokalanästhesie eine Stichinzision von Haut und Subkutangewebe etwa in Größe des Drainlumens durchgeführt. Wenn größere Manipulationen zu erwarten sind (transhepatisches Vorgehen) oder bei Einführen von großlumigen Drains kann der Patient zusätzlich mit Midazolam sediert werden. Grundsätzlich gibt es 2 Möglichkeiten den Drainageschlauch zu plazieren: in Trokartechnik oder in Seldinger-Technik. In Seldinger-Technik wird nach Nadelaspiration über die Nadel ein Führungsdraht in den Abszess vorgeschoben und über den Führungsdraht mit adäquaten Kunststoffdilatatoren zunehmender Lumengröße der Drainkanal erweitert, so dass über diesen dilatierten Kanal und über den gleichen Führungsdraht der Drainageschlauch eingeführt werden kann, ohne dass es beim Einführen zu einer Dislokation des Führungsdrahts oder zur Abweichung von der Route kommt.

Eine Komplikation der Seldinger-Technik ist das Abknicken des Führungsdrahts beim Einbringen des Katheters nach Erweiterung des Drainagekanals mit Dilatatoren. Es kommt dann zu einer Fehlplazierung des Katheters. Um dies zu verhindern muss evtl. ein steiferer Führungsdraht benutzt werden bzw. der weiche Führungsdraht muss umgeseldingert werden. Das Abknicken des Katheters kann auch vermieden werden, wenn die weichen Katheter mit einer starren Führungshülse (z. B. aus dem Trokartechnikset) über den Draht eingeführt werden.

Bei der Trokartechnik ist der Drainschlauch auf einem Trokar aufgespannt und wird nach Stichinzision der Haut unter permanenter Ultraschallkontrolle schrittweise über die ausgewählte Route in die Abszesshöhle vorgeschoben. Der Trokar selbst besteht aus einer Führungshülse und einem darin verlaufenden Mandrin; dieses System versteift den Drainschlauch, so dass dieser durch Bauchdecke und Abszesskapsel geschoben werden kann. Bei Unsicherheit, ob sich die Drainspitze in der Abszesshöhle befindet, kann der Mandrin des Trokars entnommen und mit einer Spritze über die im Drainageschlauch liegende Führungshülse versucht werden Eiter zu aspirieren. Bei richtiger Lage der Katheterspitze wird der Schlauch über die Hülse hinweg noch weiter in die Abszesshöhle vorgeschoben. Die Perforation von Bauchdecke und Abszesswand mit dem Drainschlauch in Trokartechnik benötigt gewissen Kraftaufwand, wichtig ist dabei jedoch die hintere Abszesswand nicht zu perforieren. Beim Vordringen in die Abszesshöhle kommt es zu einem Nachlassen des Widerstands und der Schlauch kann relativ leicht eine gewisse Strecke vor- und zurückgeschoben werden. Die Trokartechnik ist ein kostengünstiges und schnell durchführbares Verfahren. Bei ausreichender Übung kann es durch eine Person durchgeführt werden, wobei nach Sprühdesinfektion von Haut und Schallkopf eine Hand, streng steril, den Katheter nach Perforation der Bauchdecke Richtung Abszesshöhle vorschiebt und die andere Hand, unsteril, den Schallkopf zur Verlaufskontrolle führt. Prinzipiell eignet sich die Trokartechnik vor allem für große und leicht zugängliche Flüssigkeitsansammlungen, mit einiger Übung kann prinzipiell jeder Abszess in Trokartechnik drainiert werden.

Beim Vorgehen in Trokartechnik ist, verglichen mit der Seldinger-Technik, weniger Manipulation auf der Drainroute notwendig. Die wiederholte Passage mit Dilatatoren entlang des Führungsdrahts kann das Risiko einer Keimverschleppung und die Infektion benachbarter Kompartimente oder des Subkutangewebes verursachen. Wenn eine transhepatische Abszessdrainage eines suphepatischen Abszesses notwendig wird, sollte deshalb immer die Trokartechnik angewendet werden.

Die Wahl des Katheterdrainagelumens richtet sich nach Abszessgröße, Zugangsweg und Zähflüssigkeit der über die Nadel aspirierten Flüssigkeit.

Handelsübliche Katheter variieren zwischen 6 und 14 Fr. und sind aus Elastik, Polyethylen, Polyvinyl, Percuflex, Silastic oder Gummi. Unterschiedlich ist auch die Anordnung und Größe der seitlichen Löcher. Um den Verschluss der seitlichen Drainlöcher durch sich anlegendes oder angesaugtes umgebendes Gewebe zu vermeiden, eignen sich J- oder Pigtail-Katheter mit Anordnung der Löcher in der inneren Zirkumferenz. Für Abszessdrainagen sollten Drainagekatheter von 12 Fr. oder mehr verwendet werden. Die Spülung der Abszesshöhle wird durch doppellumige Katheter (z. B. van-Sonnenberg-Katheter) erleichtert, die einen Spül- und einen Saugkanal besitzen, so dass kontinuierlich oder intermittierend die Spülflüssigkeit über den Spülkanal eingebracht und über den Saugkanal abgelassen werden kann. Dabei besteht jedoch die Gefahr, dass nicht die gesamte Abszesshöhle ausgespült wird, sondern lediglich das Areal um den Drain. Wenn bei größeren Abszesshöhlen eine Saug-Spülvorrichtung angebracht werden soll, ist das Einbringen von 2 oder mehr Drainschläuchen, nach oben beschriebener Technik indiziert; so kann über eine Saug-Spülvorrichtung an entgegengesetzten Polen des Abszesses dieser kontinuierlich ausgespült werden. Dieses Vorgehen empfiehlt sich besonders bei infizierten Nekrosen oder Hämatomen. Dabei sollte auf möglichst dicklumige Drainagekatheter zurückgegriffen werden. Handelsübliche Drainagen für die perkutane Abszessdrainage enden bei 14 Fr., aus eigener Erfahrung eignen sich als dicklumigere Drainagen die im Thorax verwendeten Bülau-Drainagen, die in Trokartechnik in oben beschriebener Weise im Abszess plaziert werden. Dabei sollte bei infizierten Nekrosen nicht davor zurückgeschreckt werden, Bülau-Drainagen von 20 oder 24 Charr bei sicherem Zugangsweg zu verwenden. Dafür ist jedoch ein entsprechender Kraftaufwand erforderlich und es sollte nicht nur die Haut, sondern auch die Faszie durch das Stichskalpell inzidiert werden.

Nach Einbringen der Drainagekatheter in die Abszesshöhle lässt man die Flüssigkeit passiv über ein Schlauchsystem ablaufen und danach wird die Abszesshöhle entweder kontiunierlich oder intermittierend mit steriler Kochsalzlösung gespült. Alternativ kann bei bestimmten Drainagekathetern, bei denen Material und Herstellung ein Kollabieren verhindern, eine Saugvorrichtung (Vakuumflasche) angeschlossen werden. Damit wird die Abszesshöhle zwar rascher entleert, im Verlauf führt dies jedoch nicht zu wesentlichen Vorteilen. Es kann sogar bei gelappten und septierten Abszesshöhlen zum raschen Entleeren und Kollabieren einer Abszesshöhle mit Verbleiben einer Nebenhöhle führen, wobei der schmale Kanal verkleben kann.

Wichtig ist das Fixieren des Drainschlauchs in der eingebrachten Form. Dies kann intern durch spezielle Drainagekatheter geschehen; im Pigtail-Katheter verläuft ein Faden, der nach Entfernung des Trokars das Pigtail-Ende in seiner Form erhält und dadurch eine Dislokation verhindert. Kostengünstiger ist die direkte Fixierung des Katheters mittels Naht an der Haut oder durch den Plastikring einer Molnar- oder Stomaadhäsivplatte. Grundsätzlich sollte vor der perkutanen Drainage auf akzeptable Hämostaseparameter geachtet werden, dabei sollte der Quickwert über 50 %, die PTT nicht länger als 50 s und die Thrombozytenzahl über 50 000/ccm sein. Bei sicherem Zugang mit oberflächlicher intraabdomineller Abszesslage können schlechtere Hämostaseparameter in Ausnahmen in Kauf genommen werden, ansonsten ist die Substitution von Gerinnungsfaktoren oder Thrombozyten vor dem Eingriff indiziert. Eine antibiotische Therapie kurz vor dem Eingriff kann das, wenn auch sehr geringe, Risiko eines septischen Schocks vermindern. Bei unkomplizierten Abszessdrainagen kann die Antibiotikatherapie als Single-shot durchgeführt werden, ansonsten kann man sie überlappend noch 3 Tage fortführen; bei suffizienter Drainage ist eine weitere antibiotische Therapie nicht notwendig. Ausnahmen bilden infizierte Nekrosen (z. B. bei Pankreatitis), bei denen eine systemische antibiotische Therapie nach Antibiogramm durchgeführt werden sollte.

Nach Drainplazierung kann es zu einem kurzen Anstieg der Körpertemperatur innerhalb von 24 Stunden kommen. Bei suffizienter Abszessdrainage klingen diese, wie auch die laborchemischen Parameter (Leukozyten, CRP), innerhalb der ersten 48 Stunden ab. Bei verzögertem Abklingen der Entzündungsparameter muss an eine insuffiziente Drainplazierung oder eine inkomplette Drainage der Abszesshöhle gedacht werden. Weiterhin muss nochmals intensiv nach Zweitabszessen gesucht werden. Ergänzend kann man dazu andere bildgebende Verfahren einsetzen. In der Röntgenaufnahme des Abdomens kann über Anspülen des Drains mit Kontrastmittel die Größe der Abszesshöhle bestimmt und Fisteln zu Darm oder Gallengang bzw. Pankreasgang nachgewiesen werden. Computertomographisch kann ebenfalls unter Anspülen des Drains mit Kontrastmittel ergänzend überprüft werden, ob die Drainage den gesamten Abszess drainiert oder nicht suffizient drainierte Areale vorliegen. Vor Spülungen nach dem Ebbe-Flutverfahren mit allzu großen Spülmengen sei an dieser Stellte gewarnt, weil infizierte Flüssigkeit in noch nicht infizierte interenterische Areale gespült werden und von dort bei mangelndem Ablauf zu neuen Abszesshöhlen führen kann. Bei suffizienter Drainage reicht bei interenterischen Abszessen das 1- bis 2-mal tägliche Anspülen des Schlauchs mit geringeren Spülmengen aus. Indikatoren für das Ausheilen des Abszesses und die Drainentfernung sind:

- Schrumpfen und Verschwinden der Abszesshöhle in den bildgebenden Verfahren,
- Normalisierung der Entzündungsparameter und Beschwerdefreiheit des Patienten,
- relativ klare Entleerung der Spülflüssigkeit.

Bei oberflächlichen Drainplazierungen kann der Schlauch einzeitig entfernt werden, bei tieferliegenden Abszesshöhlen sollte er in Etappen zurückgezogen werden, wobei beim Zurückziehen ein weiteres Spülen unterbleiben sollte.

5.2 Extraorganische solide Raumforderungen im Abdomen und retroperitoneale Tumoren

5.2.1 Indikation und Wertigkeit der ultraschallgesteuerten Biopsie

Die Diagnostik und histologische Sicherung von Kolonkarzinomen ausgehend von der Schleimhaut ist eine Domäne der Endoskopie. Extraorganische abdominelle oder retroperitoneale Raumforderungen werden sonographisch entweder zufällig, im Rahmen der Abklärung eines abdominellen Tast- oder Schmerzbefundes oder einer Kompression auf innere Organe entdeckt. Um extraorganische Raumforderungen von Tumoren, die Parenchymorganen zugehörig sind, zu differenzieren, muss deren Verschieblichkeit getestet werden. Diese zeigt sich in Form einer Atemverschieblichkeit oder sie muss manuell durch lokalen Druck überprüft werden. Sie kann jedoch durch infiltratives Wachstum verhindert werden. Retroperitoneale oder von der Bauchwand ausgehende Tumoren sind so von intraabdominellen zu differenzieren.

Ursprungsgewebe extraorganischer Raumforderungen im Abdomen und Retroperitoneum

- Peritonaeum
  - viszerale
  - parietale
- Muskulatur
  - Bauchdecken
  - Rückenmuskulatur
  - Beckenmuskulatur
- Bindegewebe
- Gefäße
- Nerven
- Lymphgewebe

Probleme bei der Organzuordnung extraorganischer Raumforderungen

- Lymphknoten: viszeral/paravasal/retroperitoneal
- Raumforderung: intraperitoneal/retroperitoneal
- Tumorausdehnung: Infiltration eines Organtumors oder eines extraorganischen Tumors in umgebende Organe

---

Intraabdominell sind Lymphome (Metastasen, maligne Lymphome, reaktive Lymphknotenvergrößerungen) von benignen oder malignen mesenchymalen Tumoren zu differenzieren. Von der glatten Muskulatur (Darmwand) gehen Leiomyome oder Leiomyosarkome aus. Sowohl im Abdomen als auch im Retroperitoneum sind primäre benigne solide Tumoren ohne Organzugehörigkeit selten; zu unterscheiden sind Mesotheliome, Rabdomyome, Lipome, Leiomyome, Hämangiome, Fibrome, Hämatome, Neurinome oder entzündliche Tumoren.

Maligne Tumoren sind häufiger, ausgehend von der retroperitonealen Muskulatur sind die Rabdomyosarkome am häufigsten. Daneben können retroperitoneale maligne Mesotheliome und Leiomyosarkome beobachtet werden. Davon differenziert werden müssen peritoneale oder retroperitoneale Metastasen (s. Übersicht).

Weiterhin sind von den soliden Tumoren Hämatome oder Gewebeeinblutungen und zystische Prozesse (Serome, Biliome, Echinokokkuszysten, Mesenterialzysten) zu differenzieren.

Differentialdiagnose abdomineller und retroperitonealer Raumforderungen (ausgenommen Organtumoren und Darmtumoren)

- Primärer Tumor, benigne (selten)
  - Lipom
  - Leiomyom
  - Rhabdomyom
  - Fibrom,
  - Hämangioperizytom
  - Mischtumoren
- Primärer Tumor, maligne (häufig)
  - Liposarkom
  - Leiomyosarkom
  - Rhabdomyosarkom
  - Fibrosarkom
  - Hämangiosarkom
  - Mischtumoren
  - Mesotheliom
- Metastase
- Pseudomyxoma peritonaei
- M. Ormond
- Umschriebene Flüssigkeitsansammlung
  - Hämatom
  - Abszess
  - Serom
  - Cholaskos
  - Echinokokkuszyste
  - Lymphozele
  - Pankreaspseudozyste
  - Dysontogenetische Zyste
  - Ovarialzyste
- Entzündlicher Tumor

Differentialdiagnostisch ist von einem retroperitonealen Tumor das Psoashämatom zu unterscheiden. Oft ist es keine umschriebene flüssigkeitsgefüllte Raumforderung, sondern die Einblutung infiltriert schwammartig in die Muskulatur und das retroperitoneale Bindegewebe. Diese Unterscheidung ist für das therapeutische Vorgehen relevant. Ein abgekapseltes Hämatom kann chirurgisch oder durch eine perkutane Drainage therapiert werden. Bei diffuser Einblutung sollte bei fehlender neurologischer Symptomatik die Resorption abgewartet werden. Sonomorphologisch sind frische Hämatome zunächst homogen echoarm, sie werden jedoch schon nach einigen Stunden durch Koagelbildung inhomogen. Durch die Organisation, bedingt durch die Fibroblasteneinwanderung, werden Hämatome echodichter und es können sich Septen ausbilden. In diesem Stadium ist die Differenzierung von Tumoren (evtl. mit zentral nekrotischen Einschmelzungen) schwierig. Das Hämatom kann entweder resorbiert werden oder die Koagel verflüssigen sich wieder. Die dann zystische Struktur wird wieder homogen echoarm. In Zweifelsfällen ist die ultraschallgesteuerte Punktion die Methode der Wahl zur Differenzierung zwischen Hämatom und anderen Flüssigkeitsansammlungen oder soliden Tumoren.

Mesenchymale Tumoren

Zur Differenzierung der unterschiedlichen benignen sowie malignen Tumoren mesenchymalen Ursprungs wie auch der Lymphome reichen zytologische Untersuchungen nicht aus, sondern es muss eine Stanzbiopsie zur histologischen Aufarbeitung evtl. mit entsprechenden Tumormarkern gewonnen werden. Dennoch gibt es Tumorformationen, deren Tumorbiologie die Diagnose mittels Stanzbiopsie und histologischer Aufarbeitung nicht zulässt. So ist der Übergang vom Leiomyom zum Leiomyosarkom fließend und die Differenzierung von der Mitoserate abhängig. Dabei sind Stanzbiopsien aus zufällig getroffenen Tumorarealen nicht unbedingt repräsentativ. Deshalb muss bei bestimmten Tumoren, abhängig von der bekannten Tumorbiologie, selbstkritisch das aus der Stanzbiopise gewonnene Ergebnis betrachtet und abhängig davon die chirurgische Resektion vorgenommen werden.

Lymphome

Maligne Lymphome entspringen primär von mesenterialem Lymphgewebe, können aber auch aus Lymphfollikeln der Darmwand hervorgehen. Häufiger ist jedoch der Befall retroperitonealer (paraaortaler und parakavaler) Lymphknoten. Aus einer Aspirationszytologie kann ein Lymphom zwar als maligne erkannt, jedoch nicht klassifiziert werden; in den meisten Fällen ist eine Stanzzytologie mit histologischer Aufarbeitung ausreichend, ansonsten muss laparoskopisch oder über eine Laparotomie ein Lymphknoten in toto exstirpiert werden.

Mehrere Studien belegen die Wertigkeit der ultraschallgesteuerten Biopsie von retroperitonealen und intraabdominellen Lymphknoten mit Erfolgsraten von 75–91%. Andrew et al. (1997) berichten über 35 ultraschallgesteuerte Lymphknotenbiopsien retroperitonealer und intraabdomineller Lymphknoten mit einer Erfolgsrate von 86%. Das Material wurde mittels Aspiration zur Zytologie gewonnen, der durchschnittliche Lymphknotendurchmesser war 2,1 cm (0,9–4,3 cm). Im Mittel wurden 2,5 Punktionen pro Lymphknoten durchgeführt. Durch Transducerkompression konnte die Entfernung zwischen Haut und Lymphknoten von durchschnittlich 8,8 cm (im CT dargestellt) auf 4,5 cm reduziert werden. Memel et al. (1996) berichten über eine für die Diagnostik ausreichende Materialgewinnung in 91% bei 26 biopsierten Patienten mit abdominellen und retroperitonealen Lymphomen. Nagano et al. (1991) berichten über eine Erfolgsrate von 81% bei 26 paraaortalen Lymphknotenbiopsien, Mofleh (1992) über eine Treffsicherheit von 75% bei 37 ultraschallgesteuerten Biopsien von retroperitonealen Lymphknoten und Tikkakoski et al. (1999) über eine Treffsicherheit von 91% bei 34 abdominellen und retroperitonealen Lymphknoten. Die Treffsicherheit ist bei Aspirationszytologien sehr stark abhängig von der Erfahrung des zytologisch untersuchenden Pathologen. Weiterhin ist die Erfolgsrate abhängig vom Studiendesign (Relation Karzinommetastase – maligne Lymphome). Weil nach eigenen Erfahrungen die Stanzbiopsie mit 16-gg.-Biopsienadeln ultraschallgesteuert nicht zu höheren Komplikationsraten führt, sollte die Stanzbiopsie der Aspirationszytologie vorgezogen werden, insbesondere wenn es um die Differenzierung von malignen Lymphomen oder um die Zuordnung der Karzinommetastase bei unbekanntem Primärtumor geht.

In einer eigenen Untersuchung wurden die Biopsieergebnisse von 39 Patienten mit abdominellen (16%) und retroperitonealen (84%) Lymphomen ausgewertet. Die biopsierten Lymphknoten hatten einen Durchmesser von 0,8 cm bis 3,3 cm. Jeder Lymphknoten wurde mindestens zweimal mittels einer Stanzbiopsie (16 oder 14 gg.) und bei Verdacht auf ein malignes Hodgkin- oder Non-Hodgkin-Lymphom bis zu fünfmal biopsiert. Nach der histologischen Auswertung war das Lymphom in 51% eine Karzinommetastase, in 46% ein malignes Lymphom und in 3% eine reaktiv entzündliche Lymphknotenvergrößerung. In allen Fällen konnte die Differenzierung zwischen malignem Lymphom und Metastase richtig differenziert werden, ebenso konnte bei einer Lymphknotenmetastase jeweils die histologische Differenzierung (Primärtumor) durchgeführt werden. In 47%, in denen es sich um ein malignes Hodgkin- oder Non-Hodgkin-Lymphom handelte, wurde zweimal laparotomiert um eine zuverlässigere Aussage für den Malignitätsgrad des Non-Hodgkin-Lymphoms zu bekommen. In zwei Fällen wurde ein zweites Mal ultraschallgesteuert das Lymphom biopsiert um durch Materialgewinnung aus anderen Lymphomarealen ein repräsentatives Ergebnis für die Lymphomeinteilung zu erhalten. Die Erfolgsrate der Biopsie für eine für die Therapie ausreichende Lymphomklassifizierung war, bezogen auf das Gesamtkollektiv, 95%.

Die exakte Klassifizierung und Stadieneinteilung der malignen, lymphatischen Erkrankungen ist zur Behandlungsplanung, Prognosestellung und Verlaufsbeobachtung von großer Bedeutung. Beim Non-Hodgkin-Lymphom ist in 20–40% eine primäre extranodale Manifestation zu beobachten, daher ist hier die Beurteilung von Leber, Milz und Gastrointestinaltrakt notwendig. Non-Hodgkin-Lymphome befallen oft mesenteriale und retroperitoneale Lymphknoten, beim Hodgkin-Lymphom ist die mesenteriale Ansiedlung eine Rarität. Paraaortale Lymphknoten sind beim Hodgkin-Lymphom wenig seltener als beim Non-Hodgkin-Lymphom befallen. Insbesondere beim niedrig malignen Lymphom sollte auch eine Stanzbiopsie von Leber und Milz zur histologischen Beurteilung entnommen werden, weil dieses oft zu einer diffusen Infiltration von Leber und Milz führt, die weder sonographisch noch im CT abgrenzbar ist. Beim Typenwandel zu einem höhergradig malignen Non-Hodgkin-Lymphom sind fokale Infiltrationen häufiger.

Peritoneale Metastasen sind mit Abstand die häufigsten extraorganischen, soliden Läsionen des Peritonealraums. Peritoneale Metastasen verursachen oft malignen Aszites; durch eine zytologische Untersuchung können aus dem Aszites maligne Zellen bestimmt und zugeordnet werden. Ein seltenerer Metastasierungsort ist die Muskulatur des Retroperitoneums, der Nachweis lässt sich anhand von malignen Zellen führen, die zum Primärtumor passen und aspirationszytologisch oder stanzbioptisch gewonnen werden können.

Fokale Nierenläsionen

Fokale Nierenläsionen heben sich vom Nierenparenchym durch die Veränderung der Echogenität und die Vorwölbung der Kapsel ab. Von der Tumorbiologie abhängige primäre typische Echomuster können sich durch regressive Veränderungen, Nekrosen, Einblutungen oder narbige Umwandlungen verändern. So können identische Tumoren sehr verschiedene sonographische Bilder liefern, andererseits können sekundäre Veränderungen in unterschiedlichen Tumoren ein ähnliches sonographisches Bild liefern. Abgesehen von wenigen Ausnahmen erlaubt die Echotextur der Raumforderung keine spezifische Diagnose.

Entsprechend der Echogenität lassen sich fokale Nierenveränderungen in echoreiche und isoechogene Raumforderungen unterscheiden. Die häufigste echogene, benigne, fokale Nierenveränderung ist das Angiomyolipom, ein mesenchymales Hamartom. Bei einer völlig homogenen, stark echogenen Raumforderung ist eine Sicherung durch weitere Verfahren nicht notwendig. Wenn es in Angiolipomen zu spontaner Einblutung oder Infarzierung kommt, ändert sich das typische homogene, gleichmäßig echogene Muster und die Läsion wird unregelmäßig, schwächer echogen und kann echofreie Areale zeigen. Dadurch wird die Differenzierung von malignen fokalen Läsionen unmöglich. Nierenzellkarzinome können verstärkt echogen oder isoechogen zum übrigen Nierengewebe sein. Sie können zunächst verdrängend und nichtinvasiv unter Ausbildung einer Pseudokaspsel wachsen; deshalb kann auch bei gut abgrenzbaren Nierentumoren ein Nierenzellkarzinom vorliegen. Zahlreiche Gefäßneubildungen und Einblutungen sowie regressive Veränderungen können zu einem äußerst variablen sonographischen Bild führen. Neben dem Nierenzellkarzinom können isoechogene und damit vom übrigen Nierenparenchym schwer abgrenzbare fokale Läsionen auch noch durch Lymphome, Metastasen, Onkozytome oder eingeblutete Nierenzysten verursacht werden. Bei weitgehender Isoechogenität sind jedoch das maligne Lymphom sowie Nierenmetastasen oft etwas echoärmer als das umgebende Nierengewebe. Echoarm bis echofrei sind weiterhin liquide Strukturen (Abszess, Serom, Urinom, Zyste).

Typische Strukturen wie die Nierenzyste oder das Angiomyolipom bedürfen keiner weiteren Abklärung. Die Indikation zur weiteren Abklärung einer fokalen Läsion muss abhängig von Anamnese und Klinik sowie von den therapeutischen Konsequenzen gestellt werden, die sich aus dem Befund ergeben können. Bei zweifelhaften Befunden unklarer Dignität kann die Feinnadelstanzbiopsie den malignen Prozess klassifizieren und ein entsprechend differenziertes therapeutisches Vorgehen einleiten. Die Niere ist zwar einer Stanzbiopsie gut zugänglich, wenn eingehende Untersuchungen jedoch eine singuläre solide Raumforderung der Niere zeigen, ist bei malignomverdächtigen Befunden die Tumorresektion angezeigt. Benigne Befunde, wie ein Nierenbuckel oder eine xantho-granulomatöse Pyelonephritis, können durch eine Stanzbiopsie gesichert werden.

Nierenzyste

Die Indikation zur Nierenzystenpunktion mit Verödung ist selten gegeben. Nur wenn durch ihre Größe Nachbarorgane verdrängt werden oder die Nierenzyste zu Abflussbehinderungen mit rezidivierenden Infekten führt, sollte eine Drainage mit Zystensklerosierung durchgeführt werden.

Wenn Größe und Klinik zur Entleerung und Sklerosierung einer Nierenzyste Anlass geben, wird ein Pigtail-Katheter von 8–10 Fr. in die Nierenzyste gelegt. Nach der Entleerung der Zyste wird sie mit 96%-igem Alkohol zu $^1/_{10}$ bis $^1/_3$ des ursprünglichen Volumens aufgefüllt. Danach wird der Alkohol wieder abgelassen, die Zyste mit Kochsalzlösung angespült und der Katheter entfernt. Alternativ kann Fibrinkleber verwendet werden (Schramek et al. 1988). Die Erfolgsrate der Nierenzystensklerosierung beträgt 65–80% (Billmann 1983; Rosi et al. 1993).

Die Punktion des Nierenbeckenkelchsystems kann diagnostisch und therapeutisch relevant sein. Sie geschieht von lateral transparenchymatös. Nach Plazieren einer 0,9–1,2 mm dicken Nadel kann das Kelchsystem mit eventuellen Obstruktionen durch Kontrastmittelinjektion dargestellt werden. Wenn eine Nephrostomie angeschlossen werden soll, wird in Seldinger-Technik ein Pigtail-Katheter in das Nierenbecken gelegt.

Nebenniere

Nebennierentumoren fallen bei Hormonaktivität durch die klinische Symptomatik auf. Biochemische, serologische Tests führen zur Diagnose und eine Aspirationszytologie oder Stanzbiopsie sind zu Diagnosesicherung nicht nötig bzw. wie beim Phäochromozytom kontraindiziert.

Größere Sektionsstatistiken zeigen postmortal in 8% kleinere Nebennierenadenome (Hedeland et al. 1968). Computertomographisch werden in 0,5 bis 0,7% Nebennierentumoren (Beldegrun 1986; Reincke 1989) als Zufallsbefund entdeckt, wobei es sich meist um hormoninaktive Adenome handelt.

Wenn bei unauffälliger Klinik sowie unauffälligen biochemischen Tests ein Nebennierentumor (Inzidenzialom) als Zufallsbefund endeckt wird, sollte dieser zunächst sonographisch verlaufsbeobachtet werden. Bei einer Größe über 3 cm kann eine Biopsie in Erwägung gezogen werden. Bei der eingeschränkten Zugänglichkeit für interventionelle Maßnahmen ist jedoch die therapeutische Relevanz vorab zu diskutieren. Nebennierenmetastasen sind beim malignen Lymphom sehr selten. Metastasen treten oft bilateral auf und bleiben meist asymptomatisch. Am häufigsten metastasieren Bronchialkarzinome (über 30%), gefolgt vom Mammakarzinom und Melanomen in der Nebenniere. Weil sie nicht prognoseentscheidend sind, stellen sie keine generelle Operationsindikation und somit auch keine Indikation für eine Biopsie bei bekanntem Primärtumor dar. Größere solide Veränderungen (größer 3 cm) sollten nach genauer endokrinologischer Diagnostik, wegen der erhöhten Gefahr eines Malignoms bei fehlendem Primärtumor, entweder biopsiert oder operativ entfernt werden.

Über Feinnadelpunktionen (Ultraschall- oder CT-gesteuert) von Nebennierentumoren gibt es in der Literatur wenig Angaben (Heaston et al. 1982; Lünig et al. 1983; Montalli et al. 1984). Ursache dafür ist der komplikationsträchtigere Zugang und die schwierige zytologische Differenzierung zwischen benignem Adenom und dem meist hochdifferenzierten Nebennierenkarzinom. Bei begründetem Verdacht sollte daher statt einer Feinnadelpunktion eine Schneidbiopsie mit histologischer Untersuchung und eventueller Metastasendifferenzierung durch Tumormarker durchgeführt werden.

Ovarialtumoren

Ovarialtumoren sollten wegen ihrer großen Vielfalt mit unterschiedlicher Tumorbiologie laparoskopisch oder durch eine Laparotomie tumorentsprechend reseziert werden. Die Biopsie hat wenig therapeutische Relevanz. Blande Ovarialzysten können jedoch komplikationsarm transvaginal oder transabdominell punktiert und entleert werden. In 71–87% (Granberg et al. 1989) erfolgt eine Ausheilung ohne Wiederauffüllung.

5.2.2 Technisches Vorgehen

Wegen der fehlenden Aussagekraft der Aspirationszytologie, bedingt durch die Tumorbiologie bei retroperitonealen und intraabdominellen extraorganischen Tumoren, sollte zur Diagnose von fokalen Läsionen eine Stanzbiopsie mit histologischer Aufarbeitung durchgeführt werden. Die Wahl der Biopsienadelstärke richtet sich nach der Zugänglichkeit des Tumors. Wenn von retroperitoneal vorgegangen werden kann und keine Gefahr einer Darmläsion oder Blutungskomplikation besteht, sollten 14-gg.-Biopsienadeln verwendet werden. Wenn die Biopsie transabdominell gewonnen werden muss, sollte man dünnlumigere Biopsienadeln (16 oder 18 gg.) verwenden. Grundsätzlich sollte eine Darmwandperforation vermieden werden; wenn nicht anders möglich, können Magen oder Dünndarm mit dünnen Biopsienadeln tangiert werden, ohne dass Komplikationen zu befürchten sind, eine Verletzung des Kolons sollte man jedoch unbedingt vermeiden. Wenn die Biopsie von Nebennierentumoren indiziert ist, lässt sich diese meist von dorsal durch die Rückenmuskulatur durchführen. Wenn Schallbedingungen die sonographische Verlaufsbeobachtung der Biopsie über diesen Zugang nicht erlauben, kann auch translienal oder transhepatisch der Nebennierentumor biopsiert werden. Die Biopsie wird grundsätzlich nach Hautdesinfektion in Lokalanästhesie durchgeführt, evtl. kann der Patient sediert werden. Bei atemabhängigen Positionsveränderungen muss die Biopsie in mit dem Patienten eingeübter Atemmittellage oder bei kurzzeitigem Anhalten der Atemexkursionen durchgeführt werden. Bei Lymphomen ist insbesondere paraaortal oder im Oberbauch die Beziehung der Lymphome zu den Gefäßen genau zu lokalisieren. Hier kann die Farbduplexsonographie helfen größere Oberbauchgefäße zu umgehen und somit Blutungskomplikationen zu vermeiden. Insbesondere bei größeren, zentral echoarmen Tumoren muss eine Stanzbiopsie aus Randbereichen gewonnen werden um vitales Tumorgewebe und nicht nur Tumornekrosen zu erhalten.

Für die Sklerosierung von Zysten, wie z.B. Nierenzysten sollte in Seldinger-Technik oder Trokartechnik eine dünne Pigtail-Drainage (8–10 Fr.) in der Zyste plaziert und der Zysteninhalt abgelassen werden. Die Sklerosierung geschieht mit 96%-igem Alkohol, wobei die Zyste mit $^1/_3$ bis $^1/_{10}$ des ehemaligen Volumens aufgefüllt oder Fibrinkleber alternativ injiziert wird. Zur gleichmäßigen Benetzung der Zystenwand soll der Patient für 15–20 Minuten häufig die Position wechseln. Danach wird der Alkohol abgelassen und evtl. die Zyste mit Kochsalzlösung ausgespült. Alternativ zur sofortigen Entfernung kann der Pigtail-Katheter noch einige Stunden belassen und die abgesonderte Flüssigkeit nach Alkoholinjektion abdrainiert werden.

Atlasteil

**Perkutane ultraschall-
gesteuerte Interventionen
bei intraabdominellen
extraorganischen sowie
retroperitonealen Tumoren
und Flüssigkeitsansammlungen**

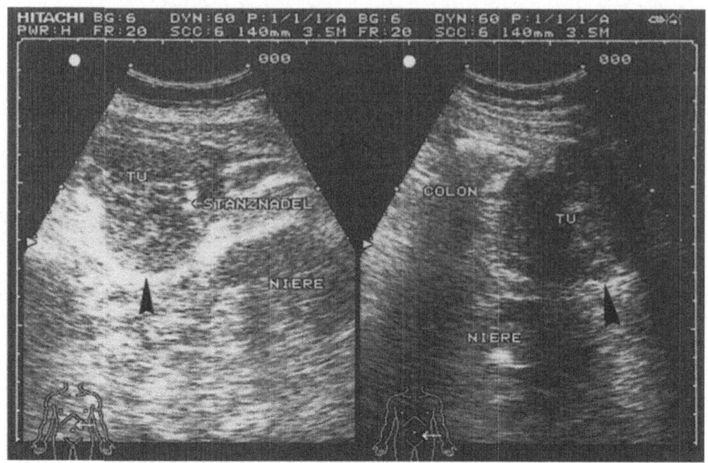

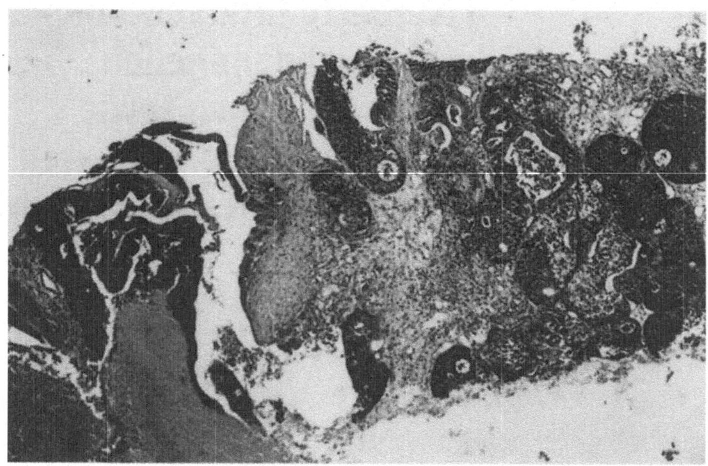

Abb. A5.1 a, b. Sigmakarzinom, Lokalrezidiv

a Vom Darm ausgehende Tumoren sind vornehmlich von der Schleimhaut ausgehende Karzinome und somit der endoskopischen Biopsie zugänglich. Primär extraluminär wachsende Tumoren sind jedoch eine Domäne der ultraschlallgesteuerten Biopsie. 2 Jahre nach einer Sigmaresektion wegen eines Karzinoms wächst extraluminär ein Tumor, der zur koloskopisch wie auch sonographisch darstellbaren Impression des Colon descendens führt. Er liegt laterale des Colon descendens der Bauchwand an. Der direkte Kontakt zur Bauchwand in der linken Flanke erleichtert die ultraschallgesteuerte Stanzbiopsie. Die histologische Aufarbeitung zeigt ein Adeno-Karzinom, verursacht durch ein extraluminär wachsendes Lokalrezidiv

b Die histologische Aufarbeitung des Stanzzylinders mit Tumorgewebe eines partiell nekrotischen, wenig differenzierten Adenokarzinoms

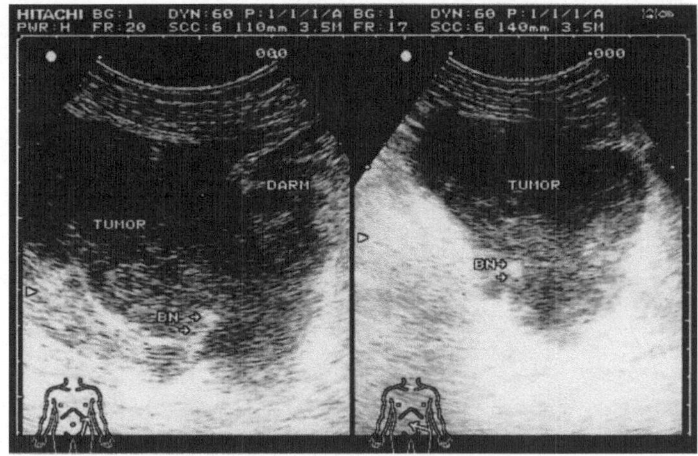

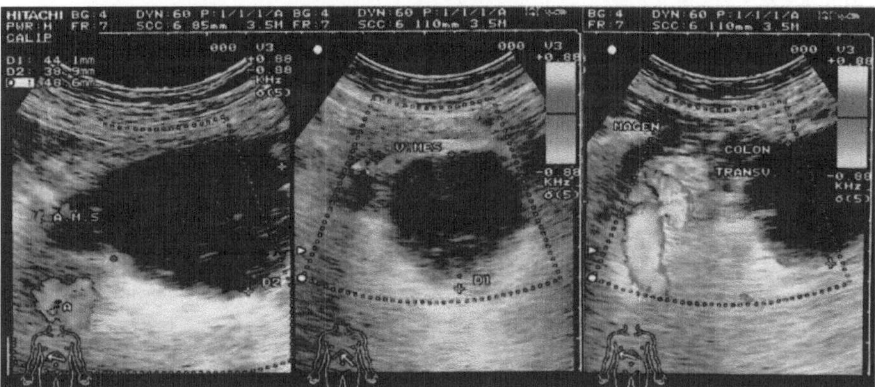

Abb. A5.2 a – c. Darmwandtumor

a Große intraabdominelle extraluminär wachsende Tumoren sind meist Lymphome, Metastasen oder Tumoren mesenchymalen Ursprungs. Die Stanzbiopsie aus dem Tumorzentrum ergab vorwiegend Nekrosen, im Randbereich (Biopsienadel mit *Pfeil, BN* markiert) konnte jedoch vitales Tumorgewebe eines Leiomyosarkoms mit hoher Mitoserate gewonnen werden

b Neben der Lokalisation des Tumors in Bezug auf Darmstrukturen insbesondere Kolon ist die Lokalisation der mesenterialen Gefäße zur Vermeidung von Blutungskomplikationen bedeutsam. Diese können von ihrem normalen Verlauf durch den Tumor abgedrängt oder vom Tumor umschlossen und im B-Bild ohne Farbduplexsonographie schlecht zu lokalisieren sein. Durch Drehen des Transducers wird der Tumor zu den umliegenden Darm- und Gefäßstrukturen in Beziehung gesetzt

c Siehe S. 156

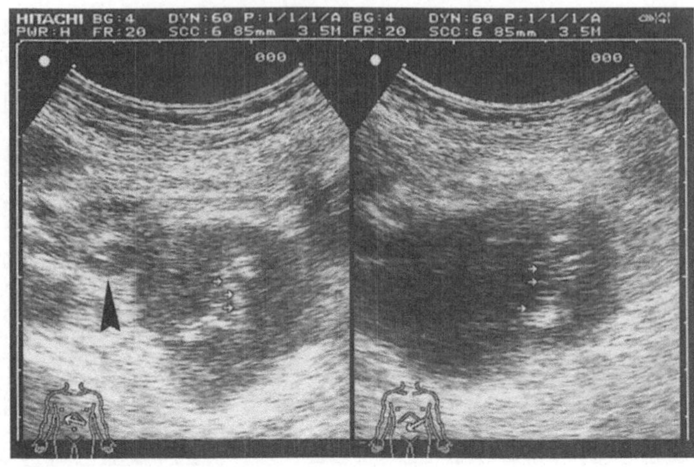

Abb. A5.2

c Leiomyome sind von der Darmwand ausgehende gutartige Tumoren, die zur Impression des Darmlumens führen können. Durch eine Stanzbiopsie können mesenchymale Tumoren differenziert werden (Biopsienadel ist mit *Pfeil* im vom Dünndarm ausgehenden Leiomyom markiert). Die Stanzbiopsie (*Pfeil*) kann manchmal keine Klärung zwischen gutartigem Leiomyom und hoch differenziertem Leiomyosarkom bringen, weil das Kriterium zur Differenzierung in der Stanzbiopsie die Mitoserate ist, die im biopsierten Areal niedriger als in anderen Arealen sein kann. Bei intraabdominellen oder retroperitonealen Tumoren muss bei transperitonealer Biopsieroute immer das Kolon in Bezug zum Tumor dargestellt und ein Tangieren des Kolons vermieden werden. Tangieren von Dünndarmschlingen mit der Biopsienadel lässt sich nicht immer vermeiden und führt bei einer Biopsie mit 16- bis 18-gg.-Nadeln nicht zu Komplikationen. *Links* im Bild ist im Oberbauchschrägschnitt das Kolon (mit *Pfeil* markiert) kranial vom 4 cm großen Tumor lokalisiert. Der Nadelverlauf der Stanzbiopsie ist mit *kleinen Pfeilen* im echoarmen Tumor markiert. Echoreiche, wolkige Reflexe neben dem Nadelverlauf sind durch frische Einblutungen im Tumor durch die vorausgegangene erste Biopsieentnahme verursacht

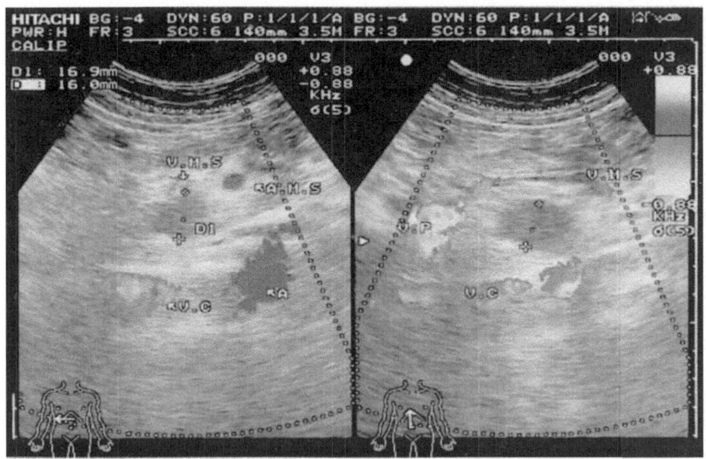

a

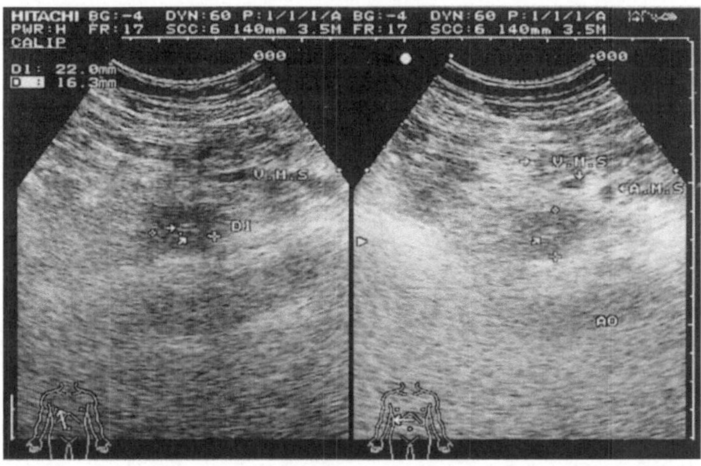

b

Abb. A5.3 a, b. Lymphknotenmetastasen

a Subpankreatisch zwischen Dünndarmmesenterium und V. cava gelegener Tumor bei Prostata-Karzinom. Die farbduplexsonographische Gefäßdarstellung erleichtert das Aufsuchen eines Punktionsweges ohne Verletzung der Mesenterialgefäße (*V.M.S* V. mesenterica superior, *A.M.S* A. mesenterica superior, *V.P.* V. portae). Der Tumor ist *Messkreuzen* markiert, Durchmesser 17 mm

b Durch Verschieben des Transducers nach rechts lateral wird eine Biopsieroute lateral der Mesenterialgefäße gefunden. Die Biopsienadel ist mit *Pfeilen* markiert und die zentrale Lage im Tumor ist in 2 Ebenen dokumentiert

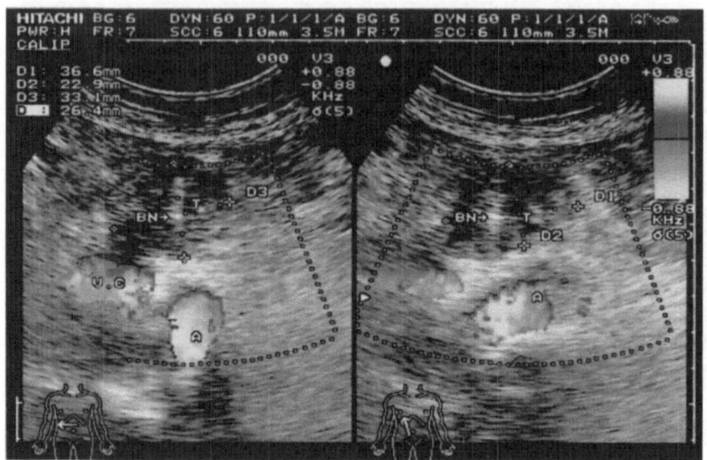

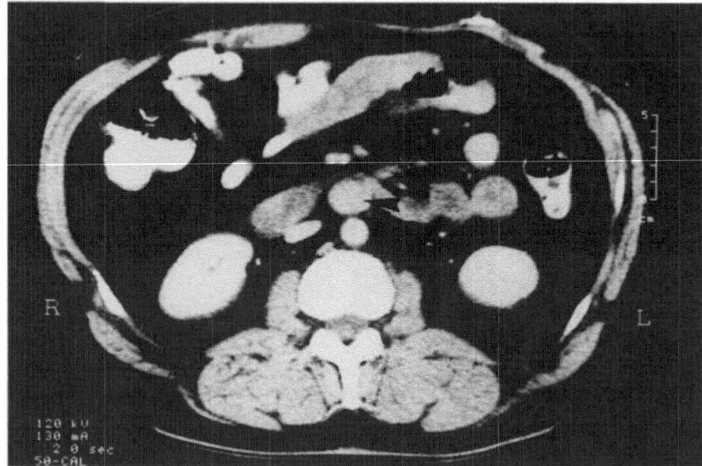

Abb. A5.4a–d. Lymphknotenmetastasen

a Retroperitoneal, ventral der Aorta knapp oberhalb der Bifurkation, liegt ein etwas gelapptförmiger Tumor, einem Lymphom entsprechend bei Zustand nach Rektumamputation vor 3 Jahren. Die Biopsienadel (*Pfeil, BN*) ist zentral im Tumor (*T*) markiert. Die Ausdehnung ist mit *Messkreuzen* markiert. Durch anhaltende Kompression mit dem Schallkopf kann der Abstand zwischen Bauchwand und Tumor verringert und störende Darmluft weggedrückt werden; ebenfalls können Darmstrukturen dadurch teilweise weggedrückt und somit Voraussetzungen für eine komplikationslose Biopsie geschaffen werden. Histologie: Lymphknotenmetastasen eines Adenokarzinoms

b Computertomographisch ist präaortal die singuläre Lymphknotenmetastase mit *Pfeil* markiert

c–d Siehe S. 159

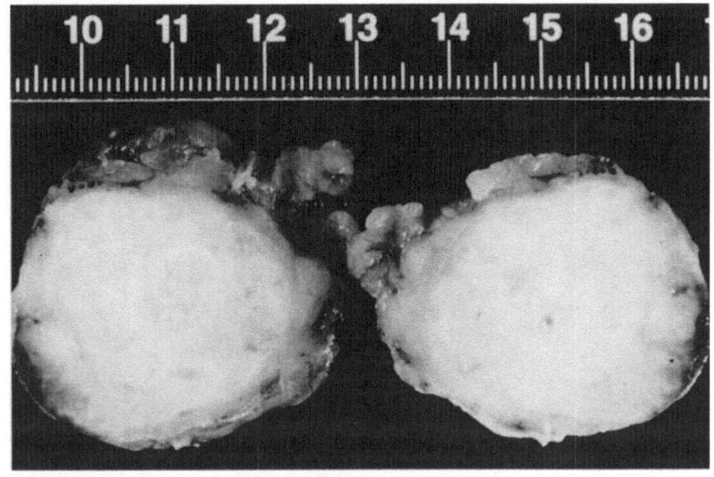

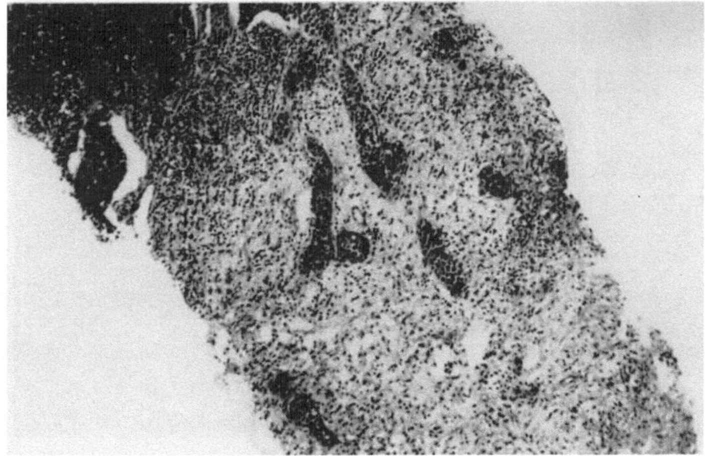

Abb. A5.4

c Makroskopisches Bild der biopsierten Lymphknotenmetastase

d Histologischer Ausschnitt aus Stanzbiopsie des paraaortalen Lymphknotens mit überwiegend in soliden Nestern angeordneten epithelialen Tumorzellen mit gering PAS-positiven Zytoplasmasäumen (Metastase des Rektumkarzinoms aus **a**)

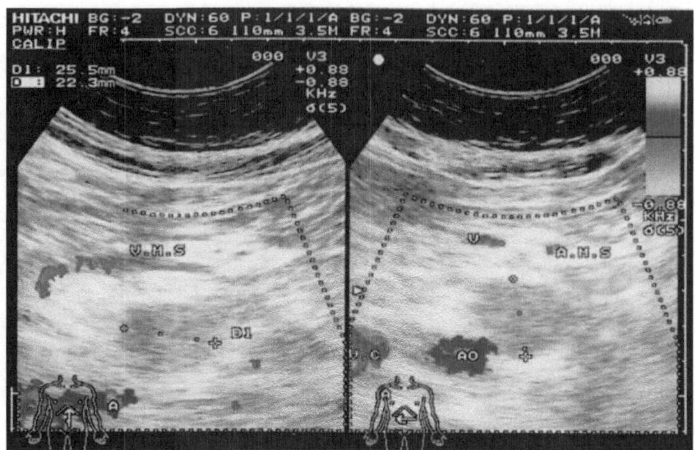

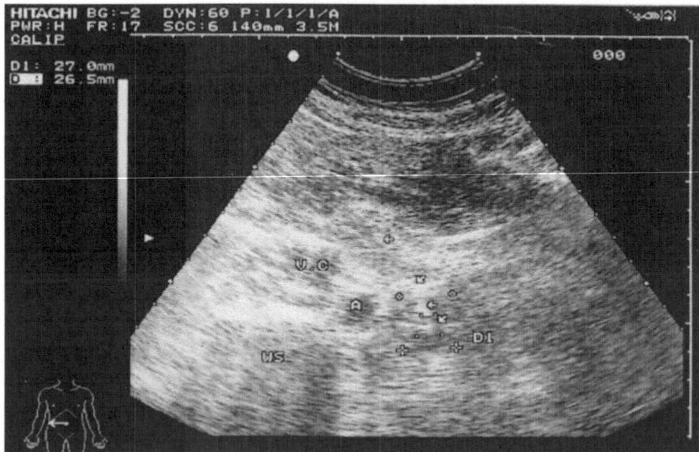

Abb. A5.5 a – c. Retroperitoneales Lymphom, Biopsieroute

a Gefährlichste Komplikation bei der Biopsie retroperitonealer Gefäße ist die Verletzung von mesenterialen Gefäßen oder retroperitonealen Gefäßen. Durch Verschieben des Transducers nach lateral oder kranial muss versucht werden einen Zugangsweg entlang der Gefäße zu finden, auch wenn dabei längere Zugangswege in Kauf genommen werden müssen. Der Biopsiezugang zum retroperitoneal, links aortal gelegenen Tumor wird durch den Verlauf der Mesenterialgefäße ventral davon, erschwert (V. und A. mesenterica superior). Der Tumor ist mit *Messkreuzen* markiert, Durchmesser 25 mm

b Durch Verschieben des Schallkopfs nach rechts lateral wird ein Zugangsweg lateral der Mesentrialgefäße gefunden. Die d von lateral kommende Nadel schräg vor V. cava und Aorta verlaufend, ist mit *Pfeilen*, die Tumorausdehnung mit *Messkreuzen* markiert (*V.C* V. cava, *A* Aorta, *WS* Wirbelsäule). Wenn die Nadeldarstellung in größerer Tiefe mit partieller Schallstreuung durch Darmstrukturen erschwert ist, kann die Darstellung der Nadelspitze durch rhythmisches Vor- und Zurückbewegen der Nadel als Bewegungsartefakt indentifiziert werden

c Siehe S. 161

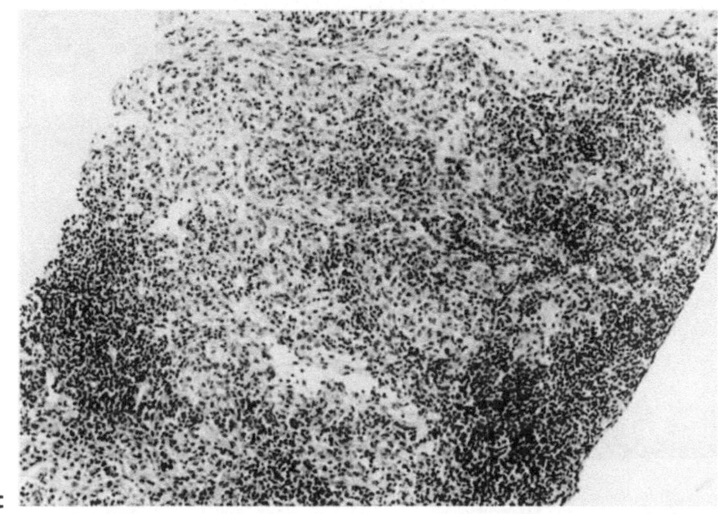

Abb. A5.5

c Stanzzylinder aus paraaortalen Lymphknoten mit soliden Balken und Strängen atypischer Epithelien, die das präexistente lymphatische Gewebe verdrängen. Immunhistochemisch exprimieren sie Vimentin und Keratin und sind einem Nierenzellkarzinom bei Zustand nach Nephrektomie 4 Jahre zuvor als Metastase zuzuordnen

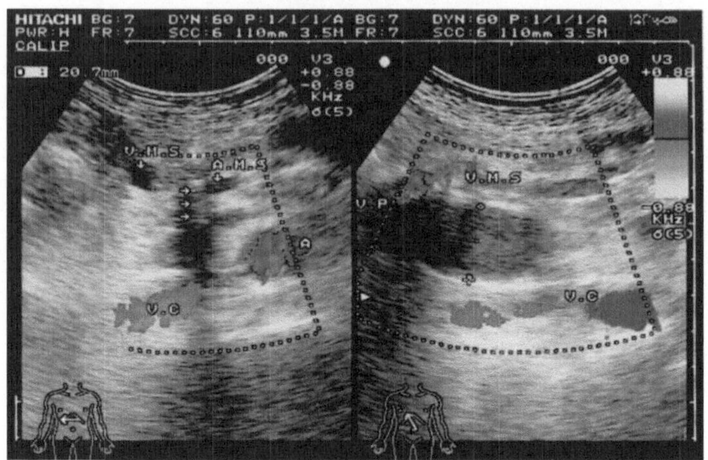

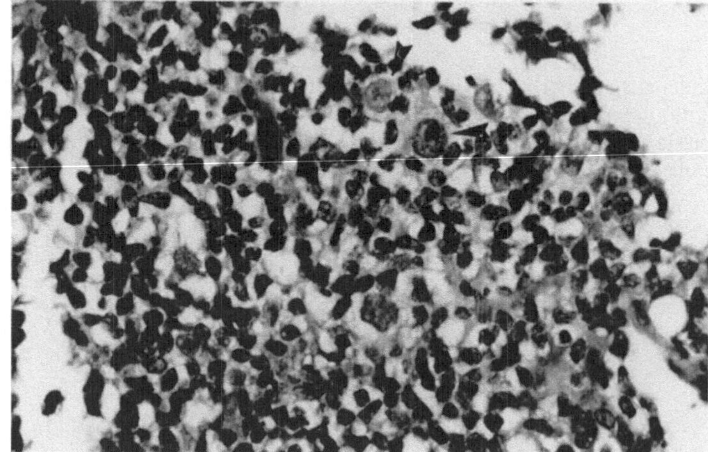

Abb. A5.6a–d. Hodgkin-Lymphom

a Bei einem ähnlich wie in Abb. A5.5 lokalisierten Lymphom zwischen Mesenterialgefäßen (*V.M.S* V. mesenterica superior, *A.M.S* A. mesenterica superior) und Retroperitonealgefäßen (*V.C* V. cava, *A* Aorta), kann ein Punktionsweg zwischen A. und V. mesenterica superior gefunden werden. Die Stanzbiopsienadel ist mit *Pfeilen* markiert. Histologisch aufgearbeitet handelt es sich um ein Hodgkin-Lymphom

b Stanzzylinderausschnitt mit reichlich lymphatischen Zellen und wenigen großleibigen Zellen vom Typ der Hodgkin-Zellen (*Pfeil*)

c,d Siehe S. 163

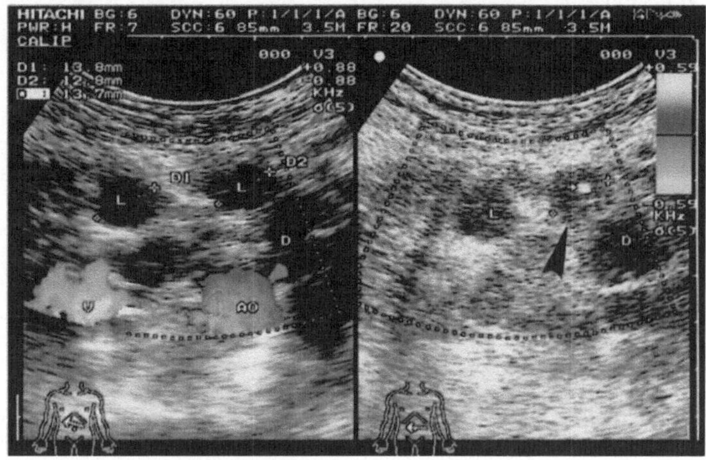

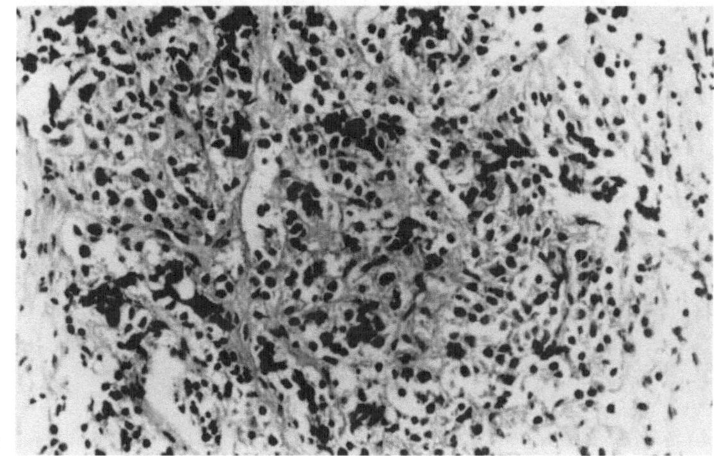

Abb. A5.6

c Mesenteriale Lymphknoten von etwa 1,5 cm im maximalen Durchmesser bei unbekanntem Primärtumor zeigen in der ultraschallgesteuerten Biopsie (2-mal Stanzbiopsie) und der histologischen Aufarbeitung einen neuroendokrinen Tumor; dies erlaubt die gezielte Primärtumorsuche und den Ausschluss eines Hodgkin- oder Non-Hodgkin-Lymphoms. *Links* im Bild ist farbduplexsonographisch die Zuordnung zu den retroperitonealen Gefäßen dargestellt. *Rechts* die Stanzbiopsie in einem mesenterialen Lymphknoten mit *Pfeil* markiert. Durch Druck mit dem Transducer lassen sich mesenteriale Lymphknoten, im Gegensatz zu retroperitonealen Lymphknoten, etwas verschieben oder sie verändern ihre Lokalisation abhängig von der Lage des Patienten

d Vergrößerung aus Stanzzylinder des intraabdominalen mesenterialen Lymphknotens mit Formationen eines kleinzelligen, neuroendokrinen Karzinoms (nach immunhistochemischer Tumordifferenzierung)

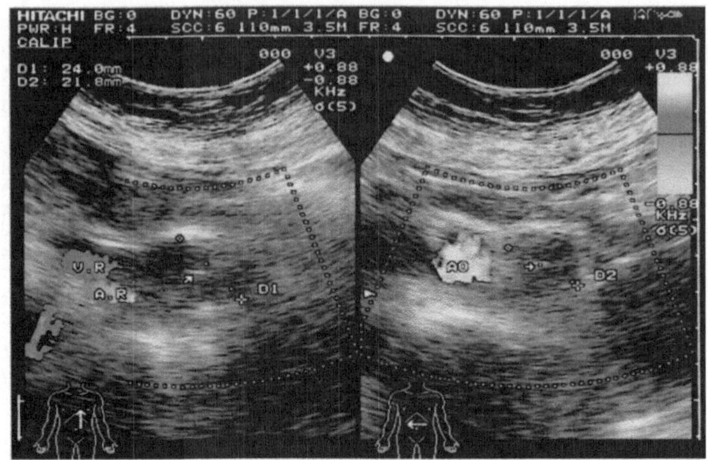

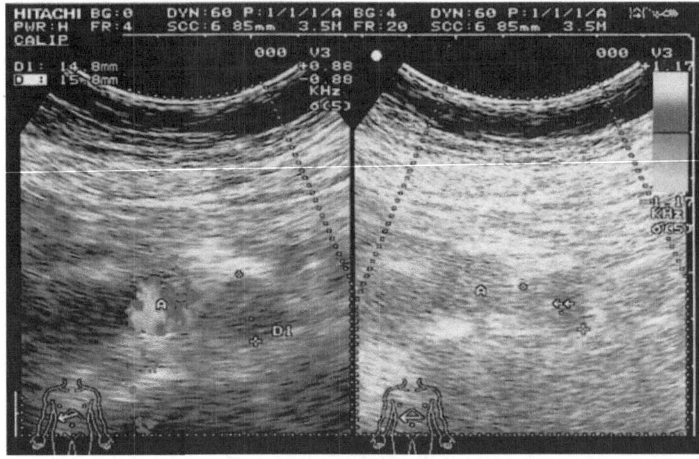

Abb. A5.7a–d. Non-Hodgkin-Lymphom

a Eine weitere Gefäßstruktur, die bei der Biopsie von retroperitonealen, paraoartalen Tumoren umgangen werden muss, sind die Nierengefäße. Im Drehen des Transducers vom Querschnitt (*rechter Bildabschnitt*) in den Längsschnitt (*linker Bildabschnitt*) ist die Lokalisation des Lymphoms zwischen Aorta (*AO*) und linker Nierenarterie (*A.R*) darstellbar. Die Farbduplexsonographie erleichtert die Darstellung des Gefäßverlaufs. Die Lokalisation der Feinnadel zur Aspirationszytologie ist in 2 Ebenen im Zentrum des Lymphoms dargestellt (*Pfeil*)

b Weil bei der Aspirationszytologie nicht ausreichend verwertbares Material zu gewinnen war, musste eine Stanzbiopsie des paraaortalen Lymphoms durchgeführt werden. Mit einer 16-gg.-Biopsienadel wird transabdominell eine Biopsie entnommen (im *rechten Bildabschnitt* ist die Biopsienadel mit *Pfeil* markiert). Histologie: Non-Hodgkin-Lymphom

c, d Siehe S. 165

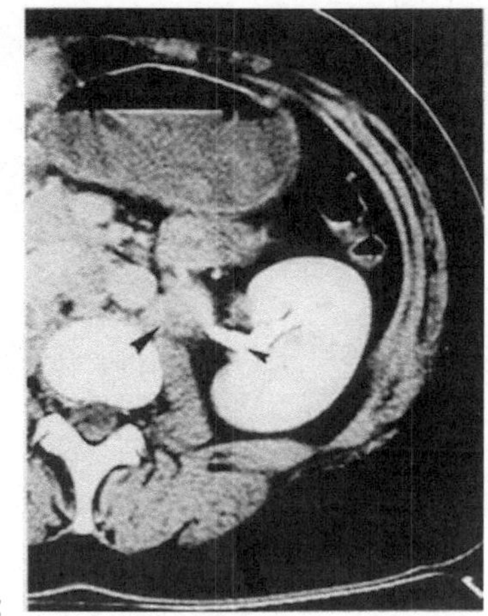

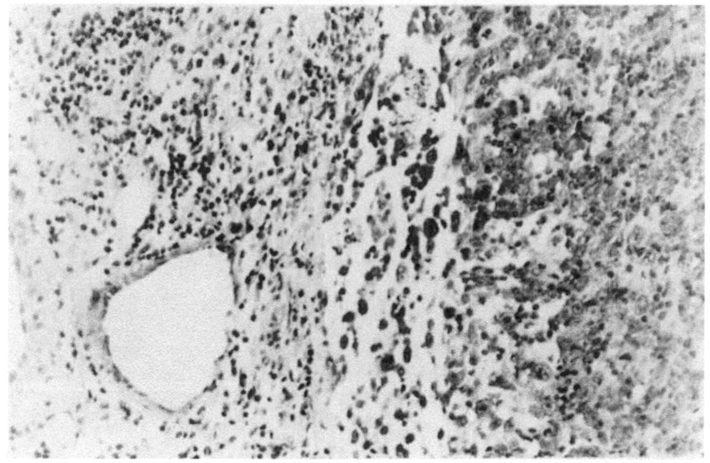

Abb. A5.7

c Computertomographische Darstellung des paraaortalen Lymphoms (Lymphom mit *großem Pfeil*, Nierenstiel mit *kleinem Pfeil* markiert)

d Histologie: Hochmalignes Non-Hodgkin-Lymphom der B-Zell-Reihe (diffuse large B-cell-lymphoma, variant immunoblastic), *rechts* im Bild blastenreiche Anteile

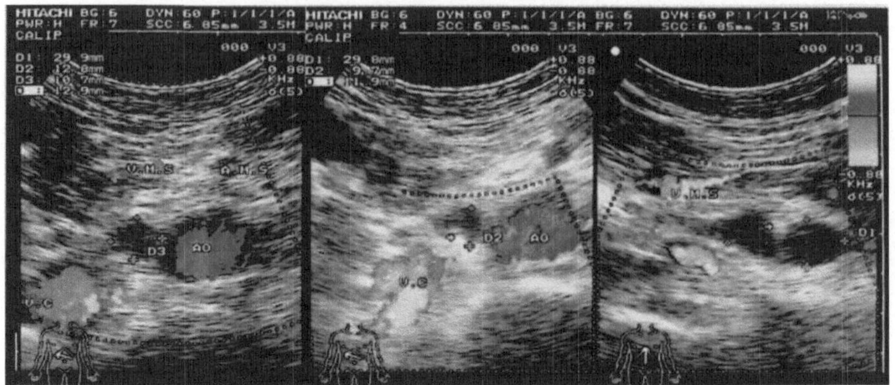

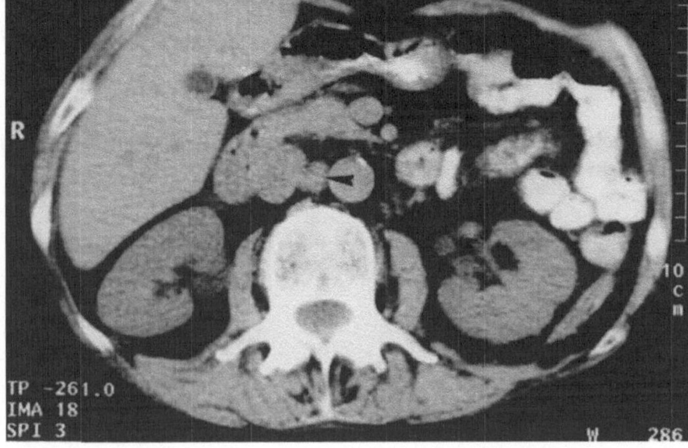

Abb. A5.8a, b. Legende s. S. 167

◀ **Abb. A5.8 a, b.** Biopsie kleiner Lymphome

a Bei adäquaten Schallbedingungen sind auch kleine retroperitoneale Lymphome biopsierbar. Das Beispiel zeigt ein Lymphom von 1 cm Durchmesser zwischen V. cava und Aorta gelegen. Die Mesenterialgefäße dürfen nicht tangiert werden, Luftüberlagerung in Darmstrukturen kann durch Kompression verdrängt werden. In *Bildmitte* und *rechts* ist die Biopsienadel im Lymphom mit *Pfeil* markiert. Histologie: Adenokarzinom, das jedoch weder CEA noch CA 19/9 exprimiert. Bei weiterer Suche wird ein pulmonales Adenokarzinom als Primärtumor gefunden

b Kernspintomographisch Lymphknotenmetastase zwischen Aorta und Cava dargestellt (*oben* im Längsschnitt, *unten* im Querschnitt)

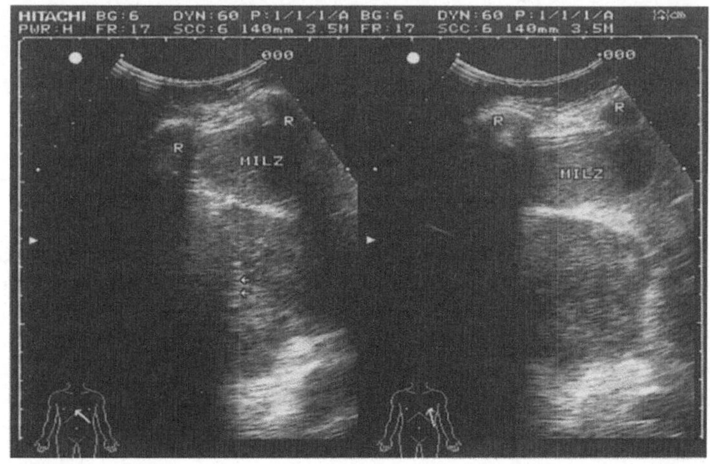

Abb. A5.9 a – c. Mesenchymale Tumoren. Retroperitoneale mesenchymale Tumoren können je nach Lokalisation, Tumorausdehung und Organverdrängung von transabdominell oder von retroperitoneal biopsiert werden

a Transabdominelle Biopsie eines faustgroßen Liposarkoms (*Pfeil*)

b, c Siehe S. 168

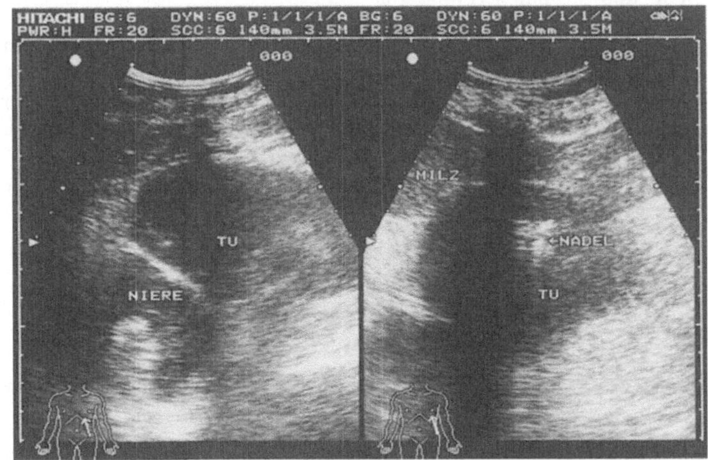

b

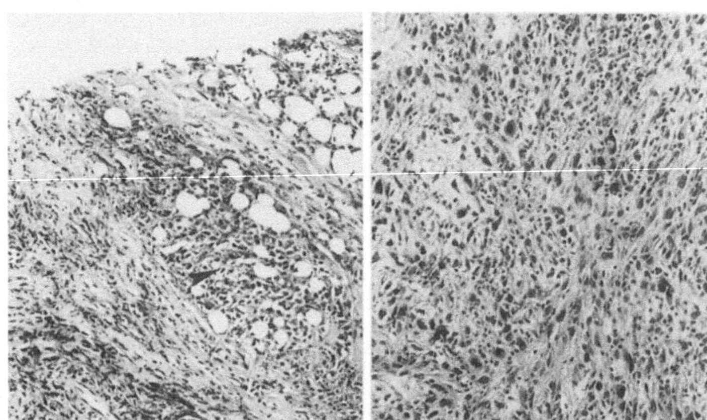

c

Abb. A5.9

b Ein weiter dorso-lateral gelegenes malignes Histiozytom kaudal der Milz und kranial der Niere wird von retroperitoneal biopsiert

c Die histologischen Bilder illustrieren, wie anhand von Stanzbiopsien eine relativ genaue Tumorzuordnung möglich ist. *Linke Bildhälfte*: der in **a** beschriebene retroperitoneale Tumor mit Formationen eines teilweise mischdifferenzierten (rundzellig und fokalpleomorph) Liposarkoms. Die rundzellige Komponente ist mit *Pfeil* markiert. Im *rechten Bildabschnitt* Stanzzylinder aus dem Tumor in **b**: Malignes, fibröses Histiozytom mit storiformem Wachstumsmuster mit teils spindligen, teils polymorphen Zellen und immunhistologischem Markerprofil, das für ein malignes Histiozytom spricht

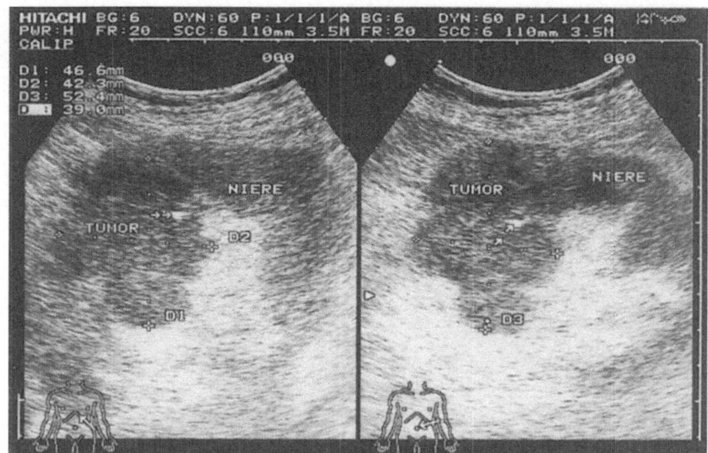

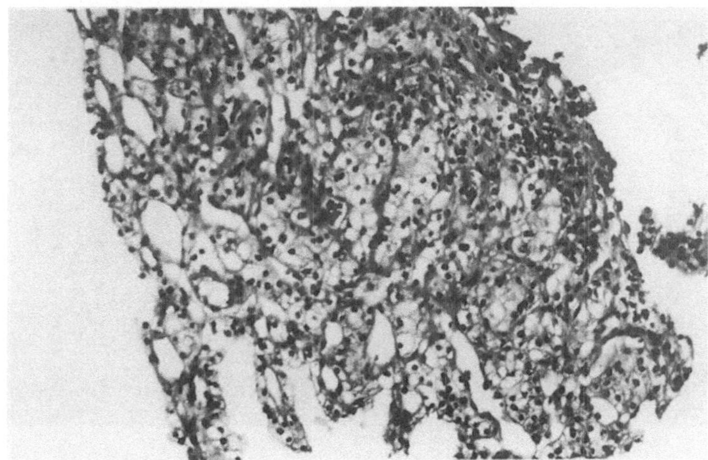

Abb. A5.10 a, b. Nierentumor

a Nierentumoren sind oft isoechogen und somit vom übrigen Nierengewebe schlecht differenzierbar. Sie sind dann eher erkennbar an der Aufhebung der Nierenkontur mit gelapptförmiger oder buckliger Vorwölbung. Von lateral wird der kürzeste Biopsieweg zur gelapptförmigen Struktur ohne Verletzung des Nierenhilus gesucht. (Die Biopsienadel ist mit *Pfeil* markiert, die Tumorausdehnung mit *Messkreuzen*)

b Histologischer Ausschnitt aus dem Stanzzylinder mit Tumor eines Nierenzellkarzinoms (klarzelliger Subtyp, breite, helle Zytoplasmaräume und kleine Kerne)

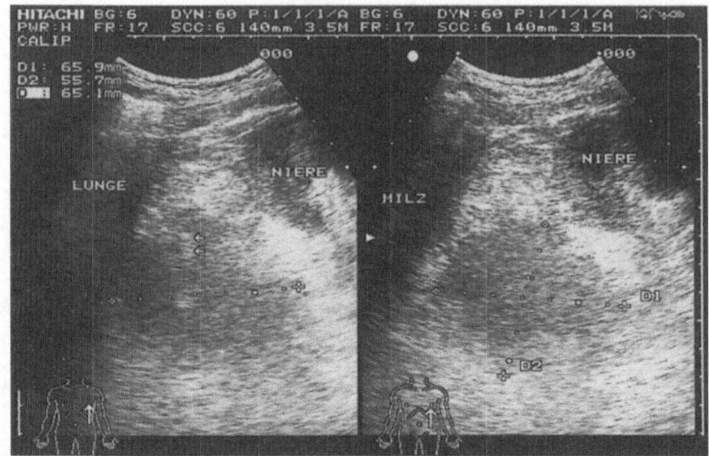

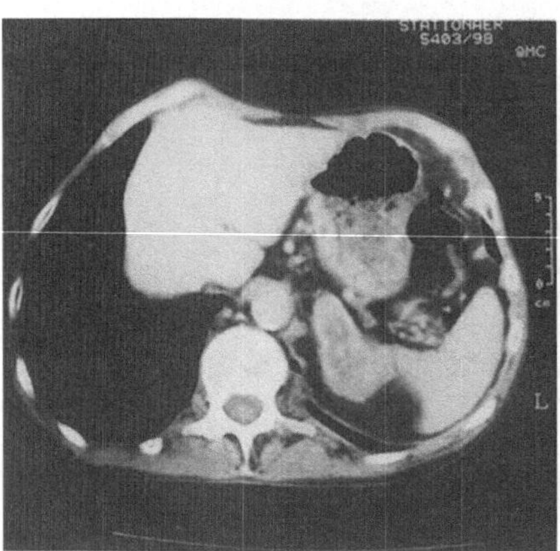

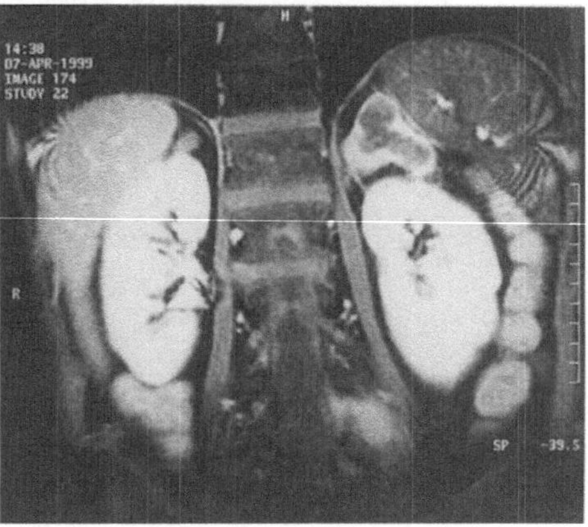

Abb. A5.11 a – c. Nebennierentumor

a Ein Zugangsweg zu Nebennierentumoren ist von retroperitoneal (dorsal des kaudalen Poles von Milz oder Leberrand), wobei der Punktionsweg durch die Rückenmuskulatur geht. Verlauf der Biopsienadel vom dorsalen Zugang aus (*Pfeil*)

b Die Lage der Nebennierenmetastase links und mögliche Zugangswege lassen sich im CT oder Kernspintomogramm (*links* im Querschnitt, *rechts* im Längsschnitt) illustrieren

c Siehe S. 171

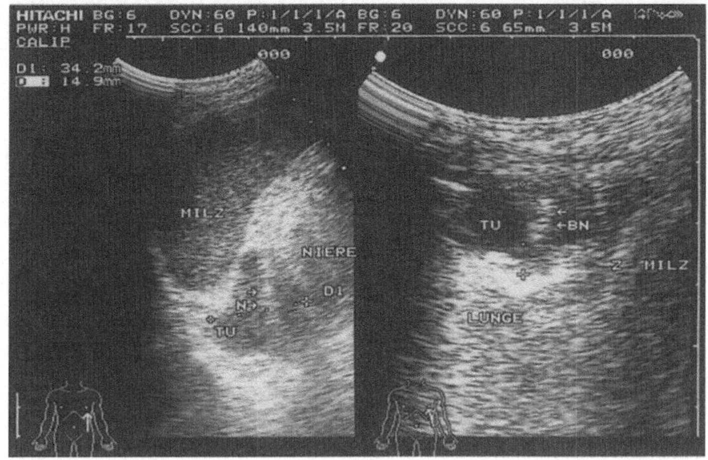

Abb. A5.11

c Wenn die Schallbedingungen die exakte Abgrenzung und Lokalisation des Nebennieren-
tumors von dorsal nicht erlauben, kann die Leber oder Milz als Schallfenster benutzt und
entweder dorsokaudal dieser Strukturen oder transhepatisch bzw. translienal der Nebennierentumor biopsiert werden. Die translienale Route sollte vermieden werden, jedoch wurde
das Blutungsrisiko bisher überschätzt und wenn die Hilusgefäße nicht tangiert werden, sind
Blutungskomplikationen mit 16- oder 18-gg.-Biopsienadeln nicht zu erwarten. In c ist der
Nebennierentumor translienal biopsiert, der Biopsienadelverlauf durch den Nebennierentumor ist mit *Pfeil* markiert (*linker Bildabschnitt*). Der Nebennierentumor ist histologisch
die Metastase eines kleinzelligen Bronchialkarzinoms, wobei die gleichzeitige Biopsie des
peripheren Lungenrundherdes (*rechter Bildabschnitt*) die Diagnose sichert und die Grund-
lage für eine Chemotherapie liefert

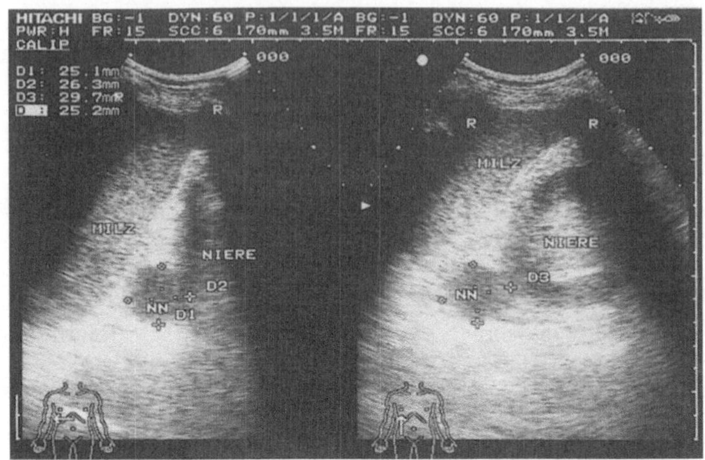

a

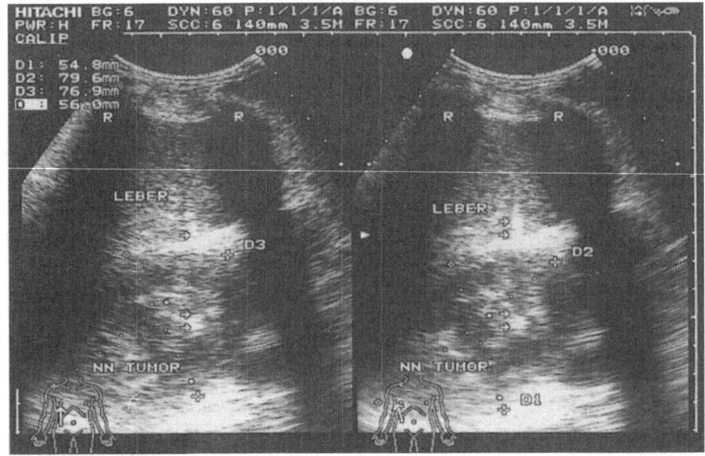

b

Abb. A5.12a–c. Nebenniere

a Inzidentialome der Nebenniere bedürfen unter 3 cm Durchmesser keiner weiteren bioptischen Abklärung

b Bei beidseitig vergrößerter Nebenniere auf 7 cm Durchmesser, bei einem Patienten mit chronischer Pankreatitis, zeigt die ultraschallgesteuerte Biopsie eine Nebenniereneinblutung. Um die Diagnose zu erhärten muss aus mehreren Arealen der Nebenniere ein möglichst langer Stanzzylinder gewonnen werden. Bei der Differentialdiagnose zu einer Tumornekrose sollten Randbereiche der Nebenniere erfasst werden, weil hier am ehesten vitale Zellen getroffen werden. Daher wird bei transhepatischer Biopsie die Spitze der Nadel noch intrahepatisch subkapsulär positioniert und dann die Stanzbiopsienadel in die Nebenniere hinein ausgefahren. Die Biopsienadel ist im Verlauf von transhepatisch mit *Pfeilen* markiert

c Siehe S. 173

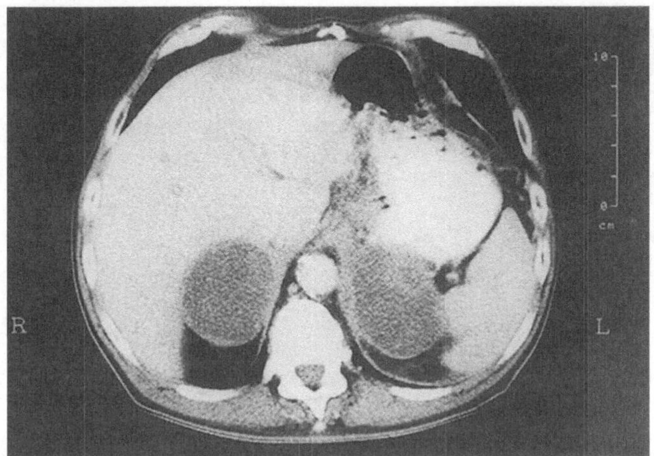

c

Abb. A5.12

c Computertomographisch beidseits tumoröse Vergrößerung der Nebennieren. Die ultraschallgesteuerte Biopsie (s. **b**) ergibt jedoch die Diagnose einer beidseitigen Nebennieren-einblutung und bei mehreren Stanzbiopsien in keinem Fall einen Tumornachweis

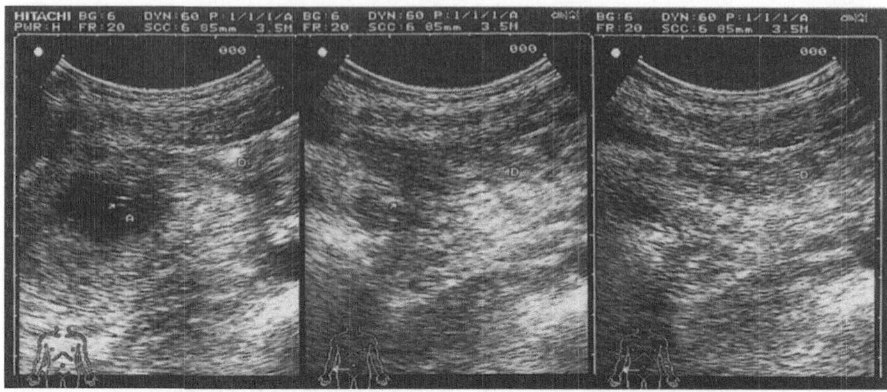

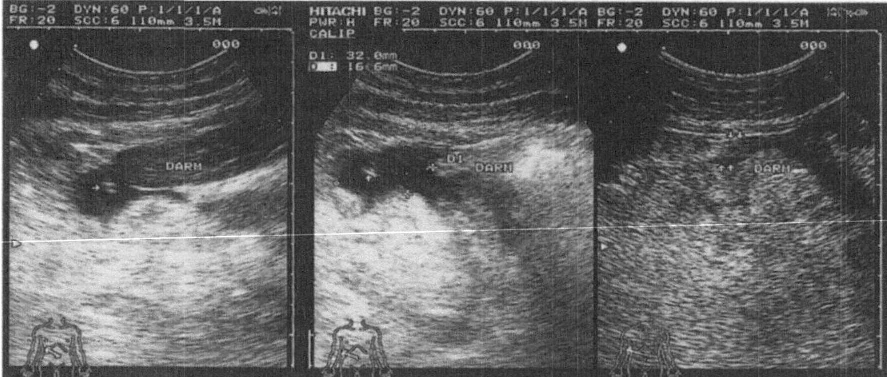

Abb. A5.13 a, b. Interenterischer Abszess

a Ein 2 × 3 cm großer Abszess im rechten Unterbauch nach Appendektomie ist mit einer Feinnadel punktiert (*Pfeil*). Der Abszess ist nur zum Teil liquide und nach Abpunktieren des liquiden Anteils (*Bildmitte*) verbleibt ein kleines echoärmeres Areal zwischen Darmschlingen (*D*). Die sonographische Kontrolle nach 1 Woche mit gezielter antibiotischer Behandlung über 5 Tage ergibt keinen Hinweis auf Rest- oder Rezidivabszess (*rechter* Bildausschnitt)

b Bei interenterischen Abszessen kann insbesondere bei postoperativ motilitätsgestörten, z. T. flüssigkeitsgefüllten Dünndarmschlingen die Differenzierung zwischen Abszess und intraluminaler Flüssigkeitsansammlung schwierig sein. Abszesse zeigen oft zipflige Ausziehungen zwischen umgebenden Darmwänden, manchmal ist eine Schichtung im Abszess darstellbar. In der Verlaufsbeobachtung zeigen Darmschlingen, insbesondere nach wiederholter Kompression durch den Transducer, Peristaltik, die zu einer Bewegung von echogenen Partikeln im flüssigkeitsgefüllten Darmlumen führt. *Von links nach rechts*: Aspiration eines interenterischen Abszesses

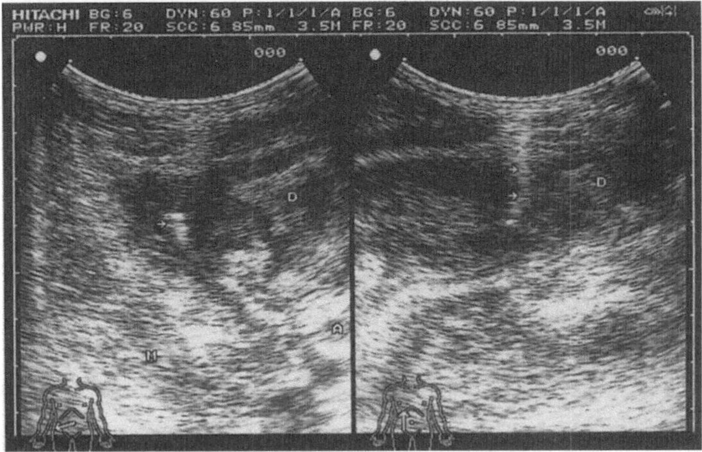

Abb. A5.14. Intraabdomineller Abszess

Größere Abszesse, Abszesse mit interenterischen Ausläufern oder sehr zähflüssige Abszesse (Charakterisierung der punktierten Flüssigkeit) sollten durch einen Drain therapiert werden, wobei sich die Drainstärke nach der Zähflüssigkeit des Abszesses und der Abszessgröße richtet. *Links* ist im Querschnitt und *rechts* im Längsschnitt ein Abszess nach Appendektomie mit Ausläufern zwischen Darmschlingen dargestellt, der in der Punktion nur zum Teil liquide und sehr zähflüssig ist. Es wird deshalb eine 12-Fr.-van-Sonnenberg-Drainage in den Abszess gelegt (markiert durch *Pfeile*). Derartige Abszesse sind normalerweise durch eine Drainage mit intermittierendem, täglichem Anspülen mit 10–20 ml Kochsalzlösung innerhalb einer Woche therapierbar

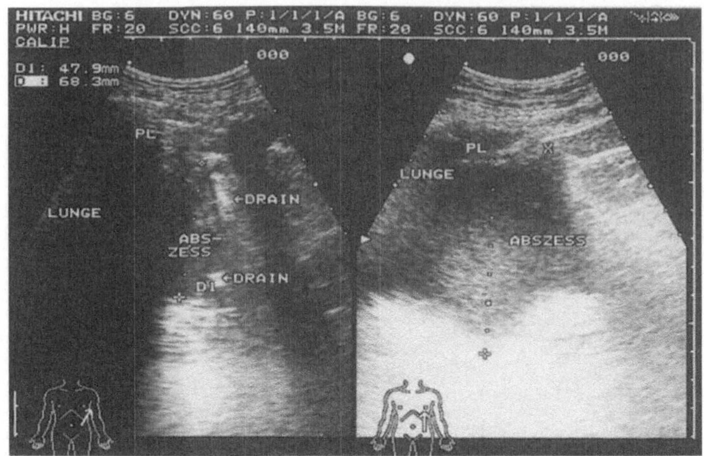

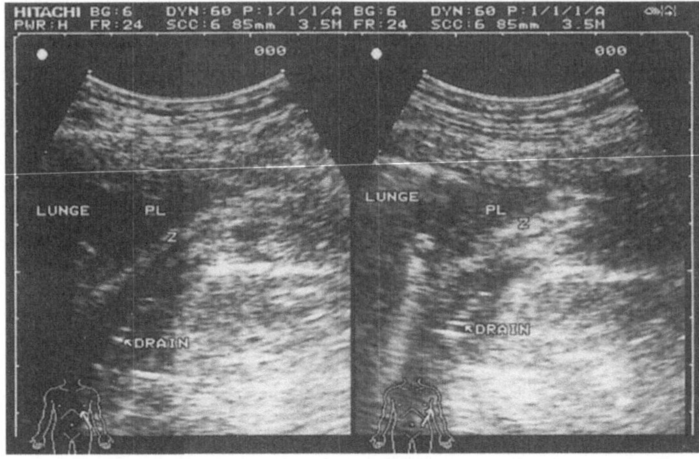

Abb. A5.15 a, b. Subphrenischer Abszess

a Nach einer Hemikolektomie links mit Milzexstirpation bei Flexurenkarzinom links lässt sich im Milzbett ein subphrenischer Abszess sonographisch als Ursache der septischen Temperaturen finden. *Rechts* im Bild ist der Abszess zwischen Zwerchfell und Darmstrukturen in seiner Ausdehnung mit *Messkreuzen* markiert. Der schmale Zugang zwischen Pleura (*PL* mit kleinem Randwinkelerguss) und Darmstrukturen ist mit *X* gekennzeichnet. Über den schmalen Zugang wird sowohl die Punktionsnadel zur Charakterisierung der Flüssigkeit als auch die 20-Charr-Bülau-Drainage (*links* im Bild mit Drain gekennzeichnet) in den Abszess plaziert

b Nach Ablassen der putriden Flüssigkeit über den Drain wird dieser 2-mal täglich mit 50 ml Kochsalzlösung gespült, die Flüssigkeit 5 Minuten in der Abszesshöhle belassen und danach über den Drain wieder abgelassen. Nach 10 Tagen konnte der Drain entfernt werden (*PL* Pleura, *Z* Zwerchfell)

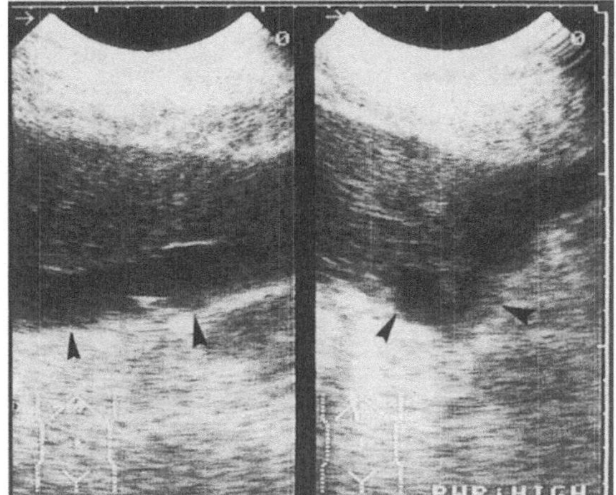

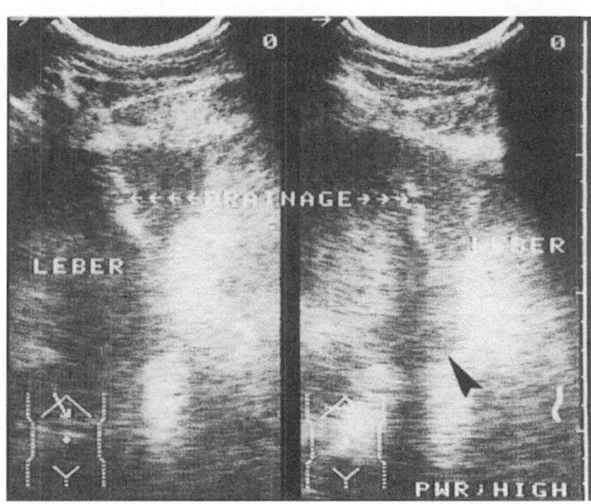

Abb. A5.16a–c. Anastomoseninsuffizienz

a Nach biliodigestiver Anastomose bei großem Pankreaskopfkarzinom war sonographisch als Ursache für intermittierendes Fieber eine subhepatische infizierte Flüssigkeitsansammlung darstellbar, die sich von der Anastomose bis zum linken Leberlappen und in der Verlängerung retrogastral erstreckte. Ein Zugang zu der Flüssigkeitshöhle war, ohne Darmstrukturen zu tangieren, nur transhepatisch möglich. Die Flüssigkeitsansammlung unter dem linken Leberlappen ist mit *Pfeilen* markiert

b Die transhepatisch durch den linken Leberlappen (in Abb. A5.15a beschriebener subhepatischer Abszess) plazierte Drainage, ist an echoreichen Reflexen mit dorsaler Schallauslöschung erkennbar und mit *Pfeilen* markiert

c Siehe S. 178

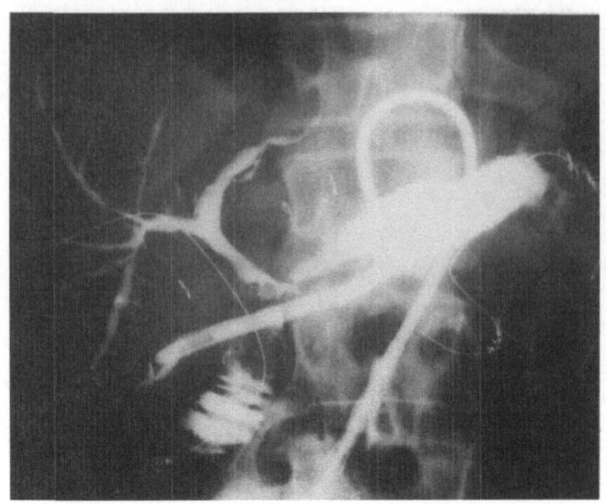

Abb. A5.16

c Nach Drainage der Abszesshöhle wurde der Flüssigkeitscharakter zunehmend gallig. Die Verdachtsdiagnose einer Leckage an der Anastomose wurde durch die radiologische Kontrastmitteldarstellung der Flüssigkeitshöhle bestätigt; über diese füllte sich Gallengang und anastomosierte Jejunumschlinge an. Der Drain ist vom Plazierungsort durch den linken Leberlappen subhepatisch bis zur Anastomose vorgeschoben. Unter suffizienter Drainage hält die Leckage aus

Abb. A5.17 a–g. Subhepatischer Abszess   ▶

a Postoperativ hat sich subhepatisch im Oberbauch dorsal des linken Leberlappens ein Abszess von mehr als 5 cm Durchmesser gebildet. Wegen fehlendem, direktem Zugang wurden transhepatisch zwei van-Sonnenberg-Drainagen (14 Charr) durch den linken Leberlappen im Abszess plaziert. Der Drainverlauf durch den linken Leberlappen ist mit *kleinen Pfeilen* markiert, die Abszessausdehnung mit *Messkreuzen*

b Großer, subhepatischer Abszess dorsal des linken Leberlappens im Computertomogramm

c Im gesamten Abdomen zeigten sich Flüssigkeitspfützen, wobei eine Flüssigkeitsstraße vom Oberbauch zum rechten Unterbauch zieht, welche Fibrinfäden enthält (*Pfeil, linke Abbildung*), Lokalisation Mittelbauch. Die beiden *rechten Abbildungen* zeigen die Abszessausläufer im rechten Unterbauch. Dieser Punkt bietet sich als tiefster Punkt des Abszesses für die Plazierung einer weiteren Drainage an um bei Instillation einer Spülflüssigkeit in eine kraniale Drainage eine Spülwirkung über das Abdomen bis zum tiefsten Punkt im Unterbauch zu erreichen. Die Darmschlingen schwimmen dorsal der Abszessflüssigkeit, ventral zwischen Bauchwand und liquider Struktur sind keine Darmschlingen vorhanden, so dass ein Drain komplikationslos eingebracht werden kann

d–g Siehe S. 180, 181

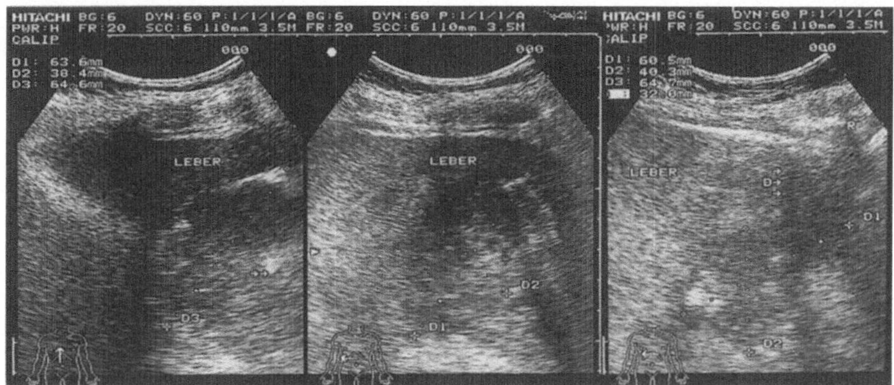

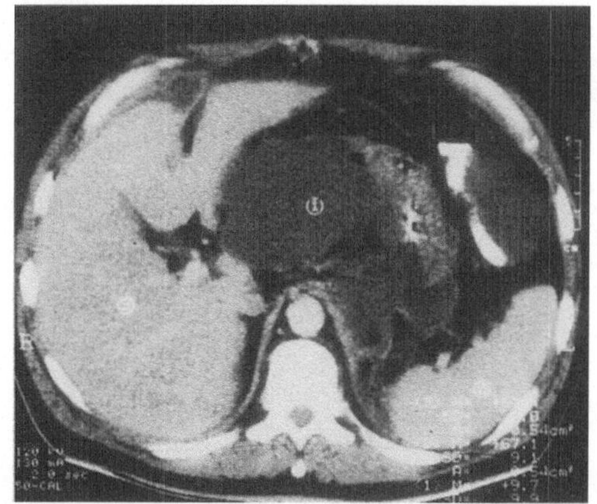

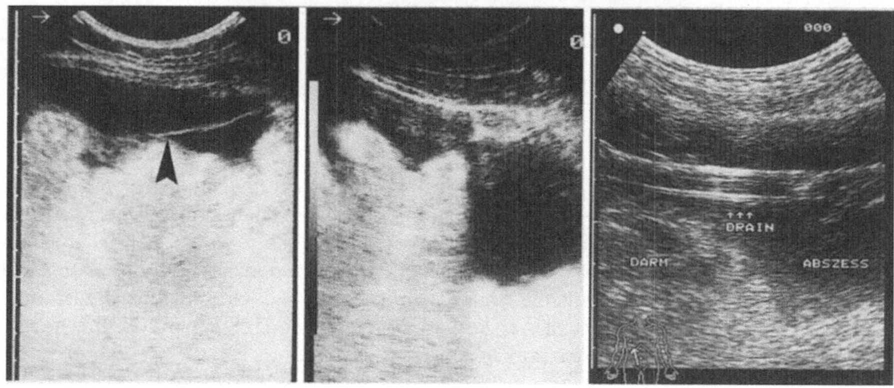

Abb. A5.17 a–c. Legende s. S. 178

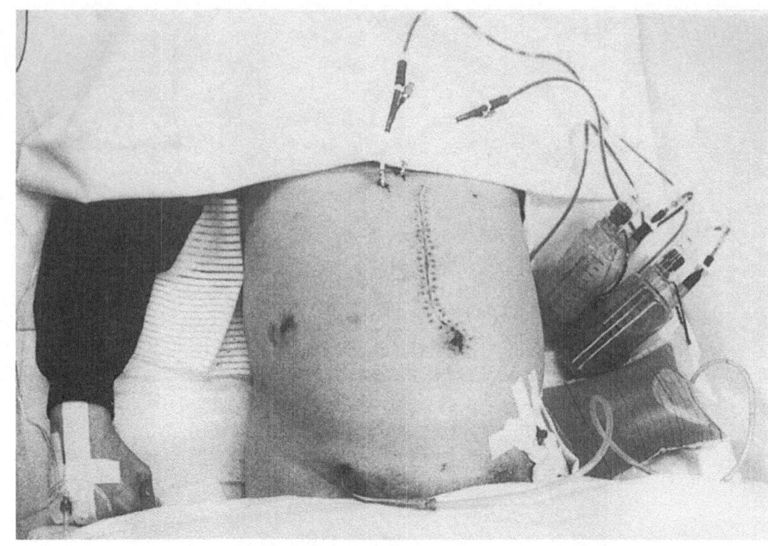

d

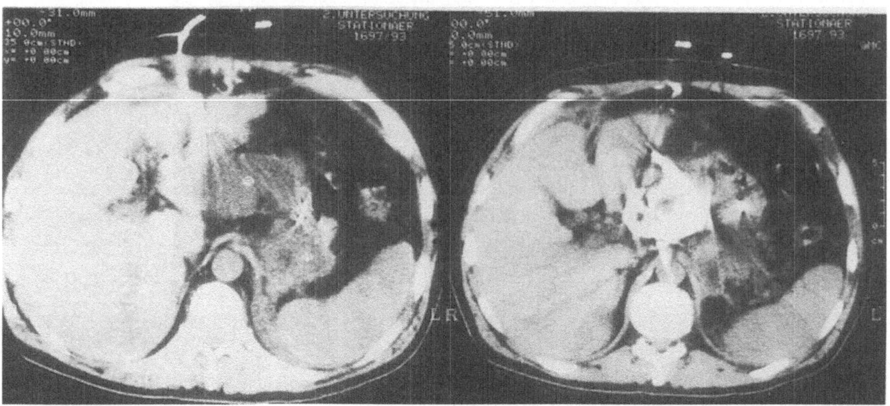

e

Abb. A5.17

d Drainsitus bei demselben Patienten. 2 van-Sonnenberg-Drainagen liegen transhepatisch in der subhepatischen Abszesshöhle plaziert, eine 20-Charr-Bülau-Drainage liegt im rechten Unterbauch, am dorso-kaudalsten Punkt des Abszesses. Eine Woche wurde über einen der kranialen doppellumigen van Sonnenberg Katheter zweimal täglich die Abszesshöhle mit 1000 ml Flüssigkeit gespült, die nach entsprechender Spülwirkung über die Drainagen passiv wieder ablief. Der Patient war am zweiten Tag nach Drainageplazierung fieberfrei und die Entzündungsparameter sanken ab

e Eine computertomographische Untersuchung nach ultraschallgesteuerter Drainplazierung im subhepatischen Abszess zeigt den transhepatischen Drainverlauf *links* (*Pfeil*) und *rechts* in einer anderen Ebene den zweiten Drain nach Anspülen mit Kontrastmittel um die Ausdehnung der Abszesshöhle zu dokumentieren

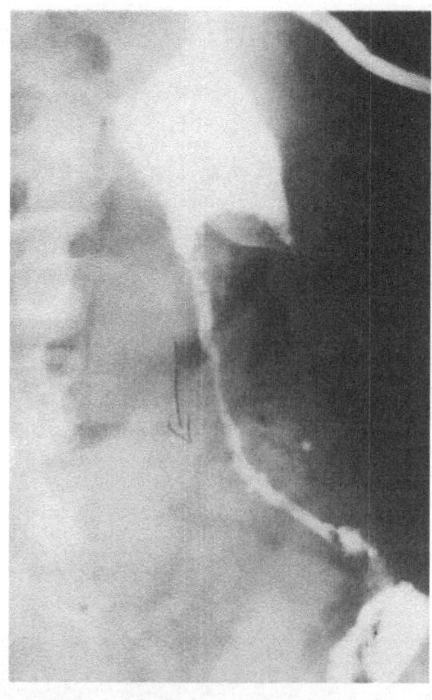

f

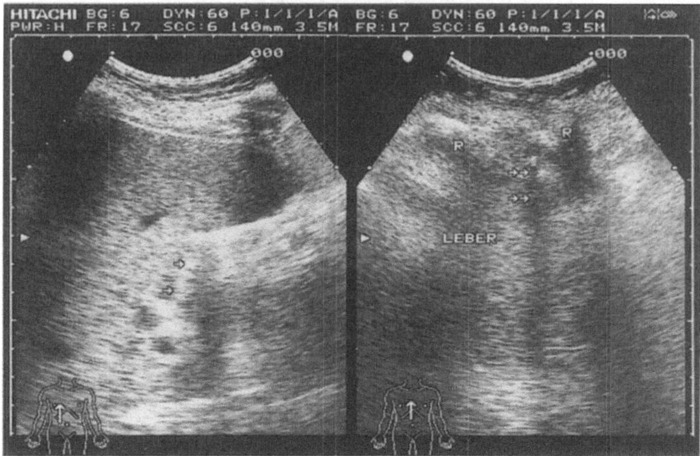

g

Abb. A5.17

f 10 Tage nach Spülbehandlung kommt aus dem kaudalen Drain nur noch wenig Flüssigkeit beim Anspülen der kranialen Drains. Um die Abszessresthöhle oder eventuelle Fistelbildungen zu dokumentieren wird die van-Sonnenberg-Drainage mit Gastrografin angespült und radiologisch die Kontrastmittelausbreitung dokumentiert. Es zeigt sich zwischen der kranialen und der kaudalen Abszesshöhle nur noch eine schmale Spülstraße. Bei diesem Befund wurde kranial und kaudal der Höhle getrennt angespült, und zwar nur noch intermittierend 2-mal täglich mit jeweils 50 ml Kochsalzlösung um die Höhlen zwar einerseits auszuspülen, andererseits jedoch ein weiteres Schrumpfen der Abszesshöhle zuzulassen

g Nach weiteren 8 Tagen wird die Höhle nicht mehr angespült, eine Restabszesshöhle ist sonographisch nicht mehr nachweisbar, die Drains werden sukzessive nacheinander entfernt. In der Schnittebene *rechts* im Bild ist noch der transhepatische Verlauf eines Drains (*Pfeil*) dokumentiert, in 2 Ebenen ist subhepatisch keine Flüssigkeitsansammlung mehr nachweisbar

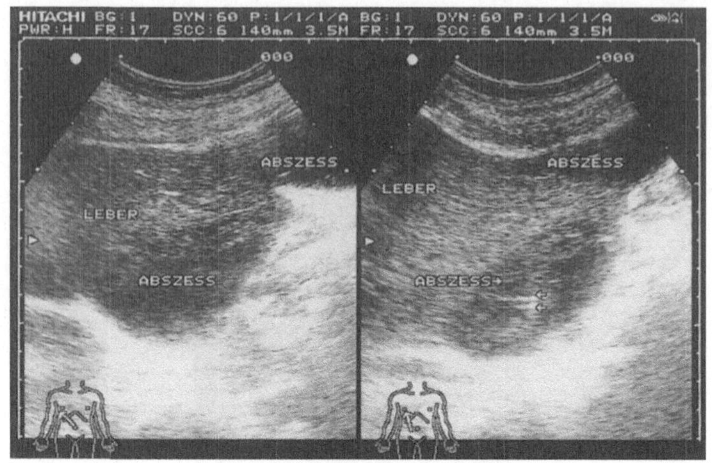

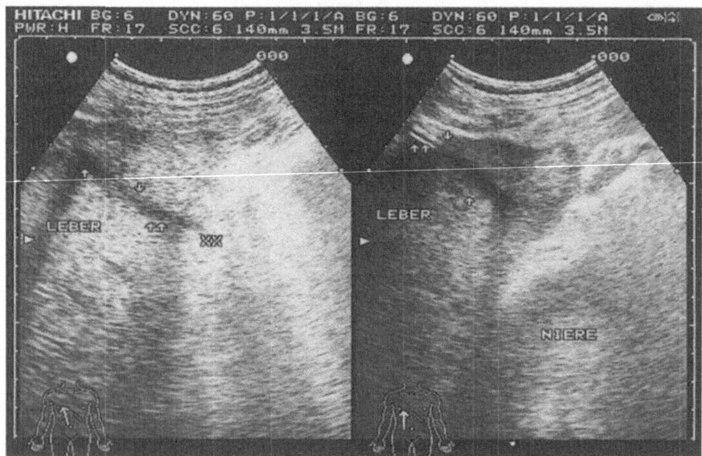

Abb. A5.18a, b. Multiple Abszesse

a Bei multiplen Abszessen sollte die Drainplazierung die intraabdominellen Infektionswege berücksichtigen: Einerseits fließen infizierte Flüssigkeiten entsprechend dem hydrostatischen Druck zum tiefsten Punkt, andererseits entsprechend negativer Drucke durch die Atemexkursionen nach kranial (Morison-Pouch, subphrenisch). Bei den multiplen Abszessen kaudal der Leber, aber auch subhepatisch dorsal des rechten Leberlappens zum Morison-Pouch ziehend, ist es nicht sinnvoll den leicht zugänglichen Abszess kaudal des rechten Leberlappens zu drainieren, sondern ein Drain muss dorsal des rechten Leberlappens plaziert werden. Wenn, wie im vorliegenden Fall, sonographisch keine Verbindung zwischen den beiden Abszessen darstellbar ist (obwohl diese vorhanden sein kann), über die ein Drain subhepatisch von der ventrokaudalen Abszesshöhle in die dorsale Abszesshöhle vorgeschoben werden kann, muss zur Drainage der dorsalen Abszesshöhle eine transhepatische Route gewählt werden. *Links* im Bild sind die beiden Abszesshöhlen im Bezug zum rechten Leberlappen lokalisiert, ohne dass sonographisch eine liquide Verbindung zwischen beiden Abszesshöhlen darstellbar wäre. Daher wird (*rechts* im Bild) ein Drain transhepatisch (s. Abb. A5.17b) in der Abszesshöhle plaziert (Drainverlauf in der Abszesshöhle markiert). b Legende s. S. 183

◀ **Abb. A5.18**

b 5 Tage nach Einbringen der 16-Charr-Bülau-Drainage in Trokartechnik mit intermittierendem Anspülen der Abszesshöhle (50 ml Kochsalzlösung) lässt sich keine Restabszesshöhle sonographisch mehr nachweisen. Der kaudal des rechten Leberlappens bauchwandnah gelegene Abszess, wurde mit einer Feinnadelpunktion entleert. Eine sonographisch nicht darstellbare Verbindung zum dorsal gelegenen Abszess subhepatisch ist wahrscheinlich, bei Drainage dieses Abszesses kam es zu keiner rezidivierenden Flüssigkeitsansammlung des bauchwandnahen Abszessanteils. Die beiden Bilder dokumentieren den transhepatischen Verlauf der Drainage 1 Woche nach Plazierung (Drainverlauf mit *Pfeil* markiert). Die ehemalige Abszesshöhle ist mit *XX* markiert, liquide Strukturen sind nicht mehr darstellbar, in der ehemaligen Abszesshöhle führen Darmschlingen zur dorsalen Schallstreuung

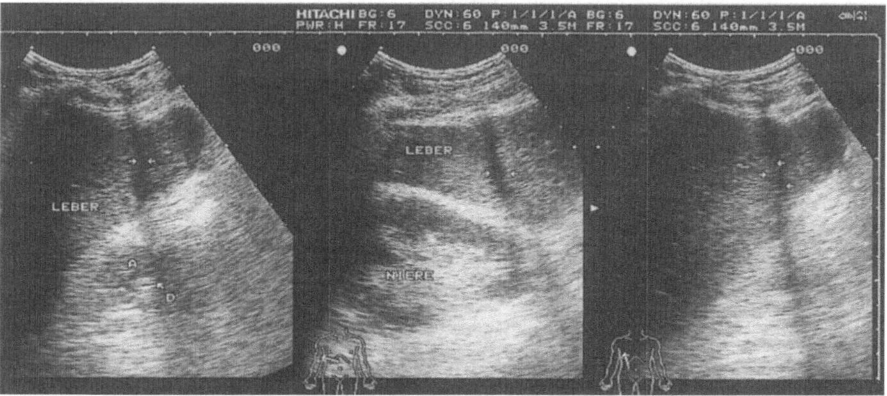

Abb. A5.19. Transhepatische Drainage eines subhepatischen Abszesses. Abszesse zwischen Leber und Niere sind bei kleinerem Volumen perkutan oft nur transhepatisch drainierbar. Der transhepatische Drainverlauf (mit *Pfeil* markiert) in der relativ kleinen Abszesshöhle (*A*) ist dargestellt (*linker Bildabschnitt*) und die Leber bietet trotz interkostaler Plazierung ein gutes Schallfenster für die exakte Plazierung des Drains im Abszess. (Transducerebene im Längsschnitt mit Schallauslöschung durch Rippen kranial und kaudal des Drains.) Über die 20-Charr-Bülau-Drainage wurde intermittierend 2-mal täglich die Abszesshöhle angespült, nach 7 Tagen war sonographisch keine Resthöhle mehr darstellbar, der Drainverlauf ist in *Bildmitte* im Querschnitt und *rechts* im Längsschnitt nach Entleerung der Abszesshöhle dargestellt

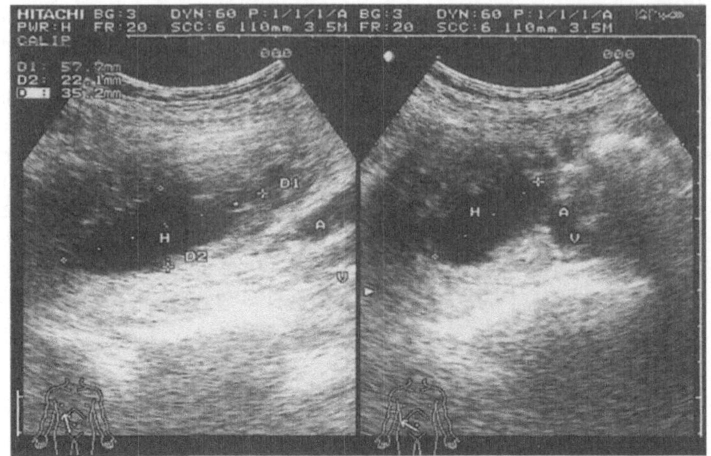

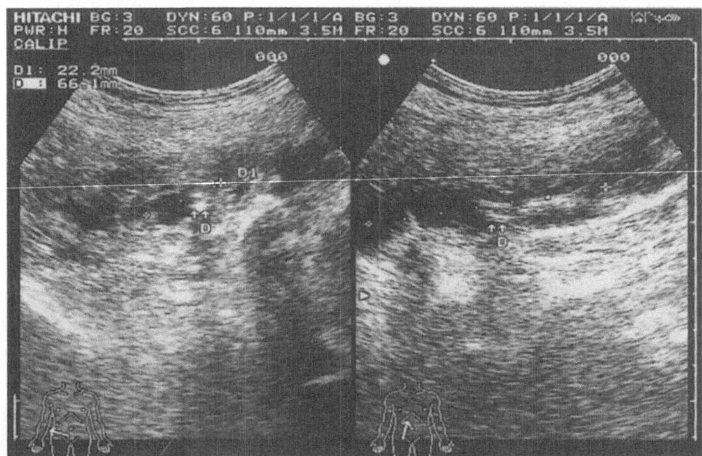

Abb. A5.20a–e. Psoashämatom, Psoasabszess

Liquide Ansammlungen im Psoas sind oft Psoashämatome und sollten nur dann drainiert werden, wenn sie in der Analyse der durch Feinnadelaspiration gewonnenen Flüssigkeit infiziert sind oder das Ausmaß zur Druckschädigung nervaler Strukturen führt

a Bei einem Patienten mit Parese durch druckbedingte Schädigung des N. femoralis ist ein, teils diffuses, teils abgrenzbares Hämatom im M. psoas darstellbar. Der abgrenzbare liquide Anteil beträgt 5 × 4 cm. Medial davon liegen die Iliakalgefäße (*A, V*)

b Die im liquiden Anteil (vorausgegangene Feinnadelaspiration) des Psoashämatoms plazierte 14-Fr.-van-Sonnenberg-Drainage ist mit *Pfeilen* markiert. Das Hämatom ist weitgehend entleert und die Höhle wird mit steriler Kochsalzlösung angespült

c–e Siehe S. 185, 186

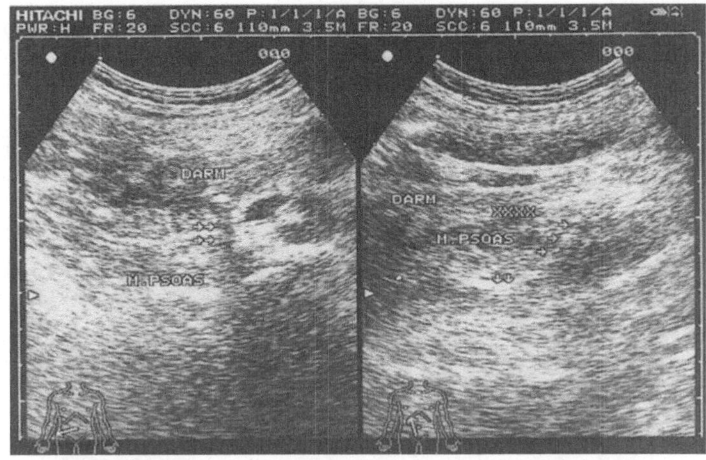

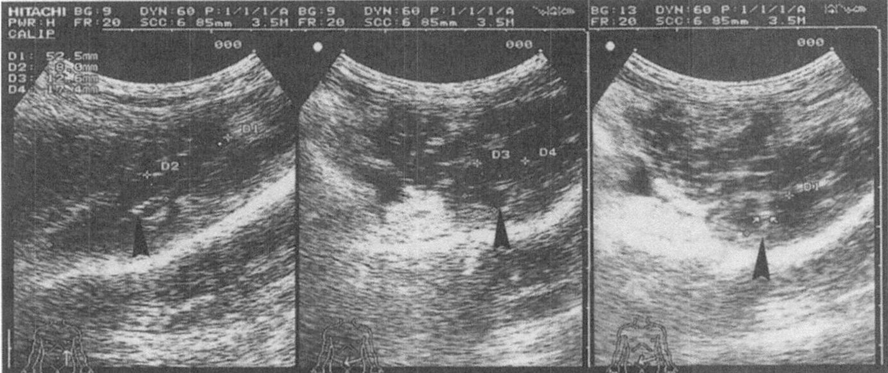

Abb. A5.20

c Der noch liegende Drain im M. psoas ist mit *Pfeilen* markiert. Im Querschnitt (*linker Bildabschnitt*) ist der Drain an der dorsalen Schallauslöschung erkennbar (mit *Pfeilen* markiert). Der M. psoas ist noch gering verdickt und inhomogen aufgrund der diffus eingebluteten Hämatomanteile, die jedoch zu keiner weiteren Druckschädigung des N. femoralis führen. Die Parese war aufgehoben. Ventral des Psoas sind Darmstrukturen darstellbar, der Drain wurde kaudo-lateral des Coecums in das Hämatom vorgeschoben

d Kleine Psoasabszesse sind sonographisch von der inhomogenen, vorwiegend echoarmen Echotextur der Psoasmuskulatur manchmal schlecht abgrenzbar. Mittels Feinnadelaspiration wird der liquide Anteil dann aufgesucht und bei ausreichend großer Abszesshöhle in Seldinger-Technik oder in Trokartechnik ein Drain in die Abszesshöhle geschoben. Wie bei diesem 8-jährigen Kind kann bei kleinen Abszesshöhlen das liquide putride Material mittels Feinnadel aspiriert werden und unter gezielter antibiotischer systemischer Therapie sowie evtl. zweiter Aspiration der Abszess zum Ausheilen gebracht werden. *Links* und in *Bildmitte* ist der Psoasabszess in 2 Ebenen dargestellt (Markierung). Im *rechten Bildabschnitt* ist die Nadel mit *Pfeilen* im liquiden Areal im Psoas markiert. Schon nach einmaliger Aspiration war der Patient fieberfrei und die schmerzhafte Einschränkung bei Bewegung des linken Beines aufgehoben. Nach nochmaliger Aspiration von putridem Material zwei Tage später kam der Abszess zur Ausheilung

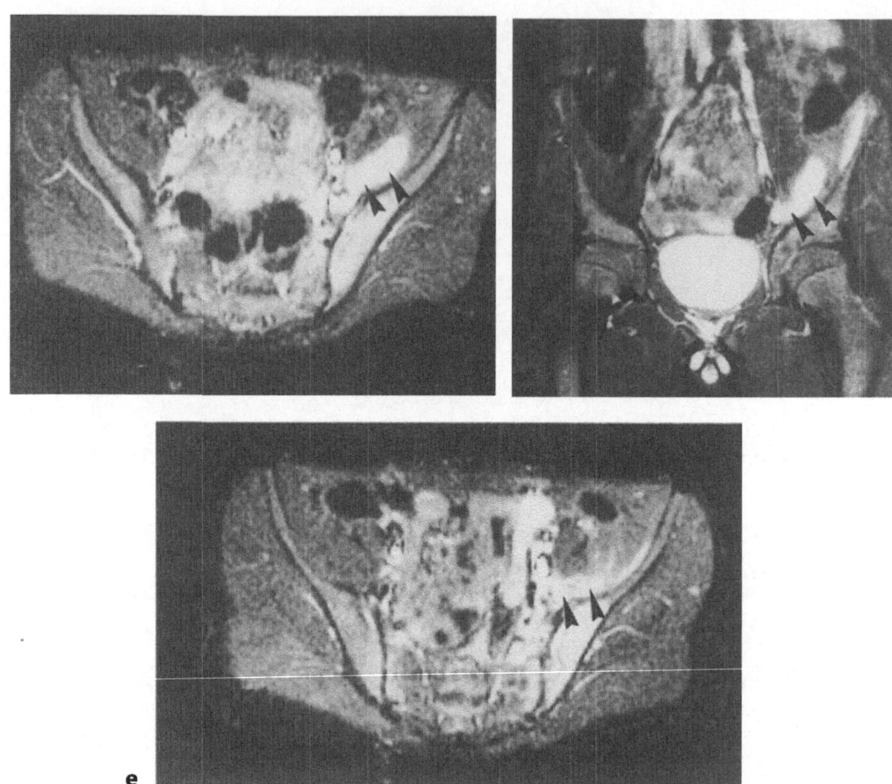

Abb. A5.20

e Kernspintomographisch ist die Ausdehnung der kleinen Abszesshöhle (Abb. A5.20 d) im linken Psoas dokumentiert, heller Reflex (mit *Pfeil* markiert), *links* im Querschnitt, *rechts* in Längsreproduktion und *unten* im Querschnitt nach Therapie. Nach Nadelaspiration des Abszesses noch entzündliche Umgebungsreaktion

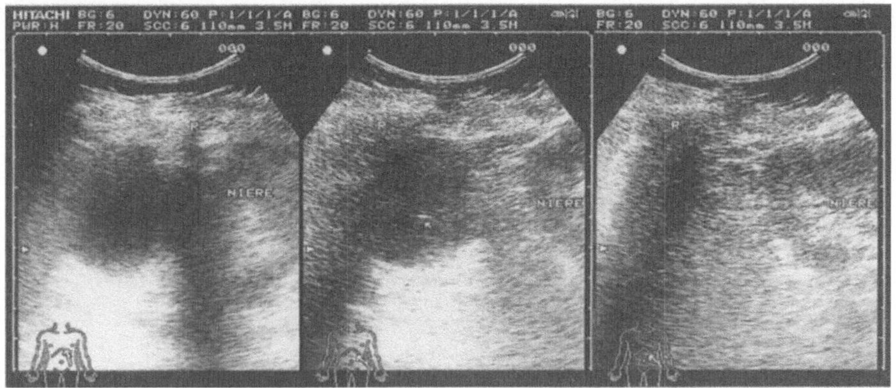

Abb. A5.21. Maligner Aszites. Liquide intraabdominelle Strukturen können Ausdruck eines malignen Aszites sein, der auslaufend zwischen Darmschlingen oder insbesondere nach operativen Baucheingriffen abgekapselt sein kann. Nach Milzexstirpation wegen einer Metastase bei Ovarialkarzinom waren differentialdiagnostisch eine Pankreaspseudozyste oder ein Spätabszess in Erwägung zu ziehen; die Zytologie aus der aspirierten Flüssigkeit enthielt Zellen des Ovarialkarzinoms. In *Bildmitte* ist die Nadelspitze markiert. Nach Abpunktieren des gesamten abgekapselten malignen Aszites (*rechts* im Bild) kann über die liegende Nadel Chemotherapeutikum instilliert werden

6 Thorax

Thoraxwandtumoren sind meist schon plapabel, die Treffsicherheit der Punktion läßt sich jedoch durch die sonographische Kontrolle der Punktion von Lymphknoten und Weichteiltumoren oder Osteolysen des knöchernen Thorax erhöhen. Die Darstellung der Gefäße erhöht insbesondere die Punktionssicherheit von Rundherden der oberen Thoraxapertur.

Im Thorax sind bei nichtpathologischen Bedingungen, wegen der Totalreflexion an der Oberfläche der lufthaltigen Lunge, nur Strukturen zwischen Schallkopf und belüfteter Lunge sonographisch beurteilbar. Gut zugänglich für Ultraschalluntersuchungen ist daher die Pleura sowie Flüssigkeitsansammlungen im Pleuraspalt. Pulmonale Strukturen kommen erst verwertbar zur Darstellung, wenn der Luftgehalt in der fokalen pulmonalen Läsion oder im Lungengewebe weitgehend fehlt. Diese Konstellation ist sowohl in pneumonischen Lungenarealen als auch in Lungentumoren gegeben. Intrapulmonale Tumoren kommen nur zur Darstellung, wenn sie sehr peripher bzw. randständig liegen. Die kontinuierliche Beurteilung der peripher gelegenen intrathorakalen Strukturen wird zusätzlich beeinträchtigt durch die rippenbedingte Schallauslöschung, sodass immer nur interkostale Schallfenster einsehbar sind. Die Atemverschieblichkeit bringt jedoch die im Schallschatten liegenden Strukturen beim Wechsel zwischen Inspiration und Exspiration zur Darstellung. Diese methodischen Schwierigkeiten machen die Ultraschalluntersuchung für Screeninguntersuchungen der Lunge unbrauchbar, auch Pleuraprozesse werden meist erst in speziellen differentialdiagnostischen Fragestellungen, die sich aus Verschattungen im Röntgenbild ergeben, untersucht.

Andererseits sind intrathorakale fokale Läsionen komplikationsarm biopsierbar, wenn sie sonographisch darstellbar sind (Tabelle 6.1).

Tabelle 6.1. Indikationen für die ultraschallgesteuerte transthorakale Biopsie (Feinnadel-aspiration oder Stanzbiopsie)

Lokalisation	Indikation
Lunge	Peripherer Lungenrundherd (groß oder klein) unklarer Dignität Größerer Lungenrundherd mit Kontakt zur Thoraxwand unklarer Dignität Liquide intrapulmonale Struktur (Lungenabszess) – Charakterisierung von Keimspektrum und Flüssigkeitscharakter
Mediastinum	Mediastinale tumoröse Struktur unklarer Dignität mit Kontakt zur Thoraxwand parasternal oder jugulär
Thoraxwand	Weichteiltumor interkostal oder in Thoraxwand unklarer Dignität
Pleura	Pleuraverdickung Pleuraerguss unklarer Dignität

6.1 Pleura: liquide, pathologische Befunde

6.1.1 Indikation und Wertigkeit ultraschallgesteuerter Interventionen

Der Pleuraraum ist eine Domäne der Sonographie. Flüssigkeitsansammlungen lassen sich sowohl interkostal als auch im Sagittalschnitt von subkostal schallen, wobei Milz oder Leber ein ideales akustisches Fenster zur Darstellung des Pleuraraums bieten. Je nach Zusammensetzung des Pleuraergusses bietet er eine reflexarme oder reflexfreie Struktur zwischen dem Zwerchfell, das als echoreiches Band zur Darstellung kommt, und der Lunge.

Die Beschallung des Pleuraraums im sagittalen Schnitt von subkostal kann durch Spiegelbildungen am Zwerchfell zu virtuellen Bildern im Pleuraraum führen, wobei der eigentliche Prozess subdiaphragmal liegt. Der vom Transducer ausgesandte Schallstrahl wird dabei vom Diaphragma zurückgeworfen und an der Grenzfläche eines intrahepatischen oder subhepatischen Objektes reflektiert, wovon der Schallstrahl den gleichen Weg mit nochmaliger Reflexion am Zwerchfell zurück zum Transducer nimmt. Somit erscheint diese Struktur als virtuelles Bild in Verlängerung des Schallstrahls hinter dem Zwerchfell (intrathorakal). Wenn durch Veränderung der Schallebene der Schallstrahl nicht mehr nahezu rechtwinklig auf das Zwerchfell fällt und somit die Spiegelartefakte umgangen werden, verschwindet das virtuelle Bild. Die kaudalen Pleura- und Lungenabschnitte lassen sich am liegenden Patienten von subkostal oder lateral-interkostal untersuchen, bessere Untersuchungsbedingungen ergeben sich jedoch am sitzenden Patienten, wenn dieser zur Erweiterung der Interkostalräume die Hände hinter den Kopf hält.

Pleuraerguss

Ausgangspunkt für die Ultraschalluntersuchung der Pleura ist meist eine basale Verschattung im Röntgenbild, wobei dort schlecht zwischen einem Erguss und einer Atelektase zu differenzieren ist. Segmentale Atelektasen lassen sich sonographisch nicht darstellen, erst bei einer Totalatelektase kann durch den fehlenden Luftgehalt das Lungenparenchym echoarm dargestellt werden. Bei der hohen Sensitivität des Ultraschalls im Nachweis von Pleuraergüssen ist, wenn sonographisch kein Erguss nachweisbar ist, beim entsprechenden Röntgenbefund von einer Atelektase auszugehen.

Je nach Untersuchungsbedingungen und Lokalisation des Pleuraergusses lässt sich dieser schon ab einer Größe von 10–20 ml nachweisen; in der konventionellen Röntgendiagnostik werden sie auch in Seitenlage erst ab 150 ml erfasst. Dies eröffnet die Möglichkeit schon kleinste Pleuraergussmengen zu lokalisieren und aus diagnostischen Gründen ultraschallgesteuert zu punktieren. Der Nachweis von kleinen Mengen gelingt im dorsalen Sinus phrenicocostalis. Eine quantitative Bestimmung des Pleuraergusses kann näherungsweise nach der Formel „Breite × Höhe × Tiefe : 2" geschätzt werden. Diese Formel ist mit einem großen Messfehler behaftet, es genügen jedoch grobe Mengenangaben. Weil Ergüsse, vor allem bei entzündlicher Genese oder bei Pleuraverklebungen, gekammert oder gefesselt vorkommen können, sind zur Lokalisation und Größenbestimmung multiple Interkostalschnitte auch von lateral und ventral notwendig. Insbesondere nach Pleuraverklebungen können Ergüsse in Rückenlage übersehen werden, und durch Drehen des Patienten und in variabler Schnittführung sollten bei entsprechenden Verdachtsdiagnosen die gesamten basalen Pleuraabschnitte untersucht werden.

Gekammerte Ergüsse sind meist entzündlicher Genese, kommen aber auch bei malignen Ergüssen vor und imponieren als echofreie Formationen. Darin können Fibrinfäden zwischen Lunge und Pleura parietalis flottieren, die sich zu Septen ausbilden können. Diese stellen sich sonographisch als echoreiche Fäden im echofreien Erguss dar. Maligne Pleuraergüsse sind sonographisch nicht von Ergüssen anderer Genese zu unterscheiden, und nur bei intrathorakalen oder pleuralen Raumforderungen können Rückschlüsse gezogen werden. Große Ergüsse verursachen eine Kompression und Atelektase der basalen Lungenabschnitte, die dann durch den fehlenden Luftgehalt sonographisch einsehbar werden und eine leberähnliche Echotextur annehmen. Weil sich sonomorphologisch eine Flüssigkeitsansammlung in der Pleura nicht sicher weiterklassifizieren lässt, sollte jede Flüssigkeitsansammlung unklarer Genese diagnostisch ultraschallgesteuert punktiert werden (Abb. 6.1). Nach Unterscheidung des Pleuraergusses in Transsudat und Exsudat sind dann laborchemisch, bakteriologisch und zytologisch weitere Differenzierungen vorzunehmen. Die daraus abgeleitete Diagnose entscheidet über das weitere (interventionelle) therapeutische Vorgehen. Beim Transsudat sollte neben der Behandlung der Grundkrankheit (Herzinsuffizienz, Leberzirrhose), wenn die Ergussmenge es erfordert, in Lokalanästhesie eine Einmalentlastung durchgeführt werden. Dazu eignen sich dicklumige Kunststoffverweilkanülen, über die mit einem Dreiwegesystem

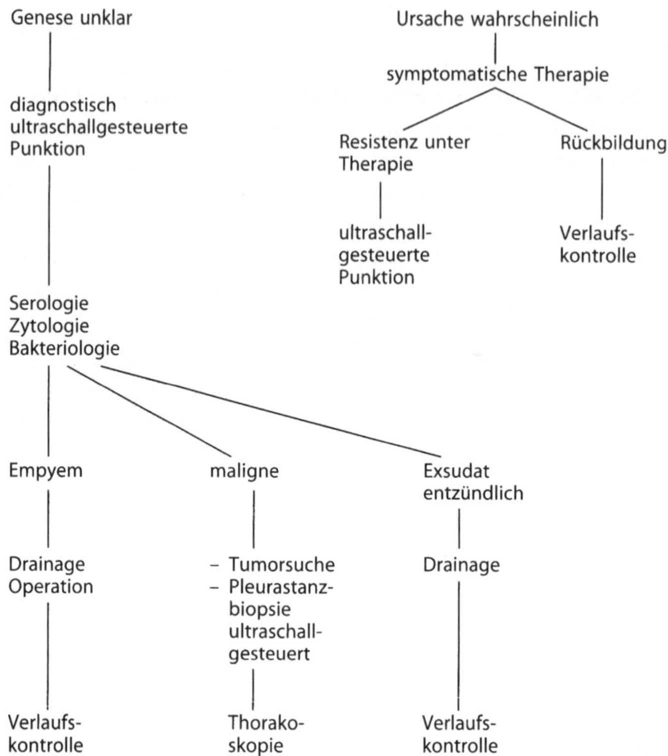

Abb. 6.1. Diagnostisches Prozedere beim Pleuraerguss

der Erguss aspiriert wird. Auch entzündliche Ergüsse können neben der antibiotischen Behandlung bei der Pneumonie oder dem Lungeninfarkt in dieser Form entlastet werden. Bei ausgedehnten entzündlichen Ergüssen mit Septierungen ist die perkutane Drainage vorzuziehen (Bülau-Drainage mit Saugvorrichtung). Die Septen sind meist inkomplett und das erzeugte Vakuum drainiert dann die gesamte gekammerte entzündliche Flüssigkeitsansammlung.

Die diagnostische wie auch therapeutische Pleurapunktion ist ein komplikationsarmes Verfahren (Pneumothoraxrate unter 1%; Yang et al. 1992). Unter diagnostischer Zielsetzung geben O'Moore et al. (1987) eine Erfolgsrate von 97% in einer Studie mit 180 Patienten für die ultraschallgesteuerte Aspiration an. Die Punktionsmenge lag zwischen 1500 und 350 ml, wobei betont wird, dass aussagekräftige diagnostische Aspirationen auch bei pleuralen Flüssigkeitsansammlungen unter 10 ml durchgeführt wurden. So können auch kleine, gekammerte und ungünstig gelegene Ergüsse unter sonographischer Sicht aspiriert werden.

Eine therapeutische Drainage wurde in dieser Studie bei 41 Patienten erfolgreich durchgeführt. Die Punktionsmenge war zwischen 100 und 2500 ml, bei 8 Patienten musste wiederholt punktiert werden. Eine prospektive Studie zeigte bei 110 Intensivpatienten mit Pleurapunktionen unter direkter sonographischer Verlaufskontrolle der Nadelspitze eine Erfolgsrate von 97%, bei einer Komplikationsrate (geringe Nachblutung, unkomplizierter Pneumothorax) von 2,6 %. Die Punktionsmenge belief sich auf 150 bis 1950 ml (Kohlberger und Waldmann 1987). Die hohe Erfolgsrate therapeutischer Interventionen ist jedoch abhängig vom Charakter des Pleuraergusses. Bei entzündlichen und gekammerten Ergüssen ist durch Punktion manchmal nur eine Teilentleerung möglich und eine Pleuradrainage ist vorzuziehen.

Maligne Pleuraergüsse können sekundär auf dem Boden einer Pleurakarzinose entstehen oder bei primären Pleuratumoren. Es ist dann nach Pleuraverdickungen oder tumorösen Veränderungen zu suchen, die biopsiert werden können.

Blutansammlungen in der Pleurahöhle (Hämatothorax, traumatisch, Tumorblutung) sollten durch eine Pleuradrainage (Bülau-Drainage, kontinuierliche Saugvorrichtung) drainiert werden. Partielle Koagelbildung bzw. die hohe Viskosität der Flüssigkeit behindern die Nadelaspiration auch mit dicklumigen Kanülen. Um eine basale Schwartenbildung zu vermeiden sollte ein Abdrainieren der Blutbestandteile soweit als möglich mit einer dicklumigen Drainage (24–28 Charr) versucht werden.

Pleuraempyem und Lungenabszess

Das Pleuraempyem ist eine Ansammlung von infiziertem Erguss in einer Höhle im Thorax mit anschließender entzündlich verschwielender Reaktion der Pleura. Im Krankheitsverlauf folgt einer exsudativen Phase die fibrinös-purulente Phase, die in eine Verschwielung übergeht. Die Infektursachen für ein Pleuraempyem sind metapneumonisch, posttraumatisch, postspezifisch oder iatrogen postoperativ. Das Pleuraempyem kann im frühen Stadium sonographisch einem Erguss ähneln, zeigt jedoch in Folge des hohen Zellgehalts echoreiche Reflexe und neigt zu Septenbildungen. Neben inhomogenen echoarmen z. T. gekammerten Formationen können sich auch Schichtungsphänomene mit echoreichem Satz und echoarmem Überstand sowie Lufteinschlüsse wie bei intraabdominellen Abszessen zeigen. Sie können dorso-kaudal auslaufen oder gekammert sein und sind dann schwer von einem von der Lunge ausgehenden Abszess zu differenzieren.

Therapeutisch steht die vollständige Drainage der Empyemflüssigkeit sowie eine vollständige Wiederausdehnung der Lunge im Vordergrund. Restriktiv wirksame Schwielen sollten vermieden und der physiologische Pleuraspalt möglichst wiederhergestellt werden. Restverdickungen der Pleura sind allerdings häufig unvermeidbar. Die Therapiemaßnahmen richten sich nach dem Stadium der Erkrankung zum Zeitpunkt der Diagnosestellung. Über die Beschaffenheit der Empyemflüssigkeit sind sonomorphologisch nur begrenzt Aussagen möglich. Wenn sonographisch im frühen Stadium keine Septierungen nachweisbar sind, kann nach der diagnostischen Punktion bei kleinen Empyemmengen aspiriert werden und die Punktion kann evtl. wiederholt werden. Parallel dazu wird eine Antibiotikatherapie entsprechend dem Erregernachweis durchgeführt. Bei vor der diagnostischen Punktion begonnener Antibiotikatherapie kann auch bei purulentem Punktat der Erregernachweis fehlschlagen.

Nur sehr kleine Abszesse können durch ein- oder mehrmalige Punktionen und begleitende antibiotische Therapie ausgeheilen.

Die Punktion ist beim Pleuraempyem jedoch normalerweise keine adäquate Therapie, sondern es sollten grundsätzlich weitlumige Drainkatheter (20–32 Charr.) im Empyem plaziert und anschließend eine Spülbehandlung durchgeführt werden. Unter sonographischer Steuerung sind bei richtiger Indikation und ausreichender Erfahrung keine höheren Komplikationsraten als beim Einbringen von dünnlumigen Drainagen zu befürchten, weil zwischen Empyem und Brustwand Organstrukturen nicht tangiert werden. Parallel zur perkutanen Drainage ist eine systemische Antibiotikatherapie indiziert.

Wie bei infizierten Pankreasnekrosen kann eine kontinuierliche Spülung zu einem Rinnsal um den Drain ohne effektives Ausspülen der gesamten Empyemhöhle führen. Deshalb ist eine diskontinuierliche Lavage 3–4-mal täglich vorzuziehen. Die instillierte Spülflüssigkeit sollte sich an der Größe der Empyemhöhle orientieren und kann anfangs bis zur Hälfte der abgelassenen purulenten Flüssigkeitsmenge betragen. Der Nutzen von Antibiotikalösungen ist strittig und durch größere Studien nicht belegt. Lediglich bei schon begonnener Verschwielung und hohem Operationsrisiko kann eine Spülung mit Taurolidin erwogen werden. Bedeutender als die Zusammensetzung der Spülflüssigkeit ist sicherlich die suffiziente Drainage mit kompletter Entleerung der Empyemhöhle. Bei insuffizienter Entleerung durch einen Drain oder bei großen Emypemhöhlen sollten 2 Drains an unterschiedlichen Polen der Empyemhöhle plaziert und darüber gespült werden. Bestehen sonograpisch bereits ausgedehnte Septierungen ist ein differenziertes Vorgehen indiziert. Eine perkutane ultraschallgesteuerte Drainagebehandlung ist meist erfolgreich, weil die Septierungen inkomplett sind. Ausgeprägte Septierungen und Briden führen jedoch zu Verklebungen und Schwielenbildungen im Pleuraspalt, die die Lunge fesseln. Weil das Therapieziel einer vollständigen Wiederausdehnung der Lunge hier nicht erreicht werden kann, ist ein thorakoskopisches Entfernen der Septierungen sowie Abschälen der flächenhaften Fibrinauflagerungen indiziert. Im fortgeschrittenen Stadium ist die Fesselung der Lunge nur durch die offene Thorakotomie mit Dekortikation therapierbar. Eine vorausgegangene ultraschallgesteuerte Drainage des purulenten liquiden Areals kann die Operationsbedingungen verbessern. Bei einem hohen Operationsrisiko kann das Empyem unter einer perkutanen Drainage mit Spülbehandlung ausheilen, jedoch muss dann die entsprechende Schwielenbildung in Kauf genommen werden.

In einem Kollektiv von 17 Patienten mit einem Pleuraempyem (Tabelle 6.2; O'Moore 1987), führte eine ultraschallgesteuerte perkutane Katheterdrainage in 15 Fällen zur Ausheilung, davon wurden bei 2 Patienten 2 Drainagekatheter gelegt. In 2 Fällen ließ sich die Empyemhöhle durch Drainagen nur unbefriedigend entleeren, sodass operativ vorgegangen wurde, und in 2 Fällen starben multimorbide Patienten an Begleiterkrankungen.

Ein sympathischer Erguss nach intraabdominellen Eingriffen kann, wenn er sekundär infiziert ist, meist gut nach Analyse des Punktats durch eine Thoraxdrainage behandelt werden, weil er in der Regel im exsudativen Stadium entdeckt wurde. Neben Drainage und Spülung der Empyemhöhle muss jedoch die

Tabelle 6.2. Ultraschallgesteuerte Drainage von Pleuraempyem (ohne Fibrinolytika). *US* Ultraschall, *CT* Computertomographie, *FS* Fluoroskopie

Autor	Anzahl [n]	Indikation	Technik	Drainage	Erfolgsrate n [%]	Komplikationen (eingriffsbezogen) – Bakteriämie/ Pneumothorax n [%]
van Sonnenberg et al. (1982)	17	Konventionelle Drainage insuffizient 76% Primäre Drainage 24%	US 41% CT 59%	8,3 – 12 Fr.	15 (88)	1 (6) Bakteriämie
O'Moore et al. (1987)	17	Konventionelle Drainage insuffizient 35% Primäre Drainage 65%	US	8,3–12 Fr.	15 (88)	
Silverman et al. (1988)	43	Konventionelle Drainage insuffizient 7% Primäre Drainage 93%	US 69,8% CT 18,6%	8,3 – 12 Fr. FS 11,6%	31 (72)	4 (9,3) Pneumothorax
Hunnam u. Flower (1988)	20	Konventionelle Drainage insuffizient 15% Empyem postop. 15% Primäre Drainage 70%	US 40% CT 25% FS 5%	10 Fr. Kombiniert 30%	16 (80)	

intraabdominelle Infektquelle saniert werden. Posttraumatische Empyeme, die durch einen sekundär infizierten Hämatothorax entstehen, können durch eine Drainagebehandlung nur suffizient behandelt werden, wenn die infizierten Hämatombestandteile liquide sind und sich komplett abdrainieren lassen. Eine Verflüssigung kann durch eine Streptokinaseinstillation erreicht werden. Ansonsten ist die manuelle Ausräumung von Koageln und Fibrinbelägen indiziert um eine basale Schwielenbildung zu verhindern.

Die für die gezielte antibiotische Behandlung von Lungenabszessen notwendige Gewinnung von infizierter Flüssigkeit, ist transtracheal oft nicht repräsentativ. Sonographisch stellen sich Lungenabszesse als echoarme Läsionen mit irregulärer Oberfläche, z.T. mit Lufteinschlüssen dar. Die meisten Lungenabszesse sind peripher gelegen und haben Kontakt zur Pleura. Dies erleichtert die sonographische Diagnostik, jedoch bleiben zentral gelegene, kleine Lungenabszesse ohne Kontakt zur Pleura verborgen. In einer Untersuchung an 35 Patienten mit Lungenabszessen (Yang et al. 1991) ließ sich in 94% repräsentatives, putrides Material mit der ultraschallgesteuerten Aspiration gewinnen. Lediglich zentraler gelegene Lungenabszesse ohne Pleurakontakt waren bei 2 Patienten sonographisch nicht zuzuordnen. In der ultraschallgesteuerten Punktion wurden 65 pathologische Keime identifiziert (41 Anaerobier, 24 Aerobier), in der Blutkultur konnten davon 3%, in der Sputumkultur 11% und in der Bronchioalveolarlavage 3% isoliert werden. Neben der hohen diagnostischen Treffsicherheit in der Keimbestimmung kann nach der Punktion durch eine Aspiration die Abszesshöhle entleert und der Lungenabszess durch gezielte antibiotische Behandlung zum Ausheilen gebracht werden. Größere Lungenabszesse bedürfen der Drainage. Perkutan eingebrachte Katheter (16–24 Charr) können über eine Saugvorrichtung das putride Material absaugen und die Abszesshöhle zum Kollabieren bringen (Weissberg 1984).

Die Gefahr einer pleuralen Verbreitung der Keime ist bei möglichst direktem Drainageweg mit anschließender Entlastung nicht gegeben. Wegen der Gefahr einer bronchopleuralen Fistelbildung ist die transthorakale Abszessdrainage jedoch kritisch zu werten. Die Gefahr einer Fistelbildung oder eines Pneumothorax wird minimiert, wenn der kürzeste Zugang unter Umgehung von Lungengewebe gesucht wird. Bei fehlendem direktem Zugang darf nur solides, homogen infiltriertes oder atelektatisches Gewebe passiert werden und keinesfalls sollte durch eine Pneumonie mit Luftblasen oder bei bestehender bronchialer Fistel in das Pleuraempyem ein Drain gelegt werden.

Maligne Pleuraergüsse

Maligne Pleuraergüsse sind die Folge einer Pleurakarzinose und eine Komplikation metastasierender Tumoren im fortgeschrittenen Stadium.

Die Trefferrate der Zytologie bei malignen Ergüssen liegt bei 60 bis 80%. Bei Verdacht auf einen malignen Pleuraerguss sollte dieser abpunktiert werden und das gesamte Punktat, außer dem für mikrobiologische oder chemische Untersuchungen benötigten Anteil, zytologisch untersucht werden.

Die perkutane Drainage hat neben der Dignititätsbestimmung folgende zwei Funktionen:

- Zum einen soll die Entlastung der oft ausgedehnten Ergüsse der Lunge zur Entfaltung verhelfen und die Dyspnoe beseitigen.
- Zweitens soll durch Instillation sklerosierender Substanzen nach Entleerung des Pleuraergusses eine Pleurodese erreicht werden.

Als sklerosierende Substanzen werden Fibrinkleber, Tetrazykline, Talkum oder Zytostatika eingesetzt, eine Pleurodese mit Verklebung des Pleura viscerale mit dem Pleura parietale lässt sich jedoch nur erreichen, wenn der Erguss zuvor vollständig entleert ist. Gute Voraussetzung dafür ist die basale Lage des Drains auf dem Zwerchfell, die sich am besten ultraschallgesteuert erzielen lässt. Die besten Ergebnisse in der medikamentösen Pleurodese können durch Instillation von Talkum erzeugt werden, das eine Pleuraverklebung durch eine Pleuritis erzeugt.

6.1.2 Technisches Vorgehen bei Punktion und Drainage von pleuralen Flüssigkeitsansammlungen

Für die diagnostische Punktion einer sonographisch lokalisierten, liquiden Flüssigkeitsansammlung im Pleuraspalt wird diese ultraschallgesteuert mit einer Feinnadel, am Oberrand der Rippe eingehend, punktiert und Flüssigkeit für die serologische, bakteriologische und zytologische Untersuchung entnommen. Für die Drainage eines Transsudats, das primär zur pulmonalen Entlastung abgelassen wird, eignen sich Kunststoffkanülen (z. B. Braunüle), die am Rippenoberrand in Lokalanästhesie bis in den Pleuraerguss vorgeschoben werden. Beim sitzenden etwas nach vorne geneigten Patienten, sollte dabei von dorsolateral ein kaudal gelegener Interkostalraum gewählt werden um eine komplette Entleerung zu erreichen. Leber und Milz sollten aber nicht tangiert werden. Nach Erreichen des Pleuraraumes kann über eine aufgesetzte Spritze Erguss aspiriert werden, der Mandrin wird entfernt, ein Kunststoffschlauch mit Luerlookverbindung auf die Kunststoffkanüle aufgesetzt und manuell in ein System abgesaugt. In speziellen Pleuradrainagesets kann über eine Dreiwegeverbindung der Erguss in einem geschlossenen System abdrainiert werden. Erfordert der Pleuraerguss eine Pleuradrainage (Empyem, maligner Erguss, Hämatothorax) ist nach vorausgegangener diagnostischer Punktion ein Drain in Trokartechnik in der liquiden Ansammlung zu plazieren. Die hohe Viskosität erfordert dicklumige Drainagen (20–32 Charr.). Nach Bestimmung des Interkostalraumes für die Drainage und nach Hautdesinfektion wird in Lokalanästhesie (Subkutangewebe, Periost und Pleura) eine Hautinzision bis auf Höhe der Interkostalmuskulatur durchgeführt. Die Inzision sollte entsprechend des beabsichtigten Drainverlaufs durchgeführt werden. Dazu wird die Inzision auf die dem Interkostalraum anliegende kaudale Rippe geführt und durch Kippen des Skalpells auf den Oberrand dieser Rippe fortgesetzt. Entsprechend dieser Inzision wird der Drain in Trokartechnik in Richtung auf die Rippe aufgesetzt und durch Kippen in den kranial der Rippe liegenden Interkostalraum vorgeschoben. Um beim Eindringen in den Pleuraraum nicht tiefer liegende pulmonale Strukturen zu verletzen, muss der Drain durch eine Hand geschoben und durch die zweite

der Thoraxwand anliegende Hand gegengehalten werden. Bei größeren Flüssigkeitsansammlungen wird der entsprechende Interkostalraum markiert und
der Drain ohne sonographische Verlausfkontrolle vorgeschoben. Bei kleineren
liquiden Ansammlungen kann der Drainverlauf intermittierend sonographisch
korrigiert werden. Um eine möglichst komplette Entleerung zu erreichen sollte
bei Pleuraempyemen und bei malignen Ergüssen der Drain in dem Interkostalraum plaziert werden, der am kaudalen Rand der liquiden Ansammlung liegt,
und dann waagrecht auf dem Zwerchfell Richtung Mediastinum geschoben
werden. Bei voluminösen Ergüssen mit Septierungen (Empyem) sollten, insbesondere wenn durch einen Drain keine komplette Entleerung zu erwarten ist,
zwei Drains an unterschiedlichen Polen der Empyemhöhle (z.B. vorderer und
hinterer Recessus costodiaphragmalis) plaziert werden. Bei mobilen Patienten
werden die ultraschallgesteuerten Interventionen am besten in sitzender Position mit etwas nach vorne geneigtem Oberkörper durchgeführt, sie können
jedoch am liegenden Patienten (Intensivstation) durchgeführt werden.

Die Position der Nadelspitze lässt sich in der liquiden Struktur an ihrem
echoreichen Reflex relativ gut identifizieren, wenn verhindert wird, dass sie im
Schallschatten der Rippe verschwindet. Wenn sich trotz sonographisch liquider
Struktur keine Flüssigkeit aspirieren lässt (fast 20 %; Izumi et al. 1982), sollte versucht werden über anderes Plazieren der Nadel innerhalb der möglicherweise
sehr zähflüssigen oder semiliquiden Areale eine liquidere Struktur zu finden.
Derartige Ergüsse lassen sich dennoch durch Einbringen einer dicklumigen
Drainage mit Saugvorrichtung oft entlasten. Dabei muss jedoch äußerst behutsam vorgegangen werden, weil ein Empyem mit Schwielenbildung und örtlicher
Verklebung des Pleuraspaltes die Gefahr von drainagebedingten Lungenparenchymverletzungen birgt. Der Drain muss deshalb unter sonographischer Kontrolle dorthin plaziert werden, wo freie Flüssigkeit der Thoraxwand innen anliegt
und keine Pleuraverklebung besteht. In diesen Fällen ist das Einbringen des
Thoraxdrains über eine Minithorakotomie der Trokartechnik vorzuziehen. Dabei
wird nach ausreichend großem Hautschnitt Muskulatur und Subkutangewebe
gespreitzt und die Pleura parietalis von außen stumpf mit dem Zeigefinger eröffnet. Über diese Perforationstelle wird dann der Drain vorgeschoben. Proteolytische Substanzen in der Spülflüssigkeit können die Verflüssigung zähflüssiger
Substanzen erleichtern.

6.2 Solide Pleuraveränderungen

6.2.1 Indikation und Wertigkeit ultraschallgesteuerter Interventionen

Die normale Pleura parietalis ist sonomorphologisch ein schmales, echogenes
Band, die Pleura visceralis ist vom Eintrittsecho der Lunge nicht zu differenzieren. Nur die pathologisch veränderte Pleura tritt sonographisch in Erscheinung.
Von Pleuratumoren sind postentzündliche Pleuraschwarten zu differenzieren,
die meist echodicht in Erscheinung treten. Fokale tumoröse Veränderungen,
aber auch die diffuse pleurale Verdickung lassen sich, wenn sie der Thoraxwand

anliegen, sonographisch darstellen und biopsieren unabhängig vom Vorliegen eines Pleuraergusses. Ein Pleuraerguss reduziert jedoch die Komplikationsrate bei der Biopsie. Diaphragmale und mediastinale solide Pleuraläsionen sind in der Regel nur beim Vorliegen eines Pleuraergusses gut vom umliegenden Lungengewebe abgrenzbar und für eine Biopsie zugänglich.

Die Pleurakarzinose kann bei unterschiedlichen Malignomen vorkommen, häufig beim Ovarialkarzinom, Mammakarzinom, Lungenkarzinom. Die Pleurametastasen können solitär oder knotig-multipel vorkommen, sie können auch flächenhaft Teile des Pleuraraumes auskleiden. Sonomorphologisch sind sie meist echoarm bis gemischtechogen und oft assoziiert mit einem Pleuraerguss. Auch das maligne Lymphom kann in die Pleura infiltrieren, es ist von einer Pleurakarzinose sonomorphologisch nicht zu unterscheiden.

Das Pleuramesotheliom befällt meist die kaudalen Pleuraabschnitte einseitig und stellt sich sonomorphologisch als flächenhafte Pleuraverdickung mit gemischter Echotextur dar. Zytologisch verwertbares Material ist aus der verdickten Pleura schwer zu gewinnen und Pleuratumoren (Mesotheliome, Lymphome, Metastasen unterschiedlicher Primärtumoren) sind zytologisch schwer zu differenzieren. Aus dicklumigen Schneidbiopsien lässt sich histologisch gut eine Klassifizierung vornehmen.

Einige kleinere Studien (Tabelle 6.3), wie auch eine größere mit 134 Pleurabiopsien (Heilo 1996) zeigen eine Erfolgsrate (eindeutige diagnostische Zuordnung) von über 80%. Heilo verwendete dafür Biopsienadeln mit dem Durchmesser von 14–18 gg. und hatte bei einer Trefferquote von 82% eine Komplikationsrate von 2,2% (Pneumothorax, Hämopthyse). Aufgeschlüsselt hatten von den 134 Patienten 29,1% maligne Mesotheliome, 7,5% Lymphome, 6% maligne Tumoren anderer Spezifikation, 20,1% Metastasen, 19,4% benigne Läsionen, in 5,2% maligne nicht näher spezifizierbare Tumoren und in 12,7% war keine Aussage möglich. Die Ergebnisse zeigen die gute Ausbeute der ultraschallgesteuerten Biopsie, vor allem im Vergleich zu fluoroskopischer oder computertomographischer Steuerung.

Durch die klassische Pleurablindbiopsie läßt sich nur Material aus der Pleura parietalis gewinnen; die Trefferate ist bei malignen Ergüssen unter 50%, bei tuberkulösen, jedoch bis 80%.

Bis zu Beginn der 80er Jahre war die fluoroskopische Steuerung die einzige Möglichkeit perkutan gezielt Tumormaterial zu gewinnen. Ab Anfang der 80er

Tabelle 6.3. Ultraschallgesteuerte Biopsien von soliden Pleuraveränderungen (Stanzbiopsien)

Autor	Anzahl [n]	Erfolgsrate		Komplikationen	
		[n]	[%]	[n]	[%]
Bradley u. Metreweli (1991)	19	–	90	0	–
Chang et al. (1991)	10	7	70	0	–
Heilo (1996)	134	110	82	3	2

Jahre ermöglichte die computertomographische Steuerung eine bessere Treffsicherheit; beide Methoden hatten jedoch mit 20 bis 35 % eine relativ hohe Komplikationsrate (Pneumothorax, Hämopthyse). Weiterhin erlaubte die Feinnadelaspiration zwar oft die Unterscheidung zwischen benigne und maligne, eine genaue Tumorzuordnung sowie eine Typendifferenzierung von Lymphomen waren jedoch nur an Stanzbiopsien mit histologischer Aufarbeitung möglich.

Eine erfolgversprechende Weiterentwicklung stellt eine neu auf den Markt gekommene Biopsiezange dar, mit der sonographisch gesteuert Probeentnahmen aus der Pleura entnommen werden können, sowohl der Pleura visceralis ab 2 mm Dicke, als auch aus der Pleura diaphragmatica (Seitz et al 1999). Mit zunehmender Erfahrung und Anwendung der videoassistierten Thorakoskopie stellt diese als ebenfalls wenig belastendes Verfahren eine Alternative dar.

6.2.2 Technisches Vorgehen

In Lokalanästhesie wird das Pleuraareal mit der ultraschalldiagnostisch ausgeprägtesten Pleuraverdickung biopsiert. Die Komplikation eines Pneumothorax kann vermieden werden, wenn die Biopsie dort vorgenommen wird, wo ein dahinter liegender Pleuraerguss das Lungengewebe schützt. Als Zugangsweg sollte der Rippenoberrand gewählt werden um eine Verletzung von Interkostalgefäßen und Nerven, die am Rippenunterrand verlaufen, zu vermeiden.

Bei kleinen Läsionen oder einer diffusen, schmalen Verdickung der Pleura kann eine tangentiale Nadelroute zwischen zwei Rippen gewählt werden um einen ausreichend langen Biopsiezylinder zu gewinnen, ohne das darunter liegende Lungengewebe zu tangieren. Tru-Cut-Nadeln mit 14 – 18 gg. haben sich als sehr praktikabel erwiesen.

6.3 Solide, fokale pulmonale Läsionen

6.3.1 Indikation und Wertigkeit ultraschallgesteuerter Interventionen

60 % der Lungenkarzinome sind vom Zeitpunkt der Diagnosestellung nicht mehr kurativ operabel. Weil bei diesen Patienten ein adäquater palliativer Therapieansatz gefunden werden muß, ist in erster Linie eine histologische Differenzierung vorzunehmen.

Lungentumoren lassen sich sonomorphologisch nicht differenzieren, sie stellen sich polymorph mit unterschiedlicher Echogenität, jedoch überwiegend echoarm dar. Sie werden aber sonographisch nur sichtbar, wenn sie peripher gelegen sind; durch ihre Größe bis an die Pleura reichen oder ein Schallfester durch eine poststenotische Atelektase oder Pneumonie entsteht. Von Lungentumoren sind sehr selten vorkommende zystische Veränderungen (bronchogene Zysten, Perikardzysten, Echinokokkuszysten) zu differenzieren. Zysten sind reflexfrei und müssen von einem abgekapselten Pleuraerguss differenziert werden. Vom normalen Lungengewebe heben sich die Lungentumoren sonomorphologisch durch den fehlenden Luftgehalt im Gewebe ab (Tabelle 6.4a). Typischerweise sind sie überwiegend gerundet, mäßig echoarm, oft scharf begrenzt, manchmal zeigen sich Krebsfüßchen oder Tumorzapfen am Rand.

Wenn der Lungentumor durch die periphere Lage sonographisch sichtbar ist, kann durch den zytologischen Nachweis maligner Zellen mit hoher Spezifität zwischen malignen und benignen Tumoren unterschieden werden. Studien zeigen jedoch, dass zur Differenzierung unterschiedlicher Malignome (Bronchialkarzinom, Sarkom, Metastase) die Aspirationszytologie oft nicht ausreicht, sondern eine histologische Aufarbeitung eines Stanzzylinders mit eventuellen immunhistochemischen Analysen notwendig ist. Bei diesen Einschränkungen hängt die Aussagekraft der Aspirationszytologie sehr von der Verwertbarkeit des aspirierten Materials und der Erfahrung des Pathologen ab. Problematisch ist dabei, dass bei fehlendem Nachweis maligner Zellen, ein benigner Tumor mit entsprechender Zuordnung erst am histologisch aufgearbeiteten Stanzzylinder gesichert werden kann. Die Treffsicherheit der Aspirationszytologie ist abhängig von der Tumorbiologie und, nach einer Studie von Yang et al. (1992), mit 81 % im Nachweis von malignen Zellen sehr hoch; aus Metastasen ließen sich jedoch nur in 48 % in der Aspirationszytologie maligne Zellen nachweisen. Zusammengefasst war das differenzierte histologische Ergebnis aus der Feinnadelaspiration nur in 59 % zu gewinnen, aus der bioptisch gewonnenen Histologie jedoch in 97 % (Tabelle 6.4b, c).

Vor der ultraschallgesteuerten Biopsie war lange Zeit die fluoroskopische Steuerung die Methode für die gezielte Biopsie pulmonaler Tumoren. Mit einer Erfolgsrate von 42 bis 91 % liegt sie etwas schlechter als die ultraschallgesteuer-

Tabelle 6.4a. Sonomorphologie peripherer Lungenherde

Karzinom/ Metastase	Pneumonie	Lungeninfarkt		Kompressions- atelektase
		Frisch	Alt	
Rund bis polyzyklisch echoinhomogen	Echoin- homogen	Homogen	Inhomogen	Schmal/ keilförmig
Meist scharf begrenzt	Unscharf begrenzt	Triangulär	Triangulär	Konkave Oberfläche
Krebsfüßchen/ Tumorzapfen echoarm	Broncho- aerogramm	Glatt begrenzt	Unregelmäßig begrenzt	Mäßig echogen
Nekrosezonen (liquide)	Evtl. Einschmel- zungen (liquide)	Kaum Binnen- echos	Segment- bronchus- reflex	Flottierend im Erguss
Tumorgefäße	Normale Durch- blutung	Keine Durch- blutung	Revasku- larisiert	Bei Inspiration teilweise Luftartefakte

Tabelle 6.4b. Vergleich von Feinnadelaspirationszytologie und Stanzbiopsie mit Histologie bei intrathorakalen Tumoren. (Yang 1992)

Diagnose	Feinnadelaspiration	Stanzbiopsie
Maligner Tumor	122	122
Richtige histologische Diagnose	72 (59%)	118 (97%)
Zytologischer Malignitätsnachweis	99 (81%)	–
Benigner Tumor	27	27
Nicht eindeutig beurteilbar	17 (63%)	4 (15%)
Falsch-positiv	1 (4%)	0 (0%)
Richtige Diagnose	9 (33%)	23 (85%)

p χ^2-Test.

Tabelle 6.4c. Diagnostische Treffsicherheit der Feinnadelaspirationszytologie und der Biopsie (Tru-Cut) bei Lungentumoren. (Yang et al. 1992)

Histologische Diagnose	Feinnadelaspiration			Tru-Cut-Biopsie	
	Fälle (a)	Positives zytologisches Ergebnis	Korrektes histologisches Ergebnis	Fälle (a)	Korrektes histologisches Ergebnis
Lungenkarzinom	77	68 (88%)	54 (70%)	77	75 (97%)
Metastase	21	10 (48%)	7 (33%)	21	19 (90%)
Benigner Tumor	22	–	7 (32%)	22	19 (82%)
Total	120	–	68 (57%)	120	112 (93%)

p 0,05 im χ^2-Test.

te Biopsie (Tabelle 6.5a), die fluoroskopische Steuerung hat jedoch eine deutlich höhere Kompikationsrate (Pneumothorax 8–35%, Hämopthysis 2,9%, Fallbeschreibungen einzelner Todesfälle). Die computertomographische Steuerung zeigt keine wesentliche Verbesserung der Erfolgsrate oder Reduzierung der Komplikationsrate (Goralnik et al. 1988). Bei Zusammenfassung der vorliegenden Studien zeigt die ultraschallgesteuerte Materialgewinnung für die Aspirationszytologie eine Erfolgsrate von 57–100% (die Erfolgsrate hängt stark von der Art der biopsierten Tumoren ab). Für die Stanzbiopsie mit histologischer Aufarbeitung ist die Erfolgsrate mit 93 bis 97% ausgesprochen gut (Tabelle 6.5b).

Wenn eine pulmonale Läsion sonographisch sichtbar ist, ist die ultraschallgesteuerte Biopsie die Methode der Wahl. Sie zeigt die höchste Treffsicherheit bei geringer Komplikationsrate (0–7%). Bei Zusammenfassung der Studienergebnisse waren es ausschließlich geringfügige Komplikationen wie ein nicht therapiebedürftiger kleiner Pneumothorax oder eine Hämopthyse. Die Stanzbiopsie scheint keine wesentlich höhere Komplikationsrate zu verursachen als

Tabelle 6.5 a. Fluoroskopisch gesteuerte Biopsie von fokalen intrapulmonalen Läsionen. *F* Fluoroskopie, *Z* Aspirationszytologie, *H* Stanzbiopsie mit Histologie

Autor	Technik (Steuerung)	Biopsieart	Anzahl Punktionen [n]	Erfolgsrate		Komplika-tionsrate	
				[n]	[%]	[n]	[%]
Hald u. Skatun (1984)	F	H	167	138	83	55	33
Crosby et al. (1985)	F	Z	180	148	42	32	28
Ariza et al. (1991)	F	Z	984	895	91	209	23

die ultraschallgesteuerte Feinnadelaspiration und sollte wegen der höheren Erfolgsrate und besseren Differenzierbarkeit der Tumoren bevorzugt werden.

Insbesondere benigne Läsionen sind histologisch schwerer zu differenzieren und eine ausreichende Materialausbeute ist nur durch eine Stanzbiopsie zu erzielen. Mit dünnen Schneidbiopsienadeln (um 1 mm dicke: Trefferquote um 70%). Je dicklumiger die Biopsienadel ist, um so eher wird aussagekräftiges Material gewonnen, jedoch steigt damit auch zunehmend die Pneumothoraxrate. Vor einer Biopsie muß vor allem bei dicklumigeren Biopsienadeln das individuelle Risiko mit der therapeutischen Konsequenz abgewogen werden und im Zweifelsfall eine thorakoskopische Keilresektion durchgeführt werden.

Einschmelzungszonen sind sonographisch besser als radiologisch zu sehen, ebenso chemotherapeutische Erfolge in der sonographischen Verlaufskontrolle. Bei größeren tumorösen Läsionen können unter Berücksichtigung der unterschiedlichen Echogenität solide und liquide Strukturen differenziert werden und bioptisch gezielt angegangen werden. Die Möglichkeit der gezielten Probeentnahme aus verschiedenen Arealen, insbesondere aus Randbereichen ist ein Vorteil gegenüber radiologischen Verfahren.

Pan et al. (1993) konnten die Verbesserung der diagnostischen Aussage auf 100% durch die Biopsie aus Randbereichen des Tumors erreichen, gegenüber nur 29% bei einer Biopsie aus dem Zentrum, das meist Tumornekrosen enthielt.

Zusammengefasst hat die ultraschallgesteuerte transthorakale Punktion folgende Vorteile:

- Der Eingriff kann am Krankenbett oder auf der Intensivstation durchgeführt werden.
- Die Strahlenbelastung von Patient und Untersucher wird vermieden.
- Die real-time-Bildwiedergabe erlaubt eine gute Überwachung des Punktionsvorganges. Dadurch kann die Punktion der belüfteten Lunge vermieden werden und die Pneumothoraxrate niedrig gehalten werden.

Tabelle 6.5b. Ultraschallgesteuerte Biopsie von Lungenrundherden. *FNAZ* Feinnadelaspirationszytologie, *SBH* Stanzbiopsie mit Histologie, *PTX* Pneumothorax (min = nicht therapiewürdig), *HP* Hämatoptysis, *HTX* Hämatothorax

Autor	Anzahl [n]	Größe [cm]	Biopsieart	Unterscheidung benigne/maligne	Exakte Diagnose [%]	Komplikationen [%]
Chandrasekhar et al. (1976)	4	–	–	4/4 (100)	4/4 (100)	0
Izum et al. (1982)	20	–	FNAZ (21)	20/20 (100)	16/20 (80)	0
Cinti u. Hawkins (1984)	12	–	FNAZ (22)	12/12 (100)	10/12 (83)	0
Yang et al. (1985)	25	1,5–5	FNAZ(18–22)	22/25 (88)	21/25 (84)	8 (min PTX)
Pedersen et al. (1986)	23	–	FNAZ (23)	–	18/23 (78)	2 (min PTX)
Pang et al. (1987)	54	–	SBH	–	46/54 (85)	11 (min PTX, HP, HTX)
Yang et al. (1990)	11	3–8	FNAZ (21–22) teilweise SBH (16)	–	11/11 (100)	0
Ikezoe et al. (1990)	–	–	FNAZ (19–21) teilweise SBH (18–22)	98/118 (83)	91/118 (77)	5,6 (PTX, HP, HTX)
Bradley u. Metreweli (1991)	27	1–10	SBH (16)	24/27 (90)	24/27 (90)	0
Yang et al. (1992a)	30	–	FNAZ (22) und SBH (16)	29/30 (97)	19/30 (63)	6,7 (min PTX, HP)
Yuan et al. (1992)	30	<3	FNAZ (22)	27/30 (90)	27/30 (90)	3,3 (min PTX)
Yang et al. (1992b)	164	>3	SBH (16)	159/164 (97)	–	1,8 (PTX, HP)
Pan et al. (1993)	14	4–15	FNAZ (22)	–	14/14 (100)	0
Hsu et al. (1996)	191	–	FNAZ (21) teilweise SBH (16–18)	–	180/191 (94)	3,1 (PTX)
Chen et al. (1996)	40	1,5–4	FNAZ (21)	–	35/40 (87,5)	5 (PTX)

- Es können bei Differenzierung nekrotischer/liquider und solider Areale diese gezielt angegangen werden, um eine höhere Ausbeute mit vitalem Tumorgewebe zu erzielen.
- Das Verfahren ist kostengünstig.

Limitationen der ultraschallgesteuerten transthorakalen Biospie:

- Die Biopsie ist nur bei sonographisch darstellbaren Läsionen durchführbar, das heißt sie muss an die Pleura reichen oder die Läsion wird sichtbar durch Verminderung der schallstreuenden Luft bei Atelektase oder Pneumonie.
- Kleine Läsionen können durch die Schallauslöschung durch Rippen schwer zugänglich sein. (Erleichterung durch Inspirations- und Exspirationsmanöver des Patienten.)
- Bei Erzeugen eines Pneumothorax während der Punktion wird der Rundherd durch den Luftgehalt im Pleuraspalt augenblicklich unsichtbar.

Durch die hohe Treffsicherheit und Komplikationsarmut bietet sich die ultraschallgesteuerte Punktion bei sonographisch sichtbaren Lungenrundherden als primäre Methode an.

6.3.2 Technisches Vorgehen

Die beste Zugänglichkeit der Läsion entscheidet über die Lagerung des Patienten (Rücken-, Seiten- oder Bauchlage.) Zur Sedierung kann Midazolam verwendet werden, jedoch in einer Dosierung (bis 5 mg), dass Anweisungen zur Atemlage noch befolgt werden können.

Nach sonographischer Darstellung des peripheren Lungenrundherdes wird nach Einüben einer oberflächlichen Atmung um die Atemmittellage der Interkostalraum bestimmt, über den die Biopsie ohne Verletzung von Lungengewebe möglich ist. Dann wird in Lokalanästhesie entlang dem Rippenoberrand die Biopsienadel bis zum Lungenrundherd vorgeschoben und die Biopsie entnommen. Der Rundherd wird im Querdurchmesser zuvor vermessen, sodass die in der Biopsiepistole eingestellte Zylinderlänge nicht durch Überschreiten des Lungentumors zur Verletzung von gesundem Lungengewebe und Komplikationen (Pneumothorax) führt. Gute Ergebnisse lassen sich mit Tru-Cut-Nadeln von 16–18 gg. erzielen, wobei deren Nadelvorschub und somit die Stanzzylinderlänge entsprechend der ultraschallgemessenen Tumorgröße gewählt werden muss. Um die ausschließliche Ausbeute von Nekrose zu reduzieren ist eine Stanzbiopsie aus dem Randareal anzustreben, allerdings mit Inkaufnahme einer geringen Zunahme der Komplikationsrate.

Wird eine Aspirationszytologie vorgenommen, sollten 22-gg.-Nadeln verwendet werden. Um ein Abweichen von der geplanten Punktionslinie zu verhindern, sollten sie mit Mandrin eingeführt werden.

Wegen der Atemverschieblichkeit der Lunge muss der Biopsievorgang kontinuierlich ultraschallüberwacht werden um eine hohe Treffsicherheit zu erreichen und die Komplikationsrate gering zu halten. Spezielle Biopsieschallköpfe behindern oft den Biopsievorgang im schmalen Interkostalraum. In der „Zweihandtechnik" sollte mit einer Hand die Nadel in die fokale Läsion vorgeschoben werden, während die zweite Hand mit dem Transducer den Verlauf der Nadelspitze beobachtet, ohne dass dieser an die Nadel gekoppelt ist. Transducer und Biopsienadel werden nebeneinander im gleichen Interkostalraum aufgesetzt.

Wenn nach der Punktion der Lungenrundherd nicht mehr darstellbar ist, besteht der Verdacht auf einen Pneumothorax. Die Luft im Pleuraspalt führt zu Schallstreuung. Der Pneumothorax erscheint als glatt begrenzte Reflexlinie in der Pleura parietalis, Atembewegungen des unregelmäßig strukturierten Reflexbandes der Lungengrenze sind nicht mehr nachweisbar. Eine Quantifizierung der freien Luftmenge ist sonographisch nicht möglich, dazu muss eine Röntgen-Thorax-Untersuchung durchgeführt werden. Entsprechend der Ausdehnung des Pneumothorax in der Röntgen-Thorax-Untersuchung muss die eventuelle Indikation zur Drainage mit einem dünnlumigen Katheter und einer Saugvorrichtung gestellt werden um die Lunge wieder zur Ausdehnung zu bringen.

Unabhängig von der Kompliziertheit des ultraschallgesteuerten Biopsievorgangs sollte routinemäßig eine Röntgen-Thorax-Untersuchung nach der Biopsie durchgeführt und der Patient nach der Punktion auf die Punktionsseite oder -stelle gelagert werden.

6.4 Mediastinum: Tumor, Abszess

6.4.1 Indikation und Wertigkeit perkutaner und transösophagealer Interventionen

Die meisten mediastinalen Neoplasien (Lymphome, Metastasen, Sarkome, Karzinome) befinden sich im vorderen und oberen Mediastinum.

Anatomisch bedingt sind tumoröse Prozesse nur im vorderen und oberen Mediastinum von suprasternal oder parasternal der sonographischen Diagnostik wie auch der ultraschallgesteuerten Punktion zugänglich. Um eine Punktion komplikationslos durchführen zu können muss ein ausreichend großes sonographisches Fenster durch anatomische Gegebenheiten vorhanden sein. Zwischen Karzinom und Lymphom kann meist schon in der Aspirationszytologie unterschieden werden. Die Differenzierung der weiter vorkommenden Tumore (Tymome, Sarkome) sowie die Tumorklassifikation von Tymomen, Sarkomen und Lymphomen kann nur in Stanzbiopsien durchgeführt werden.

Yang et al. (1992) konnte in der Feinnadelaspirationszytologie bei 24 Patienten mit Mediastinaltumor nur in 46% eine korrekte Zuordnung treffen, wogegen in der histologischen Aufarbeitung einer Stanzbiopsie der Tumor in 100% richtig klassifiziert werden konnte. Als Komplikation wird über einen kleinen, nicht therapiewürdigen Pneumothorax in 3,8% der Fälle berichtet (Tabelle 6.6). Auch weitere Studien (Rubens et al. 1997) berichten über die mangelnde Aussagekraft der Aspirationszytologie bei Mediastinaltumoren.

Tabelle 6.6. Diagnostische Treffsicherheit der Feinnadelaspirationszytologie und der Biopsie (Tru-Cut) bei Mediastinaltumoren. (Yang et al. 1992)

	Feinnadelaspiration			Tru-Cut-Biopsie	
	Fälle (a)	Positives zytologisches Ergebnis	Korrektes histologisches Ergebnis	Fälle (a)	Korrektes histologisches Ergebnis
Maligne	24	21 (88%)	11 (46%)	24	24 (100%)[a]
Benigne	5	–	2 (40%)	5	5 (100%)[a]
Total	29	–	13 (45%)	29	29 (100%)

[a] $p < 0{,}05$ im χ^2-Test.

Die Zusammenfassung mehrerer Studien (Tabelle 6.7a) zeigt die deutlich höhere diagnostische Erfolgsrate der Stanzbiopsie mit histologischer Aufarbeitung (84–100%) gegenüber der Feinnadelaspirationszytologie (45–78%). Die Komplikationsrate der ultraschallgesteuerten Biopsie wird mit 1–6% (meist kleiner nicht therapiewürdiger Pneumothorax) angeführt und liegt deutlich niedriger bei der fluoroskopisch oder computertomographisch gesteuerten Biopsie (Wernecke et al. 1989; Yu et al. 1991; Sawhney et al. 1991; Yang et al. 1992; Heilo 1993).

Bei dem mediastinalen Gefäßreichtum können Blutungskomplikationen vor allem durch den Einsatz der Farbduplexsonographie vor dem interventionellen Eingriff vermieden werden (Rubens et al. 1997).

Tumoröse Prozesse oder liquide Strukturen im hinteren Mediastinum sind transkutan nur dann ultraschalldiagnostisch erfassbar und somit auch erst dann einer Punktion zugänglich, wenn sie durch ihre Größe die Lunge so verdrängen, dass sie der Thoraxwand anliegen. Paraösophageale Raumforderungen im hinteren Mediastinum sind inzwischen durch endosonographische Schallköpfe transösophageal darstellbar. Darüber können auch transösophageale endosonographisch gesteuerte Feinnadelaspirationen zur Diagnostik von hier gelegenen Lymphomen oder Metastasen durchgeführt werden. Ein prospektive Studie berichtet an 35 Patienten mit mediastinalen Raumforderungen (Janssen et al. 1998) eine Treffsicherheit der endosonographisch transösophageal gesteuerten Feinnadelbiopsie von 91,4%. Verwertbares Material konnte in 97% gewonnen werden. Komplikationen traten nicht auf. Neben malignen Prozessen (in 68%) konnten eine Sarkoidose, eine Silikoanthrakose sowie retrosternale Strumen nachgewiesen werden. In 2 Fällen war das Punktionsergebnis falsch-negativ.

Giovannini et al. (1995) berichtet über eine Sensitivität von 88,8% und eine Spezifität von 100% bei der transösophagealen ultraschallgesteuerten Feinnadelaspiration von 18 Patienten mit mediastinalen Tumoren und über eine Sensitivität von 81,4% und eine Spezifität von 100% bei 24 Patienten mit mediastinalen Lymphknoten. Die Diagnose ergab in 24 Fällen eine Metastase, in 5 Fällen ein Lymphom, in einem Fall eine Sarkoidose und in 12 Fällen entzündliche Verän-

Tabelle 6.7. a Sonographisch gesteuerte Biopsie von Mediastinaltumoren. *F* Fluoroskopie, *C* Computertomographie, *Z* Aspirationszytologie, *H* Stanzbiopsie mit Histologie, *P* Pneumothorax

Autor	Technik (Steuerung)	Biopsie-art	Anzahl Punktionen [n]	Erfolgsrate Anzahl		Komplikationsrate Anzahl	
				[n]	[%]	[n]	[%]
Jereb u. Krasovec (1977)	F	Z	50	36	72	14	28
Adler et al. (1983)	F/C	Z	84	67	81	18	21
Weisbrod et al. (1984)	F	Z	116	75	65	21	18
Moinuddin et al. (1984)	F	H	52	50	96	17	33
Saito et al. (1986)	U	Z/H	45	33	77	–	2
Wernecke et al. (1989)	U	Z	14	10	71	0	–
		H	11	10	93	0	–
Ariza et al. (1991)	F	Z	62	46	74	?	–
Yu et al. (1991)	U	Z	44	24	55	0	–
		H	29	29	100	0	–
Sawhney et al. (1991)	U	H	25	25	100	1 (P)	4
Yang et al. (1992 a)	U	H	54	47	87	–	1,8 (P)
Yang et al. (1992 b)	U	Z	12	8	67	0	–
		H	4	4	100	0	–
Anderson et al. (1992)	U	H	–	27	96	0	–
Heilo (1993)	U	H	62	52	84	2	3
Bressler u. Kirkham (1994)	C	Z/H	36	34	94	2	6
Heilo (1996)	U	H	62	52	84	–	3
Rubens et al. (1997)	U	Z/H	25	24	96	–	0

derungen. Eine weitere gleichartige Studie (Fritscher-Ravens et al. 1999) ergab bei 56 ultraschallgesteuerten Punktionen mediastinaler Raumforderungen eine Sensitivität von 95 % und eine Spezifität von 100 %. Dabei wurden 27 Bronchialkarzinome (10 kleinzellige Tumoren, 11 Adenokarzinome, 6 Plattenepithelkarzinome) 5 Metastasen, 3 maligne Lymphome und 21 benigne Ergebnisse diagnostiziert. Dabei handelte es sich um Sarkoidosen, eine Tuberkulose sowie zwei mediastinale Abszesse und unspezifische entzündliche Veränderungen. In zwei

Tabelle 6.7. b Endoskopische ultraschallgesteuerte Feinnadelaspirationszytologie (FNA). *Sens.* Sensitivität, *Spez.* Spezifität

	Anzahl der Punktionen	Inadäquate Zytologie (Material)	Mediastinale Raumforderung Sens./Spez.	Paragastrale Raumforderung Sens./Spez.	Pankreatischer Rundherd Sens./Spez.
Wiersema et al. (1997)	n = 419	n = 30 (7 %)	92 %/93 %	88 %/95 %	86 %/94 %
Giovannini et al. (1995)	n = 141	n = 15 (11 %)	84 – 89 %/100 %	80 %/ ?	75 %/100 %
Fritscher-Ravens (1999)	n = 125	n = 6 (5 %)	95 %/100 %	100 %/67 %	80 %/100 %

Fällen wurden bei Adenokarzinomen nur entzündliche Veränderungen festgestellt (falsch-negativ). Weiterhin ist die genauere Zuordnung von Lymphomen histologisch nicht möglich (Tabelle 6.7 b). In den Studien wurden keine relevanten Komplikationen beobachtet. Insgesamt konnte in 95 % verwertbares Material transösophageal, aspirationszytologisch gewonnen werden. Damit ist im Mediastinum aspirationszytologisch deutlich zuverlässiger, verwertbares Material zu gewinnen als bei Pankreastumoren. Wie bei der transkutanen Feinnadelaspiration ist bei Pankreasprozessen auch bei der endoskopischen Materialgewinnung in der zytologischen Untersuchung zwischen segmentaler Pankreatitis und einem Pankreasmalignom manchmal schwer zu differenzieren.

Insbesondere im Mediastinum zeigt die endoskopische Sonographie in einem schwer zugänglichen Areal große Vorteile. So können tumoröse Lymphknotenveränderungen von 1 cm und kleiner diagnostiziert werden (Limitierung jedoch Lymphknoten kleiner als 5 mm), die in der Computertomographie oft übersehen werden. Die ultraschallgesteuerte endoskopische Punktion kann so eine wichtige Rolle im Tumorstaging, insbesondere von Bronchialkarzinomen einnehmen und die diagnostische Mediastinoskopie in vielen Fällen ersetzen.

Mediastinale Raumforderungen können bei fehlendem transkutanen Zugang im hinteren Mediastinum effizient und risikoarm transösophageal punktiert werden, um die Diagnostik abzukürzen und teure sowie komplikationsträchtigere Verfahren, wie die transpulmonale computertomographisch gesteuerte Punktion, die Mediastinoskopie oder die Probethorakotomie zu ersetzen.

Alternativ zur ultraschallgesteuerten diagnostischen Intervention im Mediastinum bietet jedoch die Mediastinoskopie einen guten Überblick und die Möglichkeit zur gezielten Biopsie im vorderen Mediastinum, das hintere Mediastinum ist auch der Mediastinoskopie schwer zugänglich. Alternativ können diese Prozesse computertomographisch gesteuert punktiert werden.

Abszesse kommen im Mediastinum meist nur nach operativen Eingriffen an mediastinalen Organen oder bei traumatisch- oder tumorbedingten Ösophagusperforationen vor. Die perkutane Drainage ist nur möglich, wenn die liquide Struktur durch Verdrängung Kontakt zur Thoraxwand (z. B. parasternal) hat. Bei dem lebensbedrohlichen Krankheitsbild mit hoher Letalitätsrate ist meist ein operatives Vorgehen notwendig und es gibt außer Einzelfallerfahrungen wenig Aussagen über die suffiziente perkutane Drainierbarkeit mediastinaler Abszesse.

6.4.2 Technisches Vorgehen

Die Vorgehensweise bei der Biopsie von mediastinalen Tumoren ist dem Prozedere bei der Biopsie von Lungentumoren oder Pleuraläsionen vergleichbar. Es muss interkostal parasternal oder supraklavikulär bzw. im Jugulum ein Zugangsweg zum Mediastinum ohne Tangieren von Lunge oder Gefäßstrukturen gefunden werden. Zur Darstellung von Gefäßen und somit zur Vermeidung von Blutungskomplikationen ist die Farbduplexsonographie eine wertvolle Ergänzung. So können insbesondere venöse Strukturen, die durch den Tumor partiell komprimiert sein können und somit schlecht darstellbar sind, zugeordnet und dementsprechend der Biopsieweg gewählt werden. Parasternal wird dann interkostal in Lokalanästhesie die Biopsienadel unter kontinuierlicher sonographischer Kontrolle in die mediastinale Läsion vorgeschoben. Für die Stanzbiopsie eignen sich Tru-Cut-Nadeln der Stärke 14–18 gg. Bei Biopsien suprasternal, über das Jugulum, muss durch entsprechende Lagerung des Patienten eine Hyperextention von Kopf und Hals erreicht werden. Hier eignen sich insbesondere Sektorschallköpfe oder Curved-array-Schallköpfe mit engem Radius, um bei sehr begrenzter Auflagefläche, die Nadel auf ihrem Weg zum Mediastinaltumor verfolgen zu können. In seltenen Fällen sind mediastinale Tumoren von substernal erreichbar.

Für die endoskopische Biopsie über den Ösophagus sind spezielle Endoskopieschallköpfe mit Biopsiekanal notwendig. Wegen der hohen Auflösung der Schallköpfe ist die Eindringtiefe ins Mediastinum begrenzt. Nach Lokalisation der mediastinalen Läsion wird nach farbduplexsonographischer Identifikation der Gefäßstrukturen der kürzeste Biopsieweg vom Ösophagus zur mediastinalen Läsion gesucht und die Feinnadel unter kontinuierlicher sonographischer Kontrolle vorgeschoben. Endoskopisch lässt sich nur eine Feinnadelaspirationszytologie gewinnen. Wie bei der perkutanen Aspirationszytologie wird aus verschiedenen Tumorarealen unter Sog Material zur Zytologie gewonnen.

6.5 Perikarderguss

6.5.1 Indikation und Wertigkeit perkutaner Drainage

Die perkutane Blindpunktion von Perikardergüssen hat eine lange Geschichte. Sie wurde erstmals 1840 von Franz Schuh vorgestellt, wobei er einen Trokar parasternal links durch den Interkostalraum einführte und einen Perikarderguss drainierte. Die Methode wurde in der Folgezeit in verschiedenen Publikationen propagiert. Es kam doch immer wieder zu ernsthaften Komplikationen bis hin zu Todesfällen. Anfang des 20. Jahrhunderts wurde die Bildpunktion zunehmend von subxiphoidal durchgeführt.

Da es bis zur Einführung der Punktionssteuerung durch bildgebende Verfahren immer wieder zu Verletzungen von Magen, Pleura, Lunge und Herz zum Teil mit Todesfällen kam, wurden Techniken wie besondere Nadelformen oder Sensoren an der Nadelspitze entwickelt, um die gefürchtete Herzverletzung zu vermeiden. In den 60er und 70er Jahren wurde wegen der immer noch hohen Komplikationsrate Forderungen laut, die Blindpunktion zu verlassen und zur operativen Perikardiotomie zurückzukehren. Die Komplikationsrate ernsthafter Komplikationen bei der Perikardpunktion bewegte sich in den Ende der 70er Jahre veröffentlichten Studien zwischen 7 und 15 %, die Mortalitätsrate zwischen 2 und 4 % (Krikorian et al. 1978; Kwasnik et al. 1978; Wong et al. 1979; Guberman et al. 1981).

Die Einführung der Echokardiographie erlaubt zunächst die Lokalisation und die Volumenbestimmung eines Perikardergusses. Zusätzlich konnte nach echokardiographischer Festlegung einer Punktionsroute komplikationsarm eine diagnostische Punktion des Perikardergusses vorgenommen werden. Durch die bakteriologische, zytologische und laborchemische Untersuchung lassen sich maligne, entzündliche, hämorrhagische, rheumatische und urämische Ergüsse differenzieren. Dabei richten sich Punktionsort und Punktionsweg nach der jeweiligen Beziehung zu den Nachbarorganen und es kann prinzipiell von parasternal oder vom Epigastrium aus punktiert werden.

Callahan et al. (1985) berichteten in einer größeren Untersuchung von 132 echokardiographisch gesteuerten Herzbeutelpunktionen an 117 Patienten. Die Indikation war in 70 % therapeutisch, in 21 % diagnostisch und in 9 % therapeutisch und diagnostisch. Die Punktion verlief in fast allen Fällen erfolgreich, lediglich in 2 Fällen konnte wenig Flüssigkeit aspiriert werden, wobei eine anschließende Operation Koagel und zähflüssigen Eiter zeigte. Das aspirierte Volumen war zwischen 30 und 1700 ml. Die Genese war in 35 % bei Malignom, in 7 % entzündlich, in 16 % nach Herzoperation, in 10 % unterschiedlicher Ursache (Trauma, Herzinsuffizienz, Antikoagulatientherapie, rheumatoide Arthritis) und in 31 % konnte die Ätiologie nicht geklärt werden. Todesfälle wurden keine berichtet, in einem Fall kam es zu einem relevanten Pneumothorax.

Bei infizierten Perikardergüssen kann in Seldinger-Technik oder in Trokar-Technik ein Pigtail-Katheter im Perikarderguss plaziert werden. Darüber kann über einige Tage die infizierte Flüssigkeit abgelassen und die Höhle mit Kochsalzlösung angespült werden. Auch bei chronischen Ergüssen, insbesondere wenn sie zu einer Herztamponade führten, sollte eine kurzzeitige Drainage (2 Tage) angestrebt werden.

Bei schnell rezidivierenden Ergüssen oder Blutungskomplikationen mit Koagel sowie bei gekammerten Ergüssen, ist die chirurgische Revision mit Drainage oder Fensterung indiziert.

6.5.2 Technisches Vorgehen

Die Punktion wird in Rückenlage mit etwas erhöhtem Oberkörper und unter EKG-Monitoring durchgeführt. Entsprechend der Beziehung des Perikardergusses zu den Nachbarorganen, insbesondere zur Lunge, wird die Punktionsroute gewählt. Meist bietet sich die Punktion vom Epigastrium aus an, wobei hier der linke epigastrische Winkel zwischen Xyphoid und Rippenbogen als Eintrittsstelle gewählt wird. Alternativ dazu kann insbesondere bei größeren Ergüssen von parasternal links punktiert werden. In Lokalanästhesie wird prinzipiell der kürzeste Weg zwischen Schallkopf und Perikarderguss gewählt und die dünnwandige Nadel (16–18 gg. mit Teflonhülle) wird unter sonographischer Steuerung in den Erguss vorgeschoben. Der Durchtritt durch das Perikard ist an dem Widerstand, bedingt durch die kräftige Membran, spürbar. Sobald die Nadel das Perikard perforiert und Flüssigkeit aspiriert werden kann, wird die Teflonhülle vorgeschoben und die Stahlnadel zurückgezogen um Herzmuskelverletzungen zu vermeiden. Meist kann der Erguss über diese Kunststoffkanüle abgesaugt werden. Bei sonographisch nachgewiesener Kammerung, infizierter Flüssigkeit oder blutigem Erguss ist die Indikation zur Drainplazierung gestellt; diese kann in Seldinger-Technik über die Kunststoffkanüle durchgeführt werden. Die Flüssigkeitsentleerung wird echokardiographisch dokumentiert.

Atlasteil

Ultraschallgesteuerte Interventionen an intrathorakalen Organen

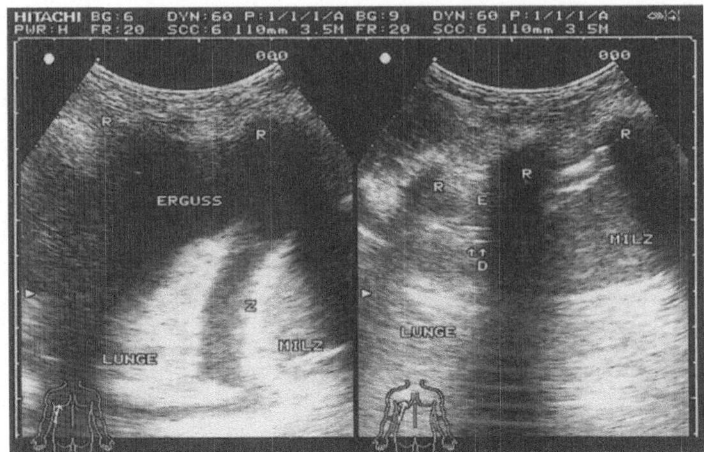

Abb. A6.1. Pleuraerguss

Der Pleuraerguss imponiert als weitgehend echofreier Raum zwischen Zwerchfell (*Z*) und
Lungenparenchym. Der Unterlappen kann bei großen Ergüssen flottierend im Erguss dargestellt werden; die Verminderung des Luftgehalts in den basalen Lungenabschnitten durch die
ergussbedingte Kompression führt zur sonographischen Darstellbarkeit des unteren Lungen-
abschnittes (zipflig gezogenes, komprimiertes Unterlappensegment). Für die Differenzierung
zwischen Aszites und Erguss ist die Darstellung des Zwerchfells (*Z*) und die Zuordnung zur
liquiden Struktur wichtig. Der intercostale Zugang führt zur Schallauslöschung dorsal der
Rippen (*R*). Nach Entlastung des Pleuraergusses über die perkutane Drainage (mit *D* markiert) kommt es zur Ausdehnung des Lungenunterlappens. Die Luftfüllung des Lungengewebes führt zur diffusen Schallstreuung

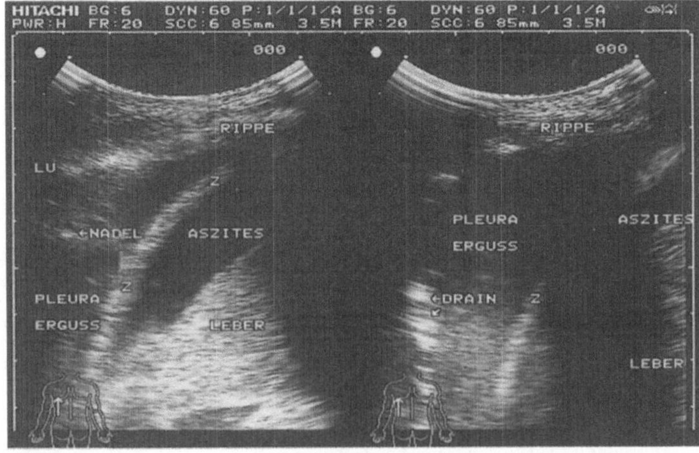

Abb. A6.2. Legende s. S. 215

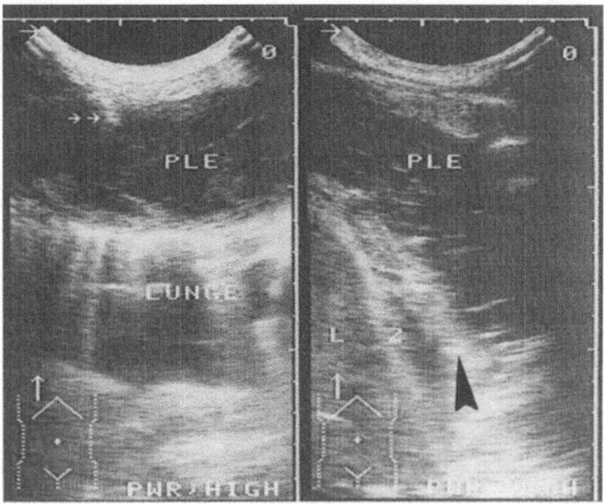

Abb. A6.3. Pleuraempyem

Pleuraempyeme oder Hämatome zeigen im Gegensatz zu reizlosen Pleuraergüssen inhomogene, zum Teil fadenförmige Strukturen in dem liquiden Areal, die dort je nach Viskosität der Flüssigkeit flottieren können. Bei diesem Patienten zeigen sich 2 abgegrenzte Pleuraempyemareale (*PLE*) postoperativ nach Lungenteilresektion: *links* in der Abbildung lateral des Oberlappens, *rechts* kaudal des Unterlappens. Pleuraempyeme oder Hämatome erfordern dicklumige Drainagen (größer 20 Charr), der plazierte Drain ist mit *Pfeilen* markiert (*L* Leber)

◄ **Abb. A6.2.** Pleuraerguss

Durch Zuordnung der liquiden Flüssigkeit zum Zwerchfell kann sonographisch zwischen subphrenischer Flüssigkeit und Pleuraerguss unterschieden werden und die liquiden Ansammlungen können getrennt punktiert werden. Um eine möglichst komplette Entleerung des Ergusses zu erzielen sollte nach Punktion (*linker Bildabschnitt*) der Drain möglichst basal und horizontal auf dem Zwerchfell zum Liegen kommen (*rechter Bildabschnitt*). Die Draindarstellung kann bei dieser Positionierung durch das tangentiale Auftreffen des Schallstrahls auf den Drain mit entsprechend schlechter Reflexion zum Schallkopf erschwert sein. Bei Verschieben des Transducers im Interkostalraum (nach lateral oder dorsal der Draineinstichstelle) kann durch stumpfwinkliges Anloten der Drain sichtbar werden (echoreiche Reflexe), mit entsprechenden Bewegungsartefakten beim Vorschieben des Drains

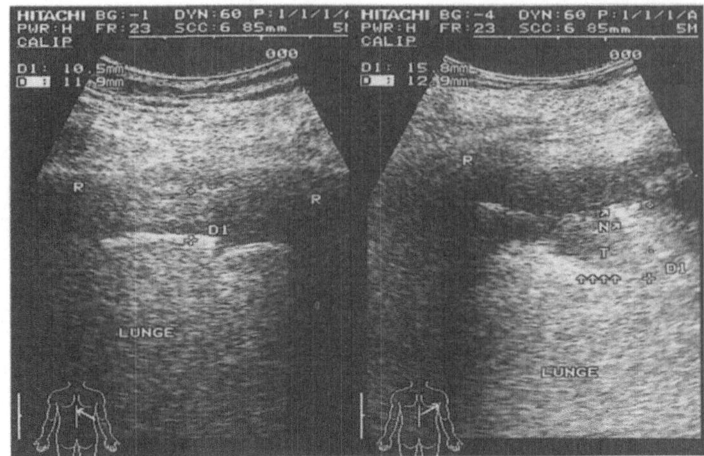

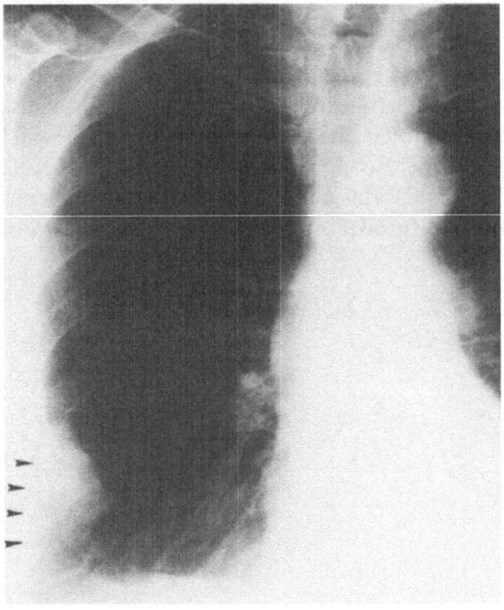

Abb. A6.4a,b. Pleuratumor

a Pleuratumoren führen zu einer Verdickung der Pleura (*links* im Bild). Während der Atemexkursionen ist das Lungenparenchym darunter oft verschieblich darstellbar. Ein Begleiterguss kann vorkommen. Das Pleuramesotheliom befällt oft die basalen Pleuraabschnitte. Zur Tumorabklärung sollte eine Stanzbiopsie zur histologischen Aufarbeitung gewonnen werden. Um einen ausreichend langen Biopsiezylinder ohne Verletzung des darunterliegenden Lungengewebes zur erreichen sollte die Biopsie etwas angeschrägt durch die Pleuraverdickung verlaufen. Die Abgrenzung des Pleuramesothelioms gegenüber dem Lungengewebe ist mit *Pfeilen* markiert, die Biopsienadel (*N*) ist am echoreichen Reflex erkennbar

b Radiologisch (*rechts* im Bild) zeigt das Pleuramesotheliom eine thoraxwandnahe, basale, flächige Verschattung

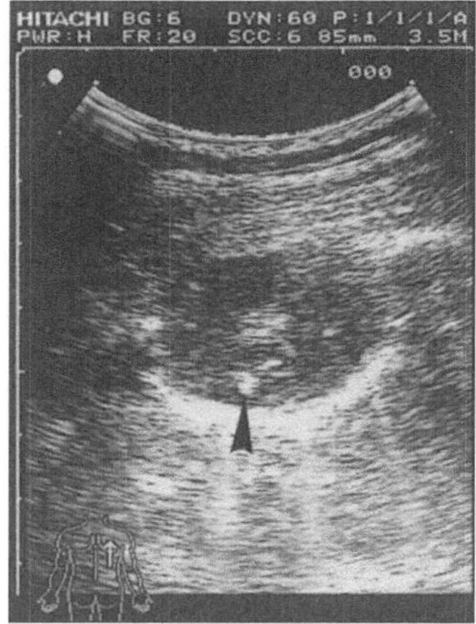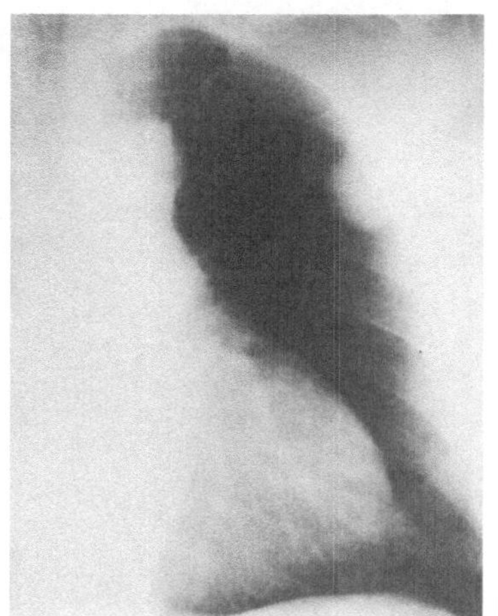

Abb. A6.5 a, b. Pleuratumor

Thoraxwandnahe Tumoren wie Pleuratumoren lassen sich sonographisch einfach und zeitsparend darstellen und punktieren (in **a** Biopsienadel mit *Pfeil* markiert); in **a** ist sonographisch der echoarme Pleuratumor dargestellt, in **b** radiologisch. Die histologische Aufarbeitung des Stanzzylinders ergibt ein malignes Histiozytom

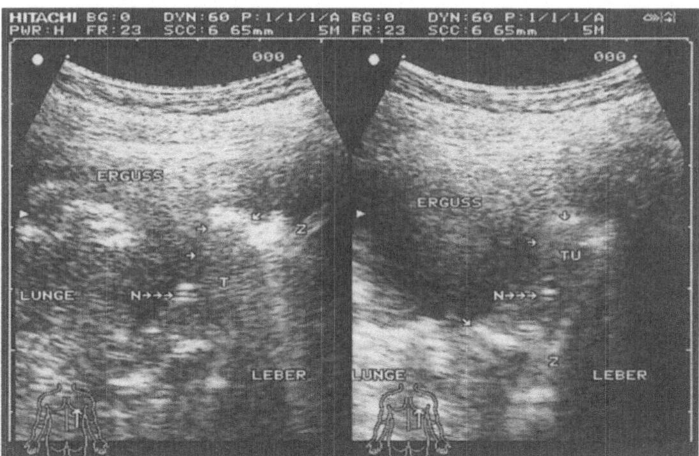

Abb. A6.6. Pleurakarzinose

Eine Pleurakarzinose kann sonographisch oft nur anhand eines Pleuraergusses auffallen. Bei genauer Inspektion (evtl. mit hochauflösenden Schallköpfen) kann manchmal eine meist echoarme bis gemischtechogene Struktur vom Lungengewebe abgrenzbar sein. Bei Biopsie der basalen Tumorformation, der diaphragmalen Pleura zugehörend, erleichtert der Begleiterguss die sonographische Darstellung wie auch die komplikationsfreie Punktion. Der Tumor (histologisch Metastase eines Mammakarzinoms) ist mit *Pfeilen* markiert, Biopsienadelspitze: *N*, Zwerchfell: *Z*

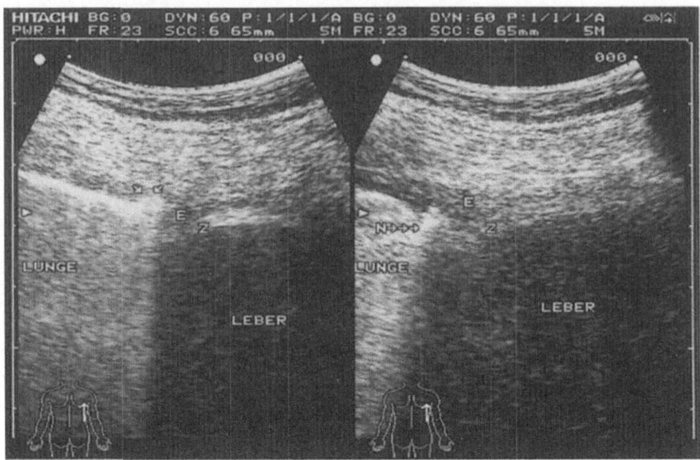

Abb. A6.7. Pleuraschwarte

Bei der Pleuraverdickung muss die tumorbedingte (meist echoärmer) Verdickung von der Pleuraschwarte (meist echoreicher) differenziert werden. Andererseits können frische, noch in Entwicklung befindliche Schwarten echoarm sein. Tuberkulös verursachte Pleuraschwarten zeigen besonders starke Reflexionen evtl. durch Kalkeinlagerungen. Meist tragen Anamnese, Klinik sowie weitergehende bildgebende Verfahren (CT) zu Klärung bei; in Zweifelfällen kann die ultraschallgesteuerte Stanzbiopsie zu Klärung beitragen. Sie sollte dann relativ tangential in Arealen durchgeführt werden, wo es zu einer inhomogenen Verdickung kommt (Biopsienadelspitze: *N*, Zwerchfell: *Z*, Pleuraschwarte: *E*)

Abb. A6.8 a – c. Lungenabszesse   ▶

a Lungenabszesse sind dann sonographisch einsehbar, wenn die liquide Struktur Kontakt zur Thoraxwand hat. Sie erscheinen dann als echoarme, gemischt echogene Formation evtl. mit Lufteinschlüssen in den oberen Abschnitten und Sedimentation in den basalen Arealen. Gegenüber dem Pleuraempyem sind sie von umgebendem Lungengewebe eingeschlossen und laufen nicht entlang der Thoraxwand nach basal aus. Der zentrale Lungenabszess (*Bildmitte*) zeigt nur dorsal Kontakt zur Thoraxwand. Hier kann nach Anzeichnen des Interkostalraums die Drainage in freier Punktionstechnik mit Trokar in den Abszess vorgeschoben werden

b Radiologisch zeigt sich der zentrale Lungenabszess mit Spiegelbildung in AP-Aufnahme (*links*) und seitlicher Projektion (*rechts*)

c Nach Einbringen des Drains kann die komplette Entleerung radiologisch (*links* im Bild) dokumentiert werden, die Luftüberlagerung der sich ausdehnenden Lunge bei Kollabieren der Abszesshöhle verhindert die sonographische Verlaufsbeobachtung. Durch Anspülen des Drains mit Kontrastmittel (*rechts* im Bild) können nach einigen Tagen die Ausdehnung der Restabszesshöhle und eventuelle Fistelbildungen dokumentiert oder ausgeschlossen werden

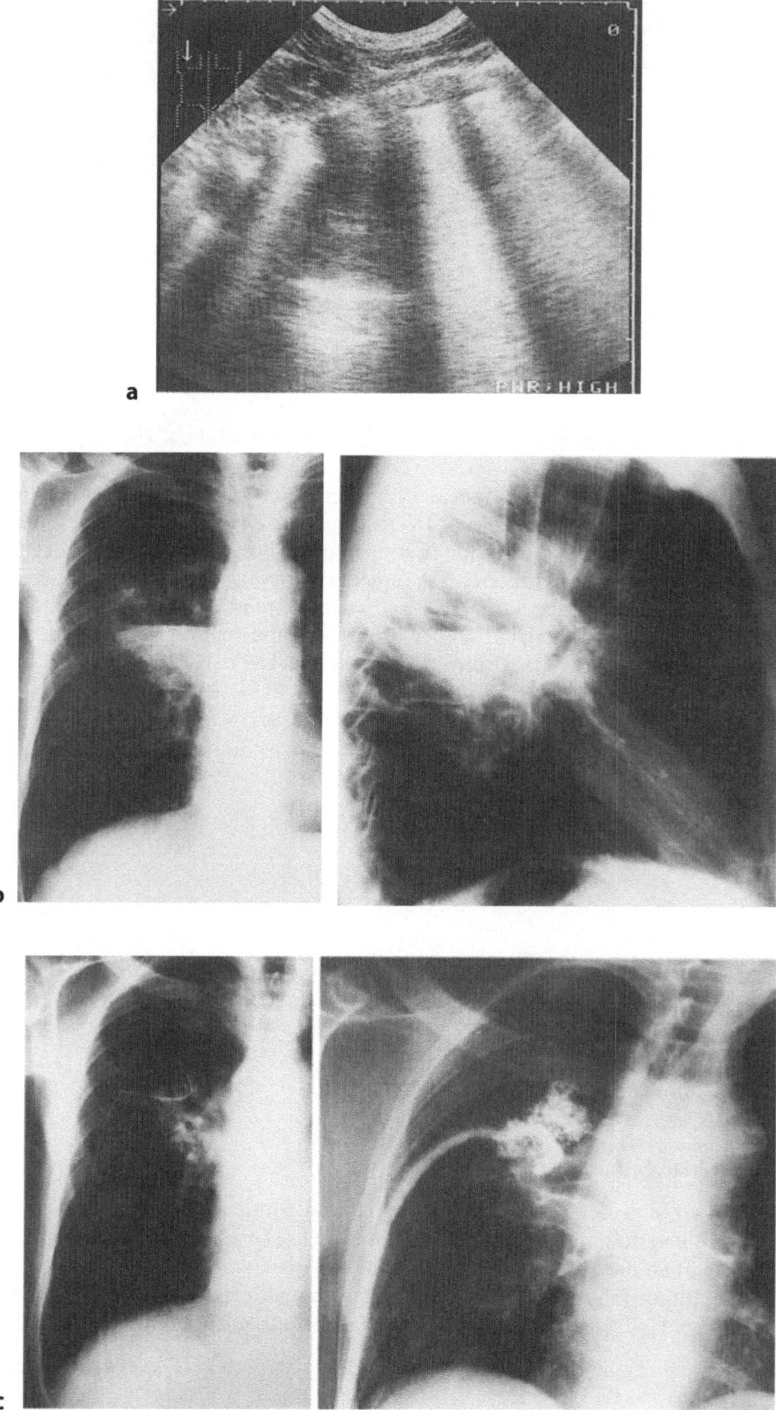

Abb. A6.8a–c. Legende s. S. 218

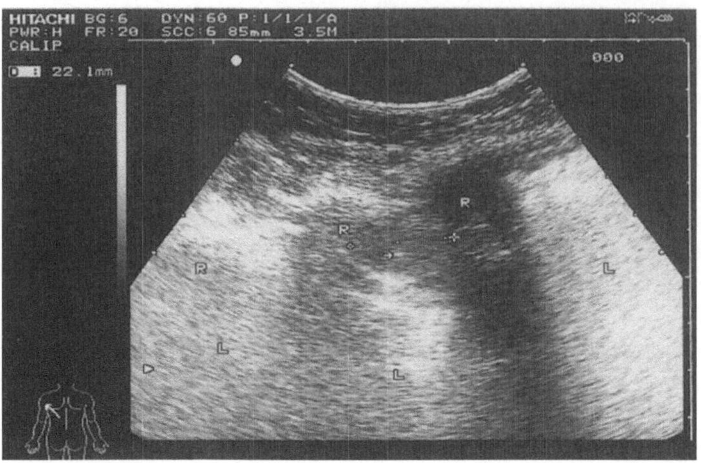

Abb. A6.9. Pleurainfiltration bei malignem Lymphom. Die Differenzierung von Thoraxwandprozessen (Sarkome, Metastasen) mit Destruktion von Rippen und Infiltration in die Pleura und Pleuratumoren mit Infiltration in Rippen und Thoraxwand ist mit bildegenden Verfahren oft nicht möglich. Wenn über die Tumorbiologie histologisch eine Differenzierung möglich ist, ist die Stanzbiopsie diagnostisch weiterführend. Rippe: *R*, Tumor zwischen Lunge und Thoraxwand mit Destruktion der Rippe: *PLT*, normales Lungengewebe dorsal des tumorösen Prozesses: *L*, Nadelspitze mit *Pfeil* markiert. Histologische Diagnose: pleurale Infiltration eines malignen Lymphoms

Abb. A6.10a–c. Lungentumoren   ▶

a Lungentumoren sind der Ultraschalldiagnostik und somit auch der Biopsie nur zugänglich, wenn sie peripher liegen oder bedingt durch ihre Größe, durch Verdrängung von Lumenparenchym an die Thoraxwand angrenzen. Am Oberrand der Rippe wird bei peripherem Lungentumor (*T*) die Biopsienadel thoraxwandnah plaziert und von hieraus der Biopsievorgang in das Tumorgewebe durchgeführt. Die Nadelspitze ist mit *Pfeilen* markiert

b Thoraxwandnaher Tumor radiologisch (*links* im Bild) dargestellt (*Pfeile*) und computertomographisch (*rechtes* Bild)

c Stanzzylinder aus der Lunge mit solide angeordneten großen epithelialen Tumorzellen ohne scharfe Zellgrenzen: großzelliges Bronchialkarzinom

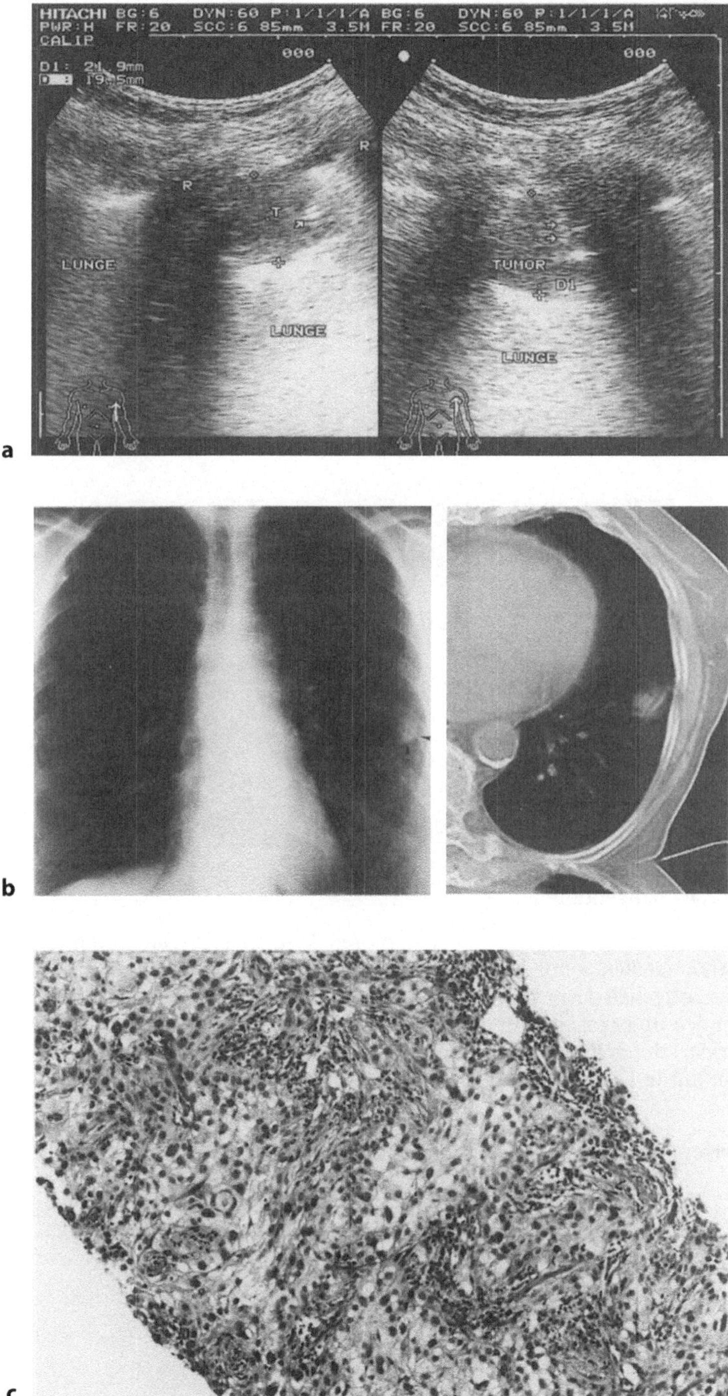

Abb. A6.10a–c. Legende s. S. 220

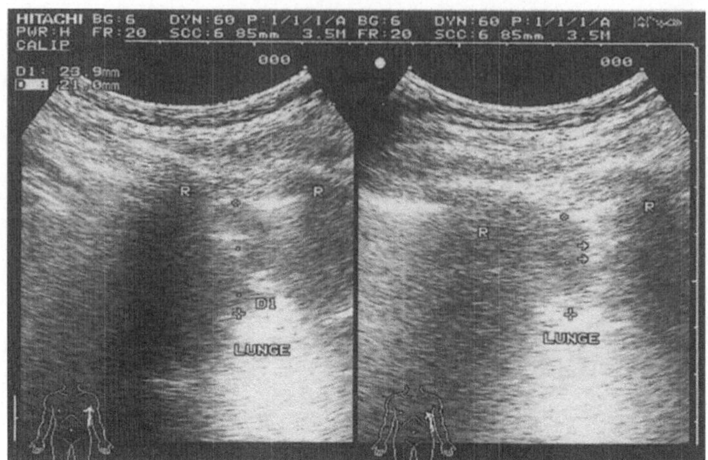

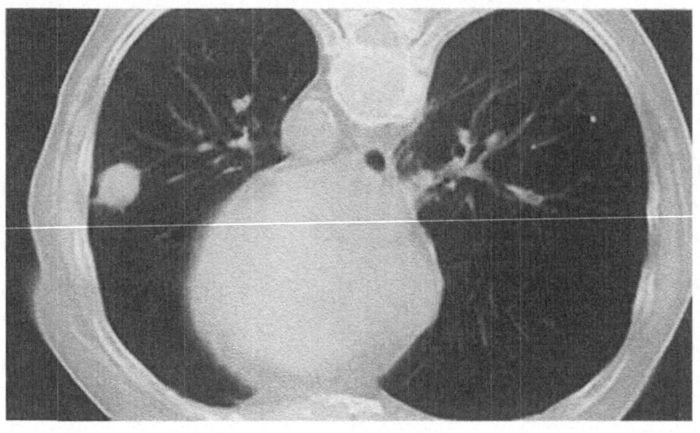

Abb. A6.11 a, b. Lungentumor

a Nicht ganz peripher gelegene Lungentumoren können sich sonographisch dennoch schemenhaft darstellen, wenn das distal davon gelegene Lungengewebe komprimiert ist und dadurch der Luftgehalt darin vermindert. Trotz schlechterer Tumorabgrenzbarkeit, kann im entsprechenden Interkostalraum ultraschallgesteuert die Biopsie durchgeführt werden (Nadel markiert durch *Pfeile*, Tumorausdehnung markiert). Oft kann der periphere Lungentumor dann nur in Kenntnis der Lokalisation durch CT und Röntgendarstellung gefunden werden

b Computertomographische Darstellung des Lungenrundherdes

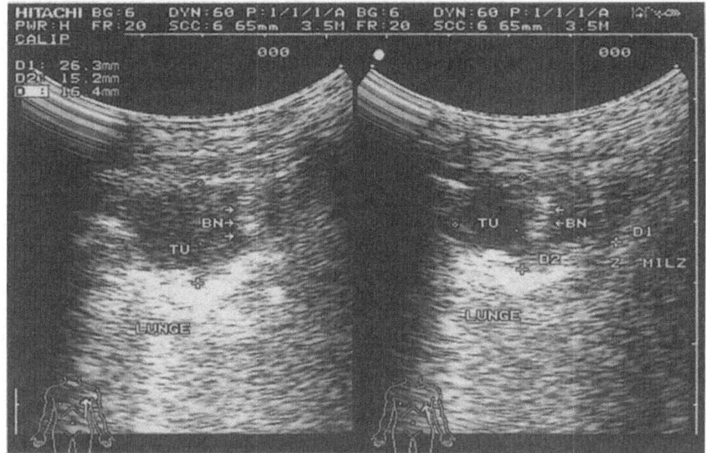

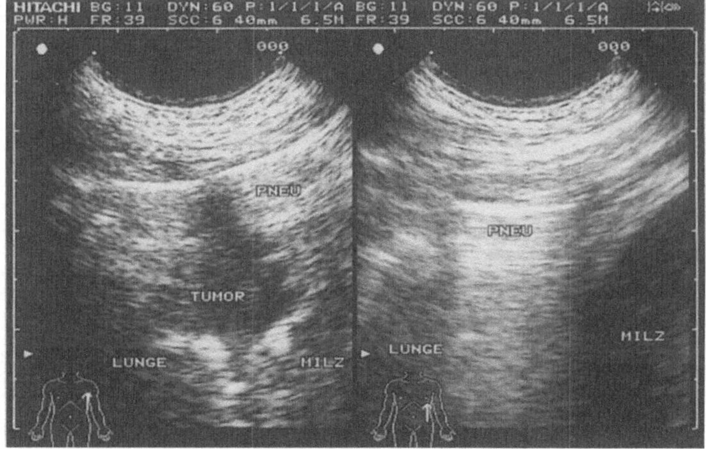

Abb. A6.12 a, b. Tumorbiopsie, Komplikationen

a Wenn bei zentral durchgeführter Biopsie wegen zentral gelegener Tumornekrosen eine Diagnose nicht möglich ist, muss über weitere Biopsien aus Randbereichen (Abbildung *links*) vitales Tumorgewebe gewonnen werden. Stanzbiopsienadel (*BN*) 16 gg. durch *Pfeile* markiert

b Erste Anzeichen für einen iatrogenen Pneumothorax ist das Verschwinden der tumorösen Formation hinter einer luftverursachten Totalreflexion (*rechter* Bildabschnitt). Bei interkostaler Kompression durch den Schallkopf (*linker* Bildabschnitt) kann die Luftsichel evtl. wieder weggedrückt werden und der Tumor schemenhaft zur Darstellung kommen. Sonographisch lässt sich die Ausdehnung des Pneumothorax nicht einschätzen

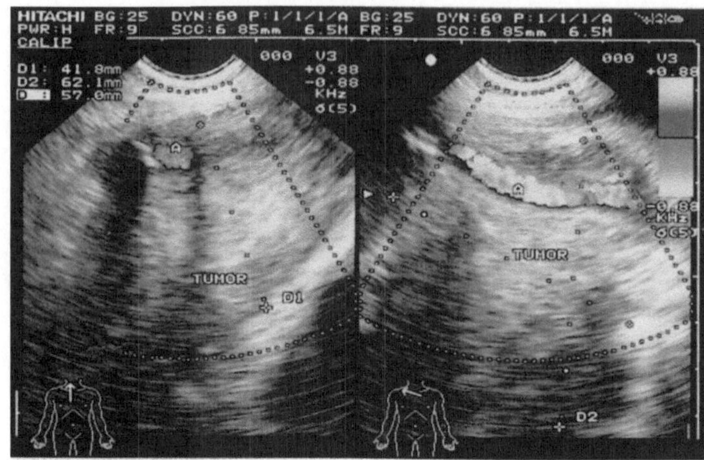

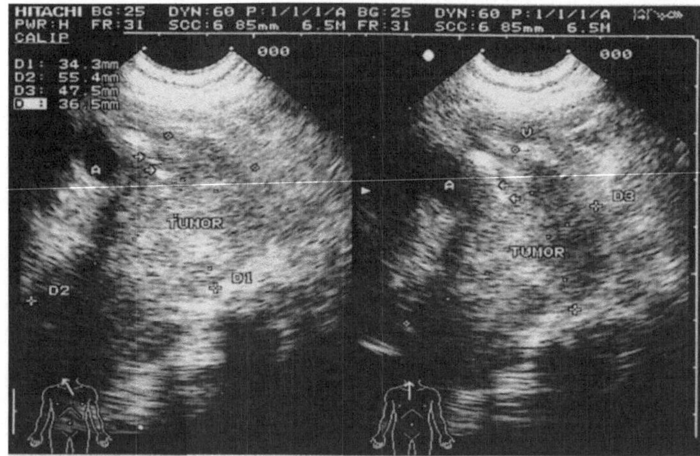

Abb. A6.13a–d. Mediastinaltumor

Neben der begrenzten Einsehbarkeit des Mediastinums und der eingeschränkten Zugangswege birgt die Biopise von Mediastinaltumoren von suprasternal die Gefahr der Gefäßverletzung der vielfältigen Gefäßstrukturen im oberen Mediastinum, die zudem noch durch den mediastinalen Tumor in ihrem Verlauf verdrängt sein können.

a Die farbduplexsonographische Darstellung erleichtert es die Gefäße zu indentifizieren und vom Tumor abzugrenzen. Ein großer Mediastinaltumor verdrängt den Truncus brachiocephalicus rechts (*A*) sowie die Vene (*V*) in ihrem Verlauf nach kranial. Bei der Biopsie von suprasternal ziehen diese Gefäßstrukturen aufgespannt über den Tumor hinweg und engen den Zugangsweg für die Biopsie ein

b Nach farbduplexsonographischer Darstellung wird zwischen Arterie und Vene die Biopsienadel ultraschallgesteuert in den Tumor geschoben und der Biopsievorgang ausgelöst. Die Biopsienadel als echoreicher Reflex ist zusätzlich mit *Pfeilen* markiert

c,d Siehe S. 225

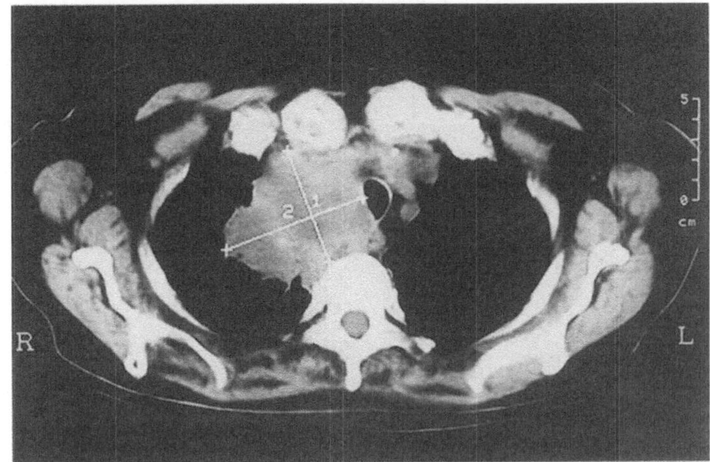

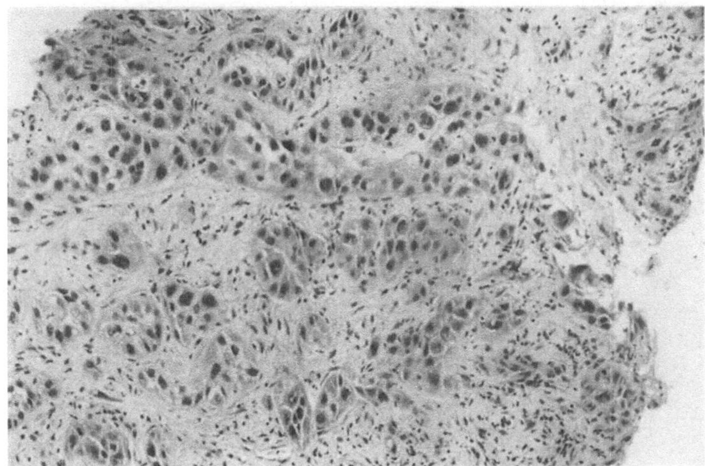

Abb. A6.13

c Ausdehnung des mediastinalen Tumors im Computertomogramm

d Biopsie aus der mediastinalen Raumforderung mit solide angeordneten, großen epithelialen Tumorzellen: Metastase eines großzelligen Bronchialkarzinoms (gleicher Patient wie Abb. A6.10)

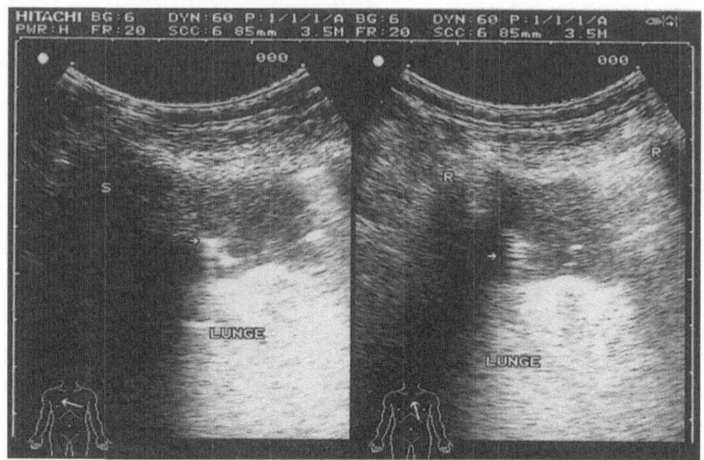

a

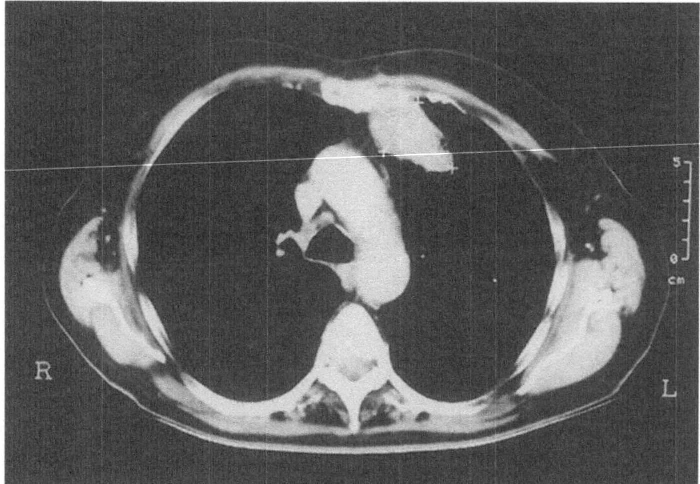

b

Abb. A6.14a, b. Parasternaler Tumor

a Parasternaler Tumor, echoarm im vorderen Mediastinum in 2 Ebenen dargestellt. (*S* Sternum, *R* Rippe). Bei parasternalem Zugang ist die Biopsienadel der Stanzbiopsie mit *Pfeil* markiert

b Tumor parasternal im vorderen Mediastinum computertomographisch dargestellt

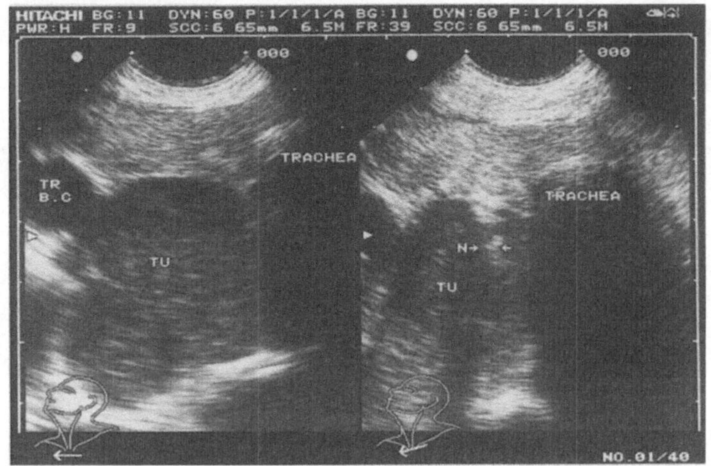

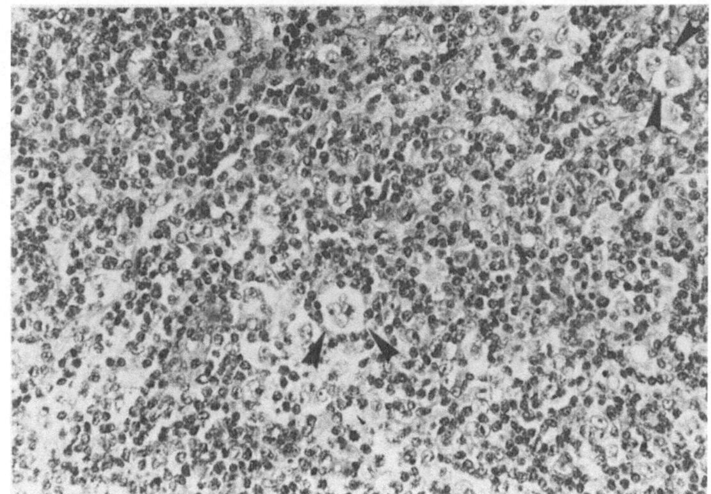

Abb. A6.15 a – d. Retrosternaler Tumor

a Paratrachealer retrosternaler Tumor knapp kaudal des Jugulums gelapptförmig. Die Biopsie *rechts* im Bild (Biopsienadel *N* mit *Pfeil* markiert) wird von suprasternal durchgeführt. Sektorschallköpfe oder Curved-array-Schallköpfe mit engem Radius erleichtern die Darstellung und Biopsie von Tumoren im oberen Mediastinum

b Stanzbiopsie aus Lymphknoten. Diagnose: M. Hodgkin vom Subtyp der nodulären Sklerose mit blastenreichen Arealen (Malignitätsgrad II) und mit typischen Riesenzellen vom Sternberg-Reed-Typ (*Pfeile*) und Lacunarzellen

c, d Siehe S. 228

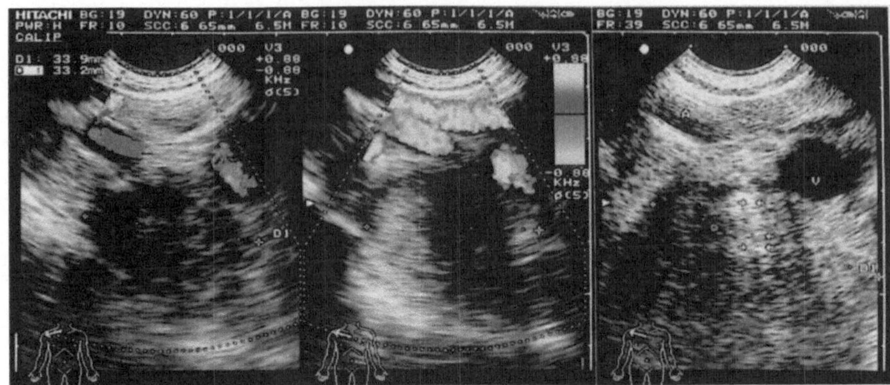

c

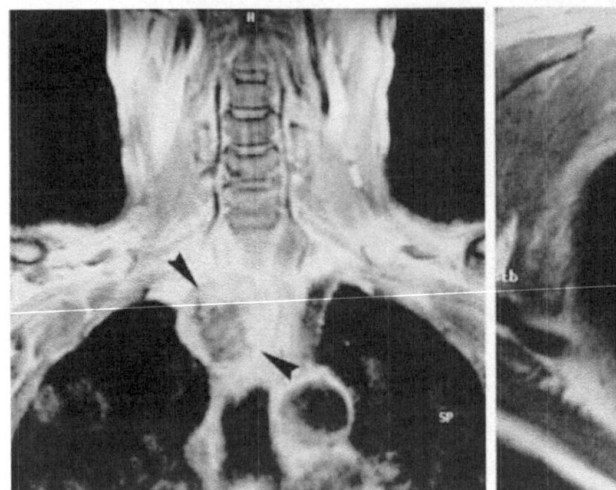

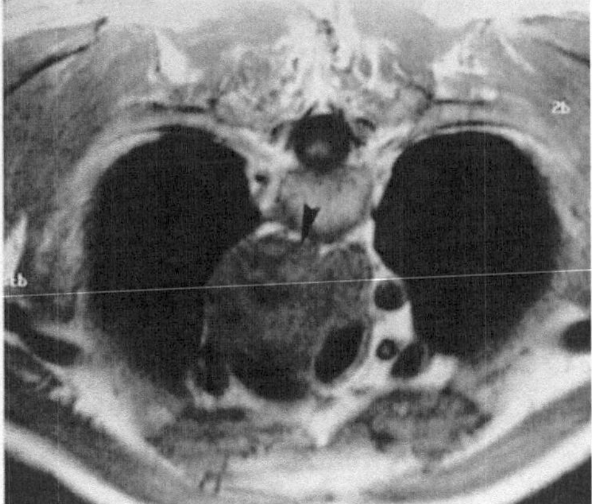

d

Abb. A6.15

c Die Sonographie von supraklavikulär und vom Jugulum aus ergibt bei einem Patienten mit Schwellneigung des rechten Arms einen 3 × 3,5 cm großen Tumor im oberen vorderen Mediastinum. Die farbduplexsonographische Darstellung der Gefäße (*linker* Bildabschnitt und *Bildmitte*) erleichtert die Zuordnung der Gefäße und die Bestimmung einer Biopsieroute ohne Gefäßverletzung (im *rechten* Bildabschnitt ist die Biopsienadel mit *Pfeilen* markiert). Histologie: Plattenepithelkarzinom

d Kernspintomographische Darstellung des Tumors im vorderen oberen Mediastinum, *rechts* im Querschnitt, *links* in Längsprojektion (Tumor mit *Pfeilen* markiert)

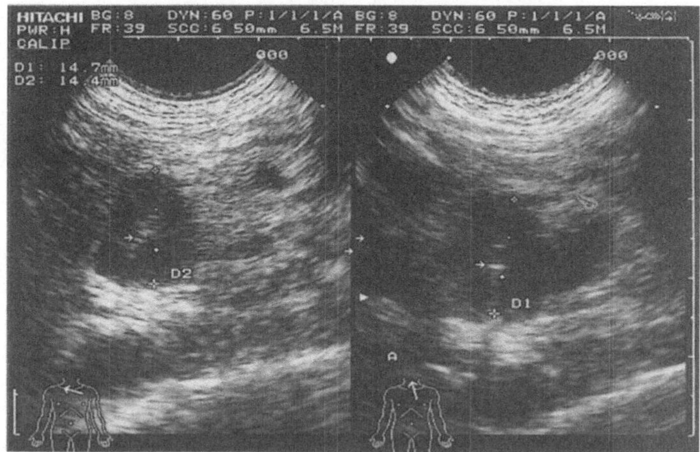

Abb. A6.16. Lymphom der oberen Thoraxapertur. Von supraklavikulär war bei einer Gefäss-untersuchung (Armvenen) der Virchow-Lymphknoten auffällig (echoarm, 1,5 cm Durch-messer). In der histologischen Aufarbeitung einer Stanzbiopsie Metastase eines Magen-karzinoms. Die Biopsienadel ist mit *Pfeil* markiert und in 2 Ebenen dargestellt, dorsal des Lymphoms sind die A. subclavia und V. subclavia abgebildet

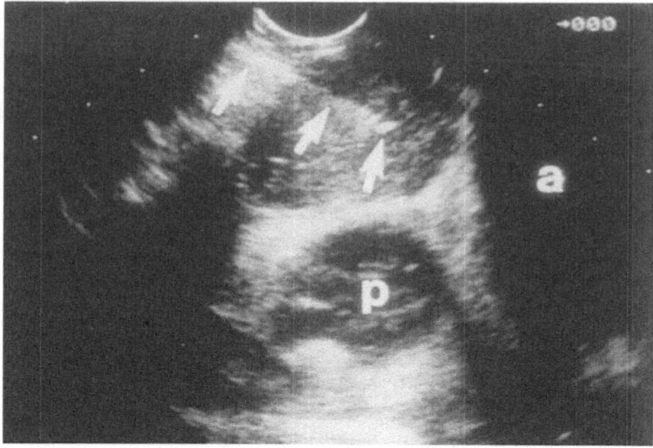

Abb. A6.17. Transösophageale ultraschallgesteuerte Punktion eines mediastinalen Lymph-knotens. Im Längsschnitt ist die Biopsienadel am hellen Reflex (*Pfeile*) von links (cranial) kommend im echoarmen Lymphknoten sichtbar. Die Mediastinoskopie mit Biopsie ergab keine Malignität. Der in der CT-Untersuchung festgestellte 2 cm große Lymphknoten im Bereich der Carina wurde sonographisch transösophageal dargestellt und biopsiert. Histo-logie: Plattenepithelkarzinom. (*a* Linkes Atrium, *p* V. pulmonalis)

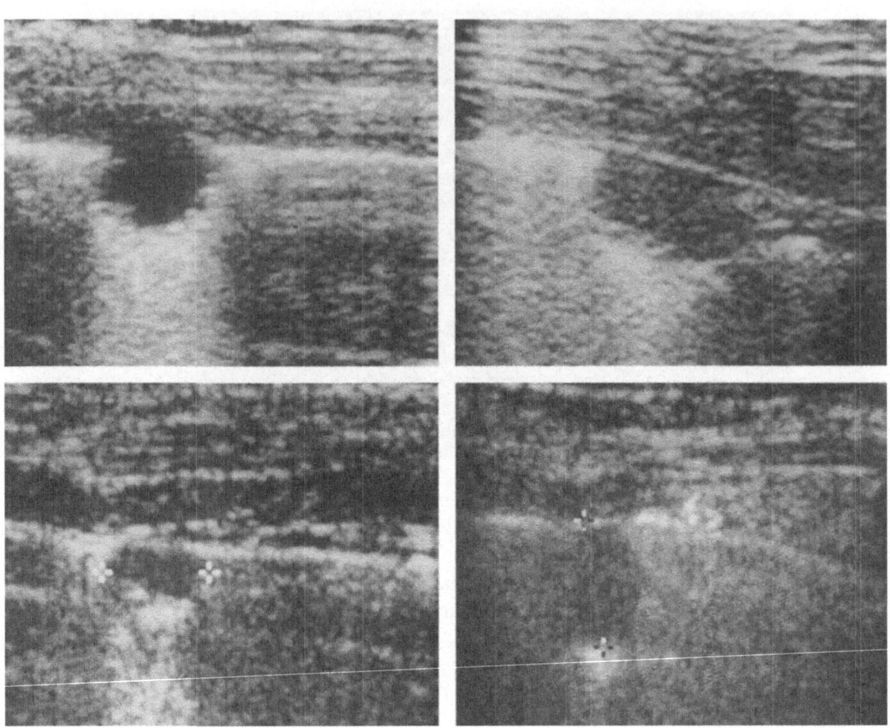

Abb. A6.18. Peripherer Lungenrundherd

Vier ca. 1 cm große Lungenrundherde, bei denen eine Operation überflüssig gewesen wäre. Die Diagnose wurde durch eine ultraschallgesteuerte Biopsie verifiziert. *Oben links:* Tuberkulöse Narbe; *oben rechts:* Lungeninfarkt (Bestätigung durch Spiral-CT). *Unten links:* Metastase eines Adenokarzinoms; *unten rechts:* chronische Pneumonie. (Abbildung: G. Mathies)

7 Weichteile, Mamma und Schilddrüse

7.1 Punktion und Drainage von Flüssigkeitsansammlungen und Tumorbiopsien bei Weichteilläsionen

7.1.1 Indikation und Wertigkeit ultraschallgesteuerter Interventionen

Viele Flüssigkeitsansammlungen in Weichteilgeweben lassen sich aufgrund der Begleitumstände, Entstehung oder Klinik differenzieren. So bedürfen posttraumatische subfasziale Flüssigkeitsansammlungen, die Hämatomen entsprechen, keiner diagnostischen Punktion, bei Spannungsschmerz kann jedoch durch ultraschallgesteuertes Aspirieren der liquiden Hämatomanteile mit einer Grobnadel Beschwerdefreiheit oder Erleichterung geschaffen werden. In Gefäßnähe sollte jedoch farbduplexsonographisch ein Aneurysma ausgeschlossen werden. Bei typischen zystischen Veränderungen besteht keine Indikation zur Aspirationszytologie: Meist lässt sich die Genese aus der topographischen Beziehung zuordnen (Baker-Zyste, zystische Adventitiadegeneration). Bei ausgeprägter Kapselwand muss auch an die seltene Echinokokkuszyste im Weichteilgewebe gedacht werden, die der chirurgischen Exstirpation in toto zugeführt werden muss.

Abszesse lassen sich wegen ihrer oberflächlichen Lage im Weichteilgewebe normalerweise klinisch aufgrund von Druckschmerz, Überwärmung, Rötung und Erhöhung der Entzündungsparameter diagnostizieren. Im Zweifelsfall oder bei tieferer Lage (Abszess nach i.m.-Spritze in der Gluteusmuskulatur) kann die ultraschallgesteuerte Punktion mit Aspiration von Eiter Klärung verschaffen. Wegen ihrer oberflächlichen Lage sind Weichteilabszesse durch die chirurgische Inzision am adäquatesten zu behandeln, bei tieferer Lage kann die ultraschallgesteuerte Drainage angewendet werden, wobei die Abszesshöhle dann über die Drainage gespült werden sollte.

Wegen der primär operativen Therapie gibt es nur wenig Studien zur perkutanen Drainage von Weichteilabszessen, an einer kleineren Fallzahl wurde bei 18 Patienten die erfolgreiche Drainagebehandlung eines Weichteilabszesses beschrieben, darunter Patienten mit postoperativen Rezidivabszessen (van Sonnenberg 1987).

Eine weitere Indikation für ultraschallgesteuerte Punktionen sind Flüssigkeitsansammlungen um Implantate wie Bypässe. Wichtig ist die Differenzierung zwischen Lymphozele, Hämatom oder infizierter Flüssigkeit um den Bypass. Nach ultraschallgesteuerter Punktion der liquiden Struktur um den an der Doppelstruktur gut erkennbaren Bypass, sollte die gesamte Flüssigkeitsmenge abpunktiert und bakteriologisch untersucht werden. Prinzipiell ist bei einem Nachweis von infizierter Flüssigkeit um den Bypass die operative Revision indiziert, in Ausnahmefällen kann versucht werden bei abgegrenzten Arealen die gesamte Flüssigkeitsmenge zu aspirieren und danach Taurolidin an derselben Stelle zu injizieren. Dieses Prozedere muss evtl. mehrmals alle 2 bis 4 Tage wiederholt werden.

Für Gelenkspunktionen ist normalerweise keine Ultraschallsteuerung notwendig, sondern Gelenksergüsse können über standardisierte Zugänge diagnostisch punktiert werden.

Bei Weichteiltumoren kann sonographisch die Ausdehnung und der Bezug zu wichtigen Strukturen wie Gefäßen bestimmt werden. Durch eine ultraschallgesteuerte Stanzbiopsie kann die Dignität bestimmt und die notwendige Radikalität der chirurgischen Exstirpation gebahnt werden. Bei der Vielfalt von Weichteiltumoren sowie der Schwierigkeit der Dignitätsbestimmung in Probeentnahmen ist eine Aspirationszytologie nicht aussagekräftig, sondern es muss eine Stanzbiopsie durchgeführt werden, wenn möglichst mit breitem Biopsielumen.

7.1.2 Technisches Vorgehen

Wegen der oberflächlichen Lage bei Weichteilprozessen ist der perkutane Zugang normalerweise unkompliziert. Nach Hautdesinfektion wird in Lokalanästhesie der Prozess ohne Verwendung eines speziellen Punktionsschallkopfes punktiert und das Aspirat oder ein Stanzzylinder gewonnen. Die gemischte Echotextur des Weichteilgewebes mit echoreichen Reflexen oder sehr inhomogenen, z. T. echoreichen Anteilen erschwert die Darstellung der Nadelspitze. Die Vergrößerung des Abstandes zwischen Nadel und Schallkopf mit dadurch bedingtem stumpfwinkligem Anloten der Nadelspitze erleichtern die Darstellung ebenso wie das Erzeugen von Bewegungsartefakten durch kurzstreckiges, rhythmisches Vor- und Zurückbewegen der Nadel.

Wenn eine Drainage im Weichteilabszess durchgeführt wird, sollten dicklumige Drains (14–20 Fr.) verwendet werden. Die sonographisch gesteuerte Plazierung ist wegen der meist oberflächlichen Lage nach den in Kapitel 1 beschriebenen Kriterien komplikationslos möglich. Um infizierte Resthöhlen im Weichteilgewebe zu vermeiden ist das Anspülen der Abszesshöhle über den Drain 1–2-mal täglich unabdingbar. Wenn die Spülflüssigkeit klar zurückkommt, kann der Drain entfernt werden. Bei Rezidivabszessen kann statt Kochsalzlösung mit Taurolidin gespült werden.

7.2 Mammatumor

7.2.1 Indikation und Wertigkeit perkutaner Interventionen

Ergänzend zur Mammographie ermöglicht die Sonographie beim Mammakarzinom die Diagnosestellung in einem frühen Tumorstadium bei noch fehlender manueller Tastbarkeit. Bei sonographisch abgrenzbarem Rundherd kann nach sonomorphologischen Kriterien in vielen Fällen die Dignität (Zyste, Fibroadenom, Karzinom) eingeschätzt werden. Im Zweifelsfall sollte die chirurgische Exstirpation durchgeführt werden. Bei nicht tastbaren, sonographisch oder mammographisch darstellbaren karzinomverdächtigen Bezirken müssen diese präoperativ markiert werden. Der Ultraschall hat sich dabei als sehr zuverlässige Methode zur präoperativen Nadelmarkierung herausgestellt, weil sich die Markierungsnadel unter fortwährender sonographischer Kontrolle vom chirurgisch geplanten Zugang aus transkutan in den Tumor vorschieben lässt und dann der Tumor im Verlauf der Nadel präpariert und in toto exstirpiert werden kann. Die Sonographie ist vor allem in der Diagnostik und Lokalisation von Mammakarzinomen jüngerer Patientinnen bedeutsam; kleine Karzinome lassen sich sonographisch mit einer höheren Sensitivität als mammographisch darstellen und als echoarme Bezirke vom umgebenen Brustdrüsengewebe jüngerer Patientinnen abgrenzen.

Demgegenüber kann die Mammographie diagnostische Vorteile bei Tumoren im mastopathisch veränderten Brustdrüsengewebe mit Kalzifikationen zeigen. Beide Verfahren sollten daher ergänzend eingesetzt werden.

Die Notwendigkeit einer möglichst frühen und zweifelsfreien Differenzierung zwischen benigne und maligne erfordert häufig eine repräsentative Zellgewinnung aus dem sonographisch abgrenzbaren Herdbefund. Die ersten ultraschallgesteuerten Erfahrungen in der Gewebegewinnung wurden durch eine Feinnadelaspiration gesammelt. Die Feinnadelspiration hat verschiedene Nachteile; sie erfordert hohe zytopathologische Erfahrung zur Beurteilung des aspirierten Materials und es besteht eine große Unsicherheit über die Repräsentativität des gewonnenen Materials, zumal Mammakarzinome invasive Ausläufer zeigen können und die sonographisch dargestellte Läsion in Form und Größe nicht unbedingt deckungsgleich mit dem Areal ist, das die malignen Zellen enthält. Weiterhin ist die Plazierung einer Feinnadel in dem zum Teil derben, tumorösen Mammagewebe evtl. mit Mikrokalzifikationen schwierig und es kommt zur Nadelablenkung. Dies führt zur ungenügenden Sensitivität und Spezifität in Studien mit Feinnadelaspiration von Mammatumoren (Fornage et al. 1987; Dowlatsahi et al. 1989).

Eine repräsentativere Aussage über die sonographisch dargestellte Läsion lässt sich durch Stanzbiopsien mit anschließender histologischer Aufarbeitung gewinnen. Unter Zuhilfenahme von Biopsiepistolen und relativ dicklumigen Biopsienadeln (14 gg.) waren die Ergebnisse ermutigend (Parker et al. 1993; Meyer et al. 1992; Elvecrog 1993). Aus dem Stanzzylinder lässt sich die Dignitätsbestimmung relativ gut führen, die Repräsentativität des Stanzzylinders liegt jedoch in der Hand des Biopsierenden. Es wird daher gefordert, dass mindestens

5 Biopsien aus dem verdächtigen Areal gewonnen werden sollten (Liberman et al. 1994). Als Nachteile ergeben sich das 5-malige Einbringen der Biopsienadel und das Risiko der Tumorverschleppung. Um diese Schwierigkeiten zu vermeiden wurden spezielle Biopsiemammotome entwickelt (Parker et al. 1996), durch die über eine in die Läsion eingebrachte Nadel unter kontinuierlicher Ultraschallführung durch einen inneren rotierenden „Cutter" Zellmaterial geschnitten wird, das über Vakuum abgesaugt wird.

Wenn die Ultraschallkriterien der sonographisch nachweisbaren, nicht palpabeln, tumorösen Veränderungen der Brustdrüse für eine benigne Veränderung sprechen, kann dies durch eine Stanzbiopsie gesichert werden. Bei dem geringsten Zweifel sollte die tumoröse Veränderung chirurgisch in toto exstirpiert werden. Bei fehlender Tastbarkeit ist dazu die ultraschallgesteuerte Tumormarkierung durch Einbringen eines speziellen Drahtes in den Tumor notwendig. Um eine Dislokation zu vermeiden sollte dieser Draht Widerhaken besitzen, die diesen nach Entfernung der Führungsnadel im Tumor verankern. Chirurgisch wird dann durch Präparation entlang der eingebrachten Nadel der Tumor aufgesucht und in toto exstirpiert.

7.2.2 Technisches Vorgehen

Die oberflächliche Lage des Brustdrüsengewebes erlaubt den Einsatz von hochfrequenten Schallköpfen (7,5 bis 10 MHz). Die inhomogene Echotextur des Drüsenkörpers und Fettbindegewebes erschwert die Darstellung von Punktionsnadeln, deren Spitze als echoreicher Reflex in Erscheinung tritt. Um die Nadelspitze auf ihrem Punktionsverlauf nicht zu verlieren sollte nach Eindringen der Nadel in das Brustdrüsengewebe versucht werden, die Nadelspitze beim Vorschieben kontinuierlich sonographisch zu verfolgen, um so die Plazierung im Zentrum der tumorösen Veränderung zu gewährleisten. Ein Abstand zwischen Schallkopf und Punktionsstelle der Haut verschafft durch stumpfwinkligeres Anloten der Nadelspitze einen schärferen Reflex. Bewegungsartefakte durch rhythmisches Vor- und Zurückschieben der Nadel können die Darstellung der Spitze erleichtern.

Bei der Feinnadelaspiration sollte nach Plazieren der Nadelspitze im Zentrum unter Sog und Vor- und Zurückschieben der Nadel in der Läsion aspiriertes Tumorgewebe gewonnen werden. Dabei sollte die Nadelspitze den Tumor nicht verlassen. Bei der Tru-Cut-Biopsie kann der Biopsievorgang sonographisch beobachtet und somit sichergestellt werden, dass die Biopsie aus dem tumorösen Areal entnommen ist. Bei Stanzbiopsien mit einer Biopsiepistole muss die Spitze am Tumorrand plaziert und durch Auslösen der Biopsiepistole der Zylinder aus dem Tumor herausgelöst werden. Dokumentiert werden sollte dabei die Biopsienadel vor und nach dem Biopsievorgang, um den Entnahmeort aus dem Tumor sicherzustellen. Durch geringe Einblutungen kann der Stichkanal oft nach Entfernung der Biopsienadel an echoreichen Reflexen im tumorösen Areal noch erkannt werden. Bei unregelmäßigen Tumorarealen sind mehrere Biopsien indiziert um repräsentatives Material zu gewinnen.

Um bei der präoperativen Mammatumor-Markierung eine Dislokation des markierenden Objektes zu verhindern sollten spezielle Markierungsdrähte mit Widerhaken verwendet werden, die sich nach Plazierung im Tumor verhaken. Diese werden über eine spezielle Führungskanüle (Hawkins-Nadel) bis in das tumoröse Areal ultraschallgesteuert vorgeschoben und durch Zurückziehen der Führungskanüle entfaltet sich der Widerhaken an der Drahtspitze zur Verankerung im Tumor. Sonographisch sollte nach Plazierung die Drahtspitze mit ausgefahrenem Widerhaken in Relation zum Tumor dokumentiert werden. Dies ist für das operative Prozedere wichtig, insbesondere, wenn der derbe Tumor zu einem tangentialen Abgleiten des Drahtes geführt hat und die zentrale Plazierung verhinderte.

7.3 Schilddrüse

7.3.1 Indikation und Wertigkeit perkutaner Interventionen

In der Schilddrüsendiagnostik sind Szintigraphie und Sonographie ergänzende Untersuchungen. Szintigraphisch kalte Knoten sollten sonographisch aufgesucht werden und bei klinischem Verdacht (harter, nicht verschieblicher Knoten) oder sonographischem Verdacht (echoarmer, inhomogener Solitärknoten mit unscharfer Kontur) der Feinnadelaspiration oder der Biopsie zugeführt werden. In Untersuchungen beträgt die Sensitivität der Aspirationszytologie bis zu 90 % (Droese et al. 1987; Wiedemann et al. 1989). Bei zytologisch negativen Befunden sollte eine Biopsie durchgeführt oder im Zweifelsfall operiert werden. Insbesondere papilläre Karzinome mit zystischen Anteilen führen in der Feinnadelpunktion oft nicht zu einem positiven Ergebnis. Ebenso ist zytologisch das follikuläre Adenom vom hochdifferenzierten follikulären Karzinom schwer abzugrenzen. Eine Differenzierung ist selbst in der Stanzbiopsie schwierig und eine Tumorexstirpation ist indiziert. Hochdifferenzierte Karzinome sind selbst in der histologischen Aufarbeitung des exstirpierten Tumorknotens von follikulären Adenomen manchmal schwer zu differenzieren. Auch entzündliche Schilddrüsenveränderungen lassen sich zytologisch oder bioptisch zuordnen.

Zwischen verschiedenen Fachdisziplinen (Internisten, Chirurgen, Radiologen) bestehen differente Ansichten über den Sinn der diagnostischen Schilddrüsenpunktion, zumal die Operationsindikation meist durch die Schilddrüsenhypertrophie mit regressiven Veränderungen und evtl. fokalen Autonomien besteht. Es gibt jedoch Studien, die die Bedeutung der Aspirationszytologie in der Reduktion von Strumaresektionen bis zu 50 % sehen (Droese et al. 1987). Auf diese Ergebnisse hat jedoch der Anteil von Patienten mit Jodmangel-induzierter Strumahypertrophie Einfluss. Bedeutungsvoll ist die präoperative Aspirationszytologie im Nachweis von malignen Lymphomen oder Metastasen, wodurch unnötige Schilddrüsenoperationen vermieden werden können. Weiterhin kann beim Karzinomnachweis der tumoradäquate chirurgische Eingriff geplant werden (Strumektomie, Lymphknotenausräumung).

Therapie der Wahl bei Hyperthyreose mit fokalen Autonomiebezirken war bisher die subtotale Strumaresektion oder alternativ die Radio-Jod-Therapie. Alternativ dazu bietet die Sonographie bei unifokalen autonomen Bezirken die Möglichkeit der sonographisch gesteuerten Alkoholinjektion. Der 96%-ige Alkohol verursacht eine Koagulationsnekrose mit reaktiver Fibrose. Durch diesen Eingriff wird gezielt im Adenom eine Nekrose gesetzt und im Gegensatz zur Operation und zur Radio-Jod-Therapie das umgebende Schilddrüsengewebe geschont. Mehrere Untersuchungen (Blank et al. 1993; Livraghi et al. 1990; Monzani et al. 1992) belegen in Verlaufsbeobachtungen nach Alkoholinjektion in fokale autonome Bezirke den Rückgang der Schilddrüsenhormone im Serum und sonographisch eine Größenreduktion der Adenome sowie farbduplexsonographisch eine deutlich reduzierte Vaskularisation. Gravierende Nebenwirkungen wurden nicht beschrieben. Als Vorteile werden vor allem die einfache Durchführbarkeit, die Kostengünstigkeit und Risikoarmut angeführt, die eine ambulante Therapie erlaubt. Verlaufskontrollen nach Wochen zeigen die Normalisierung der Schilddrüsenhormone.

In einer größeren prospektiven Studie berichten Braun und Blank (1998) über 103 Patienten, die durch perkutane Ethanol-Injektion in autonome Schilddrüsenbezirke therapiert wurden. 64 Patienten hatten eine Struma multinodosa, 60 Patienten hatten ein toxisches Adenom. Bei 60 Patienten waren die Adenome solitär, 33 Patienten hatten mehr als 2 autonome Bezirke. Multifokale Autonomien waren bei 10 Patienten vorhanden. Das Knotenvolumen war 1–91 ml, der Durchschnitt 10 ml. Die erhöhte Vaskularisation in den autonomen Bezirken korrelierte mit der erhöhten Aktivität im Szintigramm. Je nach Tumorgröße wurde 1–8-mal durchschnittlich 0,5 ml 96%-iges Ethanol pro ml Knotenvolumen injiziert. Darunter kam es zu einer deutlichen Reduktion der Vaskularisation in den Adenomen aller Patienten. In einem Nachbeobachtungszeitraum von 1 bis 60 Monaten (Durchschnitt 12,8 Monate) wurde in 50% der Patienten mit toxischem Adenom eine komplette Elimination des autonomen Areals erreicht, mit Erhöhung des TSH-Spiegels. Ein zumindest partieller Erfolg wurde in 88% erreicht, wobei eine Euthyreose ohne weitere thyreostatische Medikation erzielt wurde. Die Erfolgsrate war abhängig von der Knotengröße und der Anzahl von autonomen Adenomarealen. Die Injektion wurde von allen Patienten gut toleriert, lediglich geringe Nebenwirkungen wie Druckgefühl oder ausstrahlende Schmerzen in den Rücken oder Arm nach Injektion sowie kurzzeitige Probleme beim Schluckakt wurden beobachtet. Rezidive kamen nicht vor.

Schilddrüsenzysten neigen nach Feinnadelaspiration zu Rezidiven. Sie sollten nur bei mechanisch bedingten Beschwerden und multimorbiden oder älteren Patienten derartig behandelt werden. Die Injektion von Fibrinkleber nach vollständiger Entleerung kann die Rezidivrate zwar reduzieren, in ca. 50% kommt es jedoch dennoch zur Ausbildung von größeren Rezidivzysten.

7.3.2 Technisches Vorgehen

Durch die oberflächliche Lage und die hohe Auflösung durch hochfrequente Schallköpfe, ist die Punktion unter sonographischer Steuerung relativ einfach. Oft lassen sich palpable Knoten unter vorausgehender sonographischer Markierung des verdächtigen Bezirkes freihandpunktieren, wobei der Knoten mit der zweiten Hand fixiert wird. Sonographisch kann der Nadelverlauf durch den verdächtigen Bezirk dokumentiert werden. Kleinere Herde sollten unter kontinuierlicher sonographischer Kontrolle punktiert werden.

Bei der Behandlung von fokalen, autonomen Bezirken mit Hyperthyreose durch Alkoholinjektion wird je nach Adenomgröße 1–4 ml 95%-iger, steriler Alkohol in das Zentrum des sonographisch dargestellten und szintigraphisch kontrollierten autonomen Bezirks ultraschallgesteuert injiziert. Die szintigraphisch gesicherten autonomen Bezirke zeigen farbduplexsonographisch eine deutlich verstärkte Vaskularisation gegenüber dem umgebenden Schilddrüsengewebe. Der Behandlungserfolg wird durch Kontrolle der Schilddrüsenwerte dokumentiert. In Abhängigkeit von der Größe des autonomen Bezirkes muss die Alkoholinjektion in wöchentlichem Abstand noch 3–4-mal wiederholt werden. Die Ausbreitung des injizierten Alkohols, im entsprechenden Schilddrüsenareal, lässt sich anhand der echoreichen Reflexe, die der injizierte Alkohol verursacht, verlaufskontrollieren („Schneegestöber").

Atlasteil

**Perkutane ultraschall-
gesteuerte Interventionen
an Weichteilorganen,
Mamma und Schilddrüse**

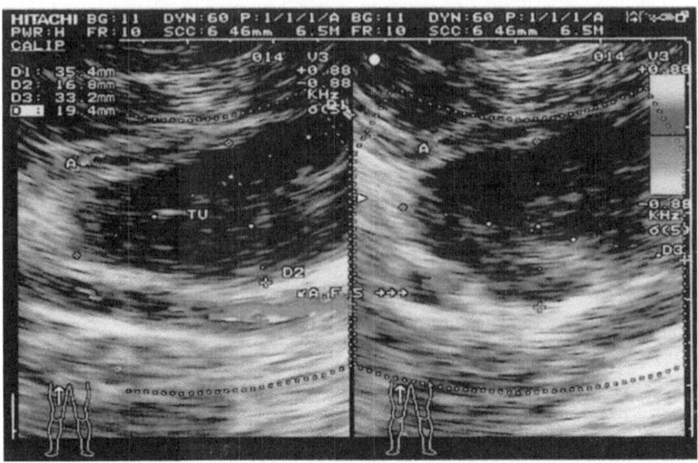

Abb. A7.1. Weichteiltumor, Liposarkom

Die histologische Aufarbeitung eines stanzbioptisch gewonnenen Gewebezylinders aus einem Weichteiltumor kann Ausdehnung und Radikalität der chirurgischen Tumorresektion bestimmen. Dies ist für die Operationsplanung vor allem dann von Bedeutung, wenn der Tumor, wie im Abbildungsbeispiel, bis an Leitgefäße oder Nerven reicht. Der 3 × 3 cm große, echoarme Tumor reicht bis an die A. femoralis und ist in der histologischen Aufarbeitung einer Stanzbiopsie ein Liposarkom

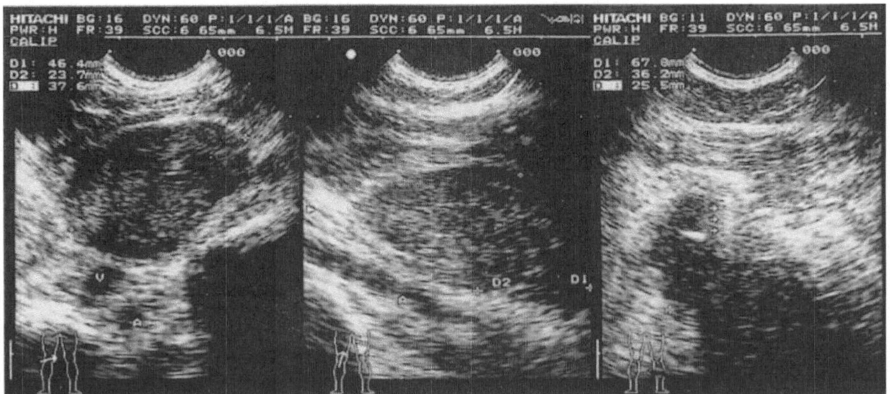

Abb. A7.2. Weichteiltumor, tendosynoviales Fibrom

Beim Thromboseausschluss wegen Unterschenkelschwellung fiel eine tumoröse Raumforderung dorsal der Gefäße (*A* A. poplitea, *V*: V. poplitea) auf. Sie erstreckte sich 4 × 3 × 2 cm groß dorsal des Tibiakopfes, sodass vom Verlauf zunächst an eine eingeblutete Baker-Zyste zu denken war. Im *linken* Bildabschnitt und in *Bildmitte* ist der Tumor im Querschnitt und im Längsschnitt dargestellt, im *rechten* Bildabschnitt die im Tumor positionierte Stanzbiopsienadel

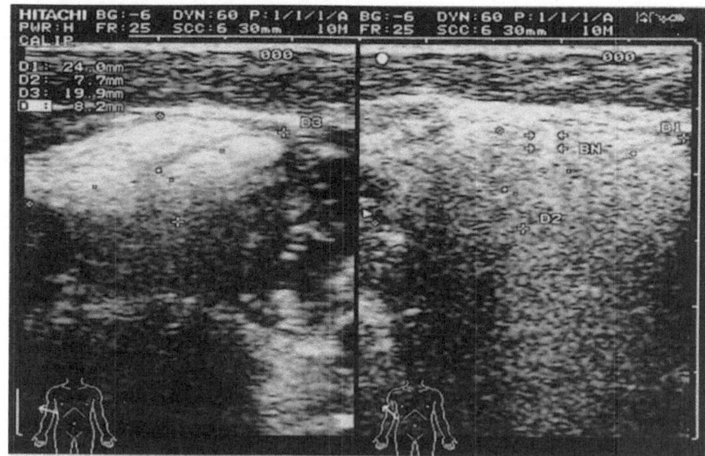

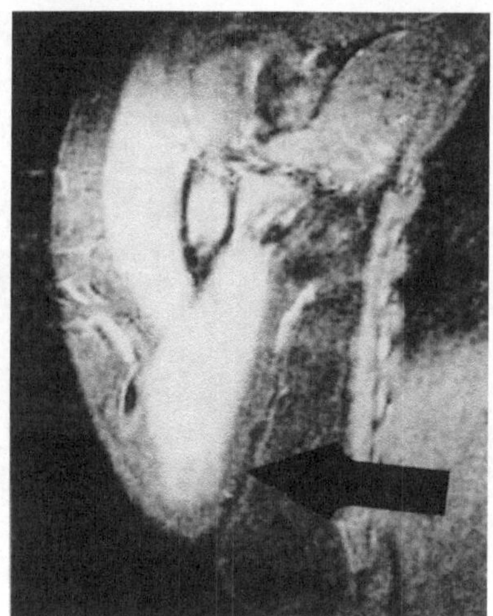

Abb. A7.3 a, b. Weichteilsarkom – Lipom

a Weichteiltumoren fallen meist durch eine Schwellung auf. Bei tumoröser Vorwölbung ist die sonographische Steuerung nur zur Tiefenlokalisation der Stanzbiopsie und zur Vermeidung von Blutungskomplikationen notwendig. Der kaum tastbare Tumor am Oberarm zeigt partiell Areale mit Schallstreuung und entspricht histologisch einem Lipom. (*BN* Biopsienadel)

b Kernspintomographische Darstellung des obigen Oberarmtumors (Markierung mit *Pfeil*)

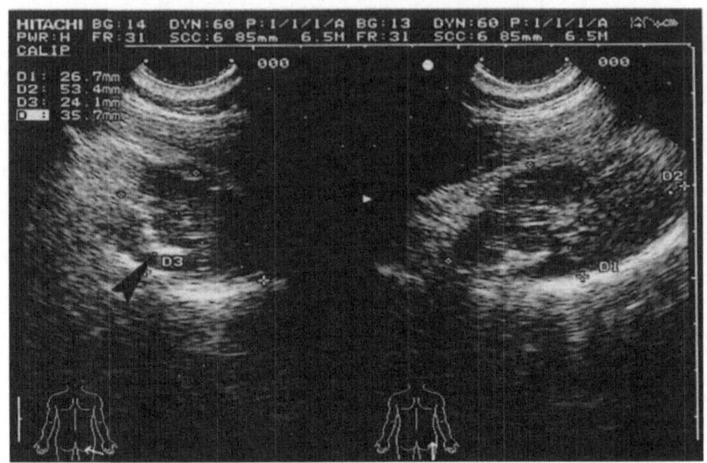

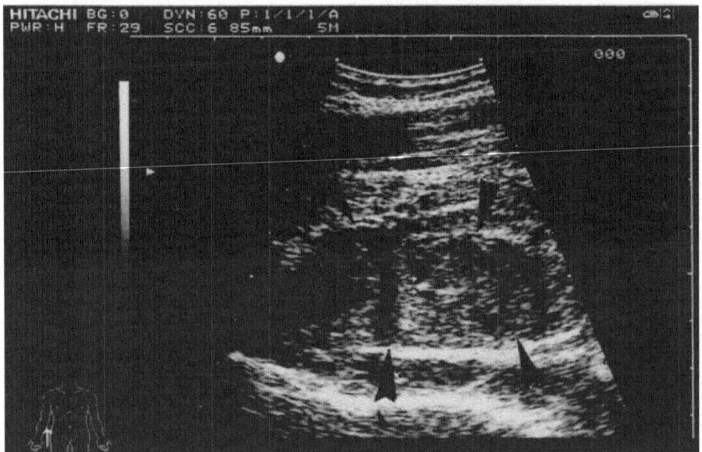

Abb. A7.4a, b. Weichteiltumor, -hämatom

a Weichteiltumoren können so lokalisiert sein (im vorliegenden Fall im M. gluteus), dass sie nicht in der Abklärung eines Tastbefundes auffallen, sondern durch die Kompression auf nervale Strukturen. In diesem Fall ist die Differenzierung zwischen Lymphom, Metastase, Liposarkom oder Abszess therapeutisch wegweisend. *Links* im Bild ist die Stanzbiopsienadel (mit *Pfeil* markiert) im Tumor im M. gluteus plaziert. Die Tumorausdehnung (histologisch Liposarkom) ist mit *Messkreuzen* markiert

b Druckschmerzhaftes Areal in der Gluteusmuskulatur. Sonographisch Weichteilhämatom (mit *großen, schwarzen Pfeilen* markiert). Differentialdiagnostisch zu einem Tumor sind ein Hämatom oder ein Weichteilabszess in Erwägung zu ziehen. Klarheit verschafft die Feinnadelpunktion mit Aspiration (Nadelspitze mit *Pfeil* markiert). 5 ml älteres Hämatom ließ sich aspirieren, in dem bakteriologisch keine Erreger nachgewiesen werden konnten. Damit ist ein konservatives Vorgehen gerechtfertigt und es kann bei weiterer Verflüssigung des Hämatoms zur Entlastung punktiert werden. Bei Erregernachweis wäre die Indikation für eine perkutane Drainage oder Operation indiziert gewesen. Sonomorphologisch sind Hämatom und Abszess im Weichteilgewebe schlecht differenzierbar, auch ein Tumor kann eine ähnliche Echotextur zeigen

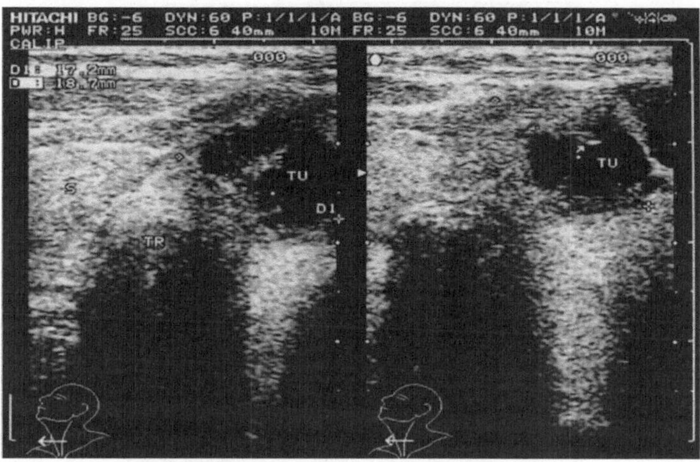

Abb. A7.5. Schilddrüsentumor

Die Therapie der Wahl von Schilddrüsentumoren ist die chirurgische Resektion. Die präoperative histologische Dignitätsbestimmung kann jedoch das Resektionsausmaß bestimmen. Andererseits kann in Einzelfällen die Resektion vermieden werden. Klinisch, szintigraphisch und sonographisch imponiert der Schilddrüsentumor als Malignom. Die aufgelockerte echoarme Struktur verleitete zu einer präoperativen Stanzbiopsie, die eine Infiltration des Schilddrüsengewebes durch ein malignes Lymphom zeigte; Konsequenz: Chemotherapie. In der *linken* Bildhälfte sind Trachea (*TR*) und die gegenüberliegende gesunde Schilddrüsenseite (*S*) sowie der Tumor (*TU*) markiert, *rechts* die Biopsie im Tumor

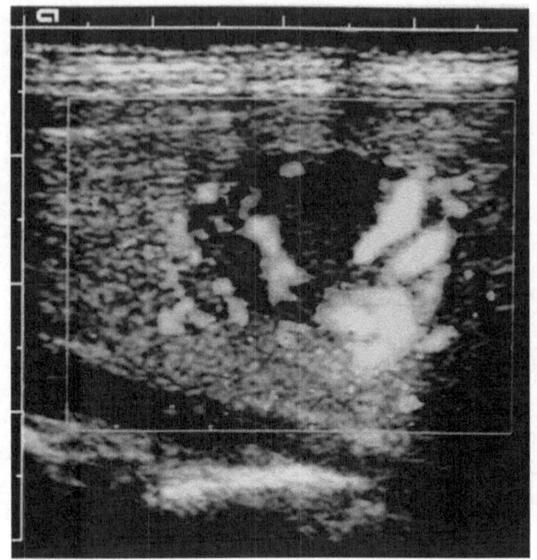

a

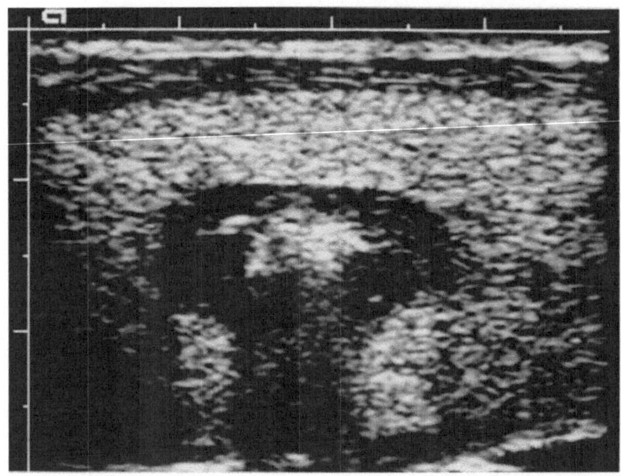

b

Abb. A7.6a–d. Autonomes Schilddrüsenadenom, Alkoholinstillation. (Abbildungen: W. Blank)

a Solitäres Schilddrüsenadenom mit Hyperthyreose. Farbdopplersonographisch echoarmer Knoten (4 ml) mit ausgeprägter Binnen- und Randvaskularisation, in der Umgebung normales Schilddrüsengewebe

b Alkoholinstillation (2 ml 96%-iger Alkohol). Unmittelbar nach der Alkoholinstillation zeigen sich echogene Reflexe, das „Schneegestöber"

c, d Siehe S. 245

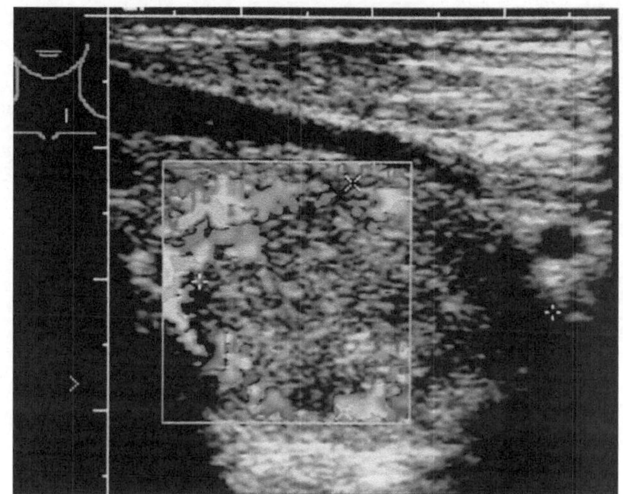

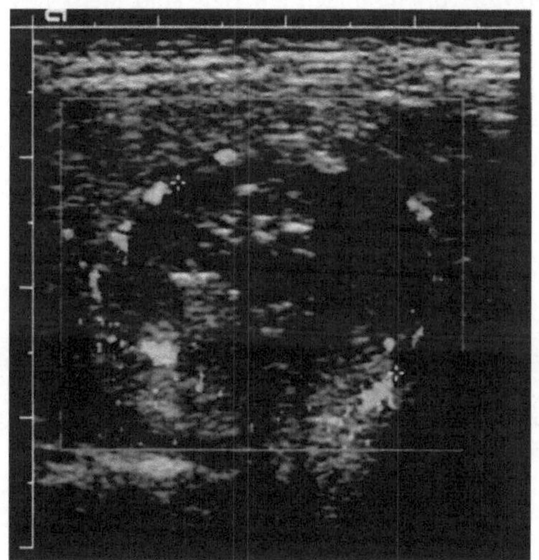

Abb. A7.6

c Solitäres Schilddrüsenadenom. Zustand nach zweimaliger Alkoholinjektionstherapie. Farbdopplersonographisch peripher noch Durchblutung detektierbar. Eine weitere Alkoholinjektion erfolgt in diese noch aktiven Bezirke

d Solitäres Schilddrüsenadenom. Zustand nach dreimaliger Alkoholinjektionstherapie. Zentral noch Reste der letzten Alkoholinjektion zu erkennen (echogene Areale). Farbdopplersonographisch nur noch eine Randvaskularisation darstellbar. Szintigraphisch kalter Bezirk, TSH-Anstieg in Normbereich

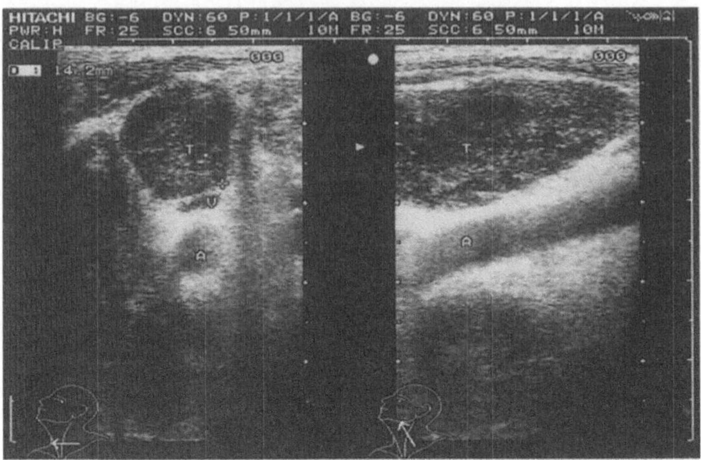

Abb. A7.7. Lymphom

Extraorganische tumoröse Vorwölbungen am Hals sind meist Lymphome, wobei neben der reaktiven Vergrößerung v. a. das maligne Lymphom und die Lymphknotenmetastase zu differenzieren sind. Vor Biopsie ist der Verlauf von A. carotis (*A*) und V. jugularis (*V*) zu untersuchen. Die histologische Untersuchung der Stanzbiopsie ergibt den zervikalen Befall eines niedrig malignen Non-Hodgkin-Lymphoms

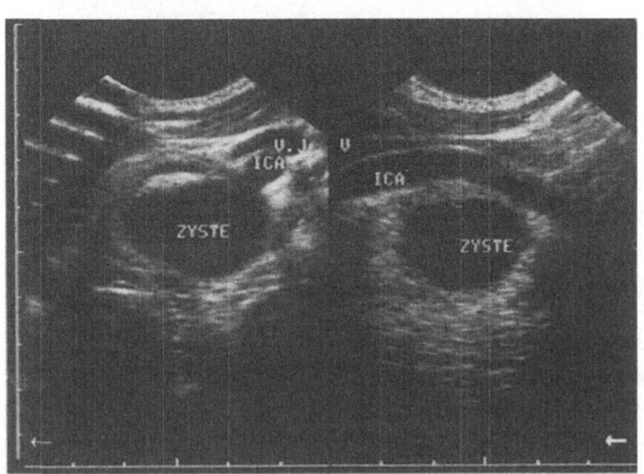

Abb. A7.8. Zyste

Differentialdiagnostisch dazu sind zystische Strukturen schon an dem echofreien Lumen erkennbar, Aneurysmen sind davon zu differenzieren. Die A. carotis interna (*ICA*) zieht bogenförmig über die Zyste hinweg. Das sonographische Bild führt nicht zur bioptischen Abklärung, sondern zur weiteren Diagnostik der Zystengenese (Halszyste)

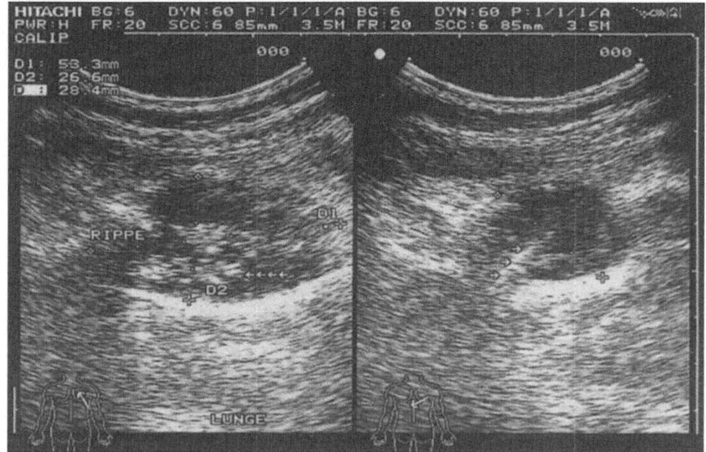

a

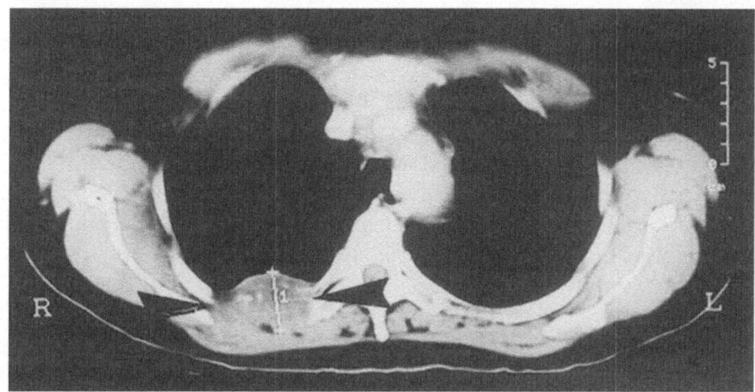

b

Abb. A7.9 a, b. Weichteiltumor, Infiltration

a Weichteiltumoren können in benachbarte Strukturen infiltrieren. Der Thoraxwandtumor infiltriert die Rippe (*Pfeil*) und führt zu Osteolysen. Die Stanzbiopsie (Nadelspitze mit *Pfeil* markiert) zeigt die Metastase eines kleinzelligen Karzinoms, das zugehörige Bronchialkarzinom wird erst bronchoskopisch zentral sitzend gefunden

b Im zugehörigen Computertomogramm ist der die Rippe destruierende Thoraxwandtumor markiert

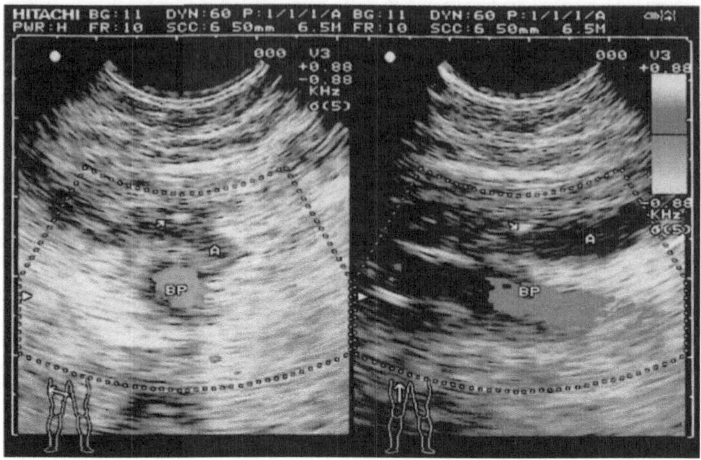

Abb. A7.10. Abszess

Die Identifikation von liquiden Strukturen um Implantate ist bedeutsam für das therapeutische Prozedere. Die klinischen Zeichen sind postoperativ oft nicht so eindeutig wie bei spontan aufgetretenen Weichteilabszessen oder sie führen erst später zu klinischen Symptomen. Liquide Strukturen (*A*) um Bypässe (*BP*) sollten nach genauer Identifikation des Bypassverlaufs sonographisch gesteuert punktiert werden. Die Punktionsnadel ist mit *Pfeil* markiert. Ein Tangieren des Bypasses muss vermieden werden. Die farbduplexsonographische Untersuchung erleichtert die Bypassdarstellung. Die mikrobiologische Untersuchung der aspirierten Flüssigkeit zeigt als Erreger Staphylococcus aureus

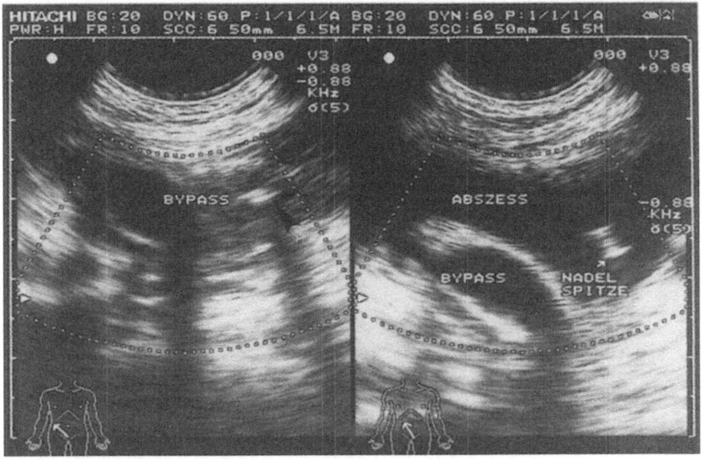

Abb. A7.11. Abklärung eines Bypassinfekts

Liquide Strukturen um Bypässe sollten nach Feinnadelpunktion unabhängig vom Erregernachweis entleert werden. Die Nadelspitze (*rechter* Bildabschnitt) ist markiert, die liquide
Struktur (Abszess) zeigt jedoch in der mikrobiologischen Untersuchung keinen Erregernachweis. *Links* im Bild ist die Region um den Cross-over-Bypass nach Entleerung der liquiden
Struktur abgebildet. Das am 40. postoperativen Tag entleerte, ältere verflüssigte Hämatom
war nicht infiziert und somit eine Revision nicht indiziert

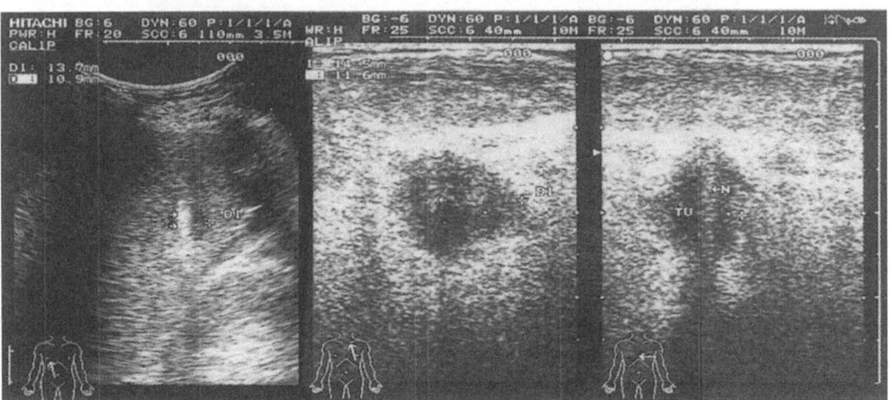

Abb. A7.12. Mammakarzinom

Kleine Mammakarzinome sind oft nicht palpabel und fallen entweder nach Fernmetastasie-
rung oder in Vorsorgeuntersuchungen auf. Bei der 35-jährigen Patientin fiel ein 13 mm großer
Leberrundherd auf, der in der histologischen Aufarbeitung der Stanzbiopsie die Metastase
eines Karzinoms zeigte. (Die Stanzbiopsienadel ist mit *Pfeilen* markiert.) Als Primärtumor
wurde sonographisch ein 1,3 cm großer Mammatumor gefunden; diese sonographisch gesteuerte Punktion (*Pfeil*) führte zur Diagnose Mammakarzinom. Mit einer speziellen Nadel
(Hawkins-Nadel) markiert, wurde der Mammatumor entfernt

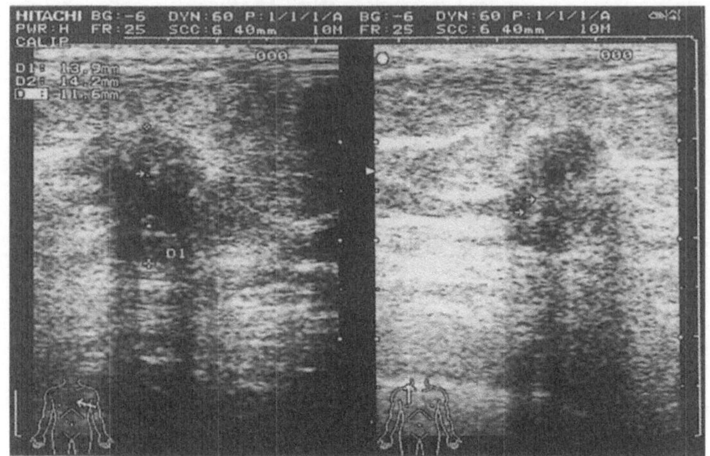

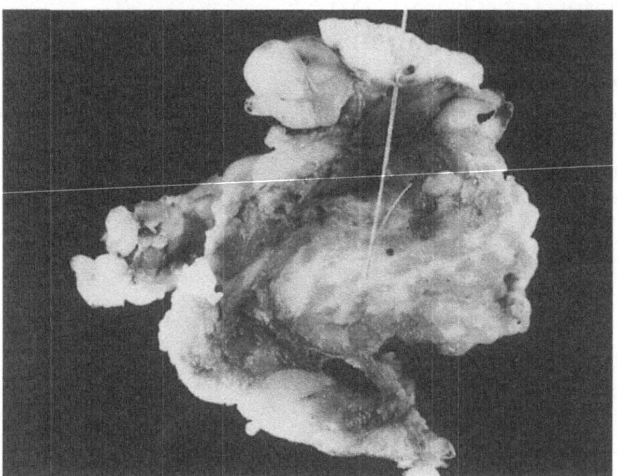

Abb. A7.13a, b. Markierung eines Mammakarzinoms

a Bei nicht palpabeln sonographisch entdeckten Mammatumoren muss präoperativ der Mammatumor (Durchmesser 14 × 11 mm) sonographisch lokalisiert und mit einer speziellen Nadel markiert werden. Der dünne Markierungsdraht mit Widerhaken ist je nach Echogenität des Tumors manchmal schwer zu lokalisieren. Durch Bewegungsartefakte kann die Darstellung des Nadelverlaufs verbessert werden. (Die Nadel ist im Tumor mit *Pfeilen* markiert)

b Hawkins-Nadeln im Mammatumor plaziert. Nach Ausfahren des Markierungsdrahts aus der Führungsnadel verhakt sich der Draht durch den Widerhaken im Tumorgewebe und wird dadurch fixiert

Literatur

Abdelouafi A, Ousehal A, Ouzidane L, Kadiri R (1993) Ultrasonography in the diagnosis of liver abscesses. Apropos of 32 cases. Ann Radiol Paris 36:286–292

Abuabara SF, Barrett JA, Hau T, Jonasson O (1982) Amebic liver abscess. Arch Surg 117:239–244

Adler OB, Rosenberger A, Peleg H (1983) Fine-needle aspiration biopsy of mediastinal masses: Evaluation of 136 experiences. AJR 140:893–896

Aeder MI, Wellmann JL, Haaga JR, Hau T (1983) Role of surgical an percutaneous drainage in the treatment of abdominal abscesses. Arch Surg 118:273–280

Akamatsu L, Miyauchi SI Ito, Oh Kubo L, Maruyama (1993) Development and evaluation of a needle for percutaneous ethanol injection therapie. Radiology 186:284–286

Al Mofleh IA (1992) Ultrasound-guided fine needle aspiration of retroperitoneal, abdominal and pelvic lymph nodes: diagnostic reliability. Acta Cytol 36:413–415

Alexander AA, Eschelman D, Bond J (1994) Transrectal drainage of deep pelvic abscesses via an endfire transrectal probe. In: Judmaier G, Lutz H, Kathrein H (eds) Europ J Ultrasound 1(Suppl. 1):68

Altemeier WA, Culbertson WR, Fullen WD (1973) Intra-abdominal abscesses. Am J Surg 125:70

Altheimer WA, Schwongerdt CG, Whiteley DH (1970) Abscesses of the liver: surgical consideration. Arch Surg 101:258–266

Andersson T, Eriksson B, Lingren PG, Wilander E, Oberg K (1987) Percutaneous ultrasonographic – guided cutting biopsie from liver metastases of endocrine gastrointestinal tumors. Ann Surg 206(6):728–732

Andersson T, Lindgren PG, Elvin A (1992) Ultrasound guided tumours biopsy in the anterior mediastinum. An alternative to thoracotomy and mediastinoscopy (see comments) Acta Radiol 33:423–426

Aranha GV, Prinz RA, Esguerra AC, Greenlee HB (1983) The nature and course of cystic pancreatic lesions diagnosed by ultrasound. Arch Surg 118:486–488

Ariza MAdG, Aguiran ERA, Atance JLV, Nuez JT, Leita JIP, Olivares A, Arevalo JLB (1991) Transthoracic aspiration biopsy of pulmonary and mediastinal lesions. EJR 12:98–103

Bach D, Hanraths M, Grabensee B (1987) Sonographisch geführte perkutane Nierenbiopsie bei Patienten mit Niereninsuffizienz. Ultraschall Med 8(3):149–151

Bagi PS, Dueholm S, Karstrup S (1987) Percutaneous drainage of appendiceal abscess. Dis Colon Rectum 30:532–535

Bandai Y (1985) Percutaneous transhepatic gallbladder drainage (PTGBD). In: Watanabe H, Makuuchi (eds) Interventional real-Time Ultrasound. Igaku-Shoin, Tokyo

Barkin JS, Smith FR, Pereiras R, Isikoff M, Levi J, Livingstone A, Hill M, Rogers AI (1981) Therapeutic percutaneous aspiration of pancreatic pseudocysts. Dig Dis Sci 26:585–586

Ben Amor N, Gargouri M, Gharbi HA, Golvan YJ, Ayachi K, Kchouk H (1986) Essai de traitment par ponction des cystes hydatiques abdominaux inoperables. Ann Paristol Hum Comp 61:689–692

Berg JW, Robbins GF (1962) A late look at the safety of aspiration biopsy. Cancer 15:826–827

Berger LA, Osborne DR (1982) Treatment of pyogenic liver abscesses by percutaneous needle aspiration. Lancet 1:132–134

Berger von H, Forst H, Nattermann U, Pratschke E (1989) Perkutane Cholecystostomie in der Behandlung der Cholecystitis des Risikopatienten. Fortsch Röntgenstr 150(6):694–698

Berger von H, Winter T, Pratschke E, Sauerbruch T (1989) Perkutane Drainagebehandlung fistelassoziierter Abszesse und biliärer Fisteln. Fortsch Röntgenstr 150(3):342–245

Berkman WA, Harris SA Jr, Bernardino ME (1983) Non surgical drainage of splenic abscess. American Journal of Roentgenology 141:395–396

Bernadino ME, JR Amerson (1984) Percutaneous gastrocystotomy: a new approach to pancreatic pseudocyst drainage. Amer J Roentgenol 143:1096

Bernadino ME, Berkamann WA, Plemmons M, Sones PI, Price RB, Casarella WJ (1984) Percutaneous drainage of multiseptated hepatic abscess. J Comput Assist Tomogr 8:38–41

Billmann P, Wimmer B, Hauenstein KH, Friedburg H (1983) Verödung großer Nierenzysten mit Alkohol. In: Otto RCh, Jann FX (Hrsg) Ultraschalldiagnostik 82. Thieme, Stuttgart, S 121–124

Bisceglia M, Matalon TA, Silver B (1990) The pump maneuver: an atraumatic adjunct to enhance US needle tip localization. Radiology 176(3):867–868

Blank W (1992) Sonographisch gezielte diagnostische Punktionen. In: Rettenmaier G, Seitz K (Hrsg) Sonographische Differentialdiagnostik, Bd 2. Edition Medizin, Weinheim, S 1161–1191

Blank W, Braun B (1989) Ultraschalldiagnostik bei Pneumothorax. Ultraschall Klin Prax Suppl. 1:66

Blank W, Braun B (1993) Sonographisch gezielte perkutane Alkoholinstillation in der Therapie dekompensierter Schilddrüsenadenome. Ultraschall Klin Prax 8(3):179

Blank W, Braun B (1993) Sonographisch gezielte perkutane Punktionen und Drainagen bei akuter Cholecystitis. Ultraschall Klin Prax 8(3):179

Blank W, Braun B, Gekeler E (1986) Ultraschalldiagnostik und Feinnadelpunktion pleuraler, pulmonaler und mediastinaler Prozesse. In: Hansmann M (Hrsg) Ultraschalldiagnostik 86. Springer, Berlin Heidelberg New York, S 562–565

Bognel CP, Rougier C, Leclere J, Duvillard P, Charpentier P, Prade M (1988) Fine-needle aspiration of the liver and pancreas with ultrasound guidance. Acta Cytol 31:32

Börner N (1986) Sonographische Diagnostik pleurapulmonaler Erkrankungen. Med Klin 81:496–500

Bozkurt T, Butsch B, Langer M, Lux G (1991) Perkutane sonographisch gesteuerte Feinnadelpunktion und Drainage pyogener Abszesse. Dtsch med Wschr 116:1943–1947

Bozkurt T, Butsch B, Langer M, Lux G (1992) Stellenwert der sonographisch gesteuerten Feinnadelpunktion am therapeutischen Vorgehen bei benignen und malignen Befunden. Ultraschall Klin Prax 7:285–289

Bradley EL (1985) Cysts and pseudocysts of the pancreas. Surgical aspects. In: Bockus H (ed) Gastroenterology, 4th edn, vol 6. WB Saunders, Philadelphia

Bradley EL, Clements JL, Gonzales AC (1979) The natural history of pancreatic pseudocysts: a unified concept of management. Am J Surg 137:135–139

Bradley EL, Gonzales AC, Clements JL (1976) Acute pancreatic pseudocysts. Incidence and implications. Ann Surg 184:734–737

Bradley MJ, Metreweli C (1991) Ultrasound in the diagnosis of juxta-pleural lesion. Br J Radiol 64:330–333

Brahm H-J, Wimmer B, Spamer C, Schölmerich J (1986) Feinnadelbiopsie zur Diagnostik von Leberhämangiomen. In: Otto RCh, Schaars P (Hrsg) Ulltraschalldiagnostik. Thieme, Stuttgart, S 161–162

Brambs H-J, Spamer C, Volk BA, Koch HK (1984) Eine neue Feinnadelpunktionstechnik zur histologischen Diagnostik. Ultraschall 5:11–116

Brandt KR, Charboneau JW, Stephens DH, Welch TJ, Goellner JR (1993) CT- and US-guided biopsy of the pancreas. Radiology 187:99–104

Braun B (1982) Möglichkeiten und Grenzen der Ultraschalldiagnostik in der Gastroenterologie. Z Gastroenterol 20:53

Braun B, Blank W (1989) Sonographisch geführte Pleurodese maligner Pleuraergüsse. Ultraschall Klin Prax Suppl.1:124

Braun B, Blank W (1992) Farbcodierte Dopplersonographie zur Differenzierung der Hyperthreose. Ultraschall Klin Prax 7(3):220

Braun B, Blank W (1994) Sonographisch gesteuerte Alkoholinstillation zur Behandlung des autonomen Schilddrüsenadenoms. Ultraschall in Med 15:159–162

Braun B, Blank W (1998) Ethanol instillation of adenoma of the thyroid gland – a five-year experience. Min Invas Ther & Allied Technol 76:581–588

Braun B, Dormeyer HH (1981) Ultrasonically guided fine needle aspiration biopsy of hepatic and pancreatic space-occupying lesions and percutaneous abscess drainage. Klin Wschr 59:707

Braun B, Pernice H, Herzog P, Börner N, Dormeyer H (1982) Diagnosis and therapy of liver abscess by ultrasonographic imaging, puncture and drainage. Hepatogastroenterology 30:9–11

Bressler EL, Kirkham JA (1994) Mediastinal masses: Alternative approaches to CT-guided needle biopsy. Radiology 191:391–396

Brown S, Horsburg T, Veith PS, Bell PR (1988) Comparison of fine-needle aspiration biopsy and tru-cut biopsy performed under ultrasuond guidance. Transplant Proc 20(4): 595–596

Browning PD, Mc Gahan JP, Gerscovich O (1993) Percutaneous cholecystostomie for suspected acute cholecystitis in the hospitalized patient. J Vasc Interv Radiol 4:531–537

Bunk A, Herzog KH (1993) Effizienz perkutaner Drainagen bei Komplikationen der akuten Pankreatitis. Ultraschall Klin Prax 8:180

Callahan JA, Seward JB, Nishimura RA et al. (1985) Two-dimensional echocardiographically guided pericardiocentesis: experience in 117 consecutive patients. Amer J Cardiol 55:476

Callahan JA, Sewad JB, Tajik AJ (1985) Cardiac tamponade: Pericardiocentesis directed by two-dimensional echocardiography. Mayo Clin Proc 60:344–347

Camer SJ, Tan EGC, Warren KW, Braasch JW (1975) Pancreatic abscess: a critical analysis of 113 cases. Amer J Surg 129:426

Carmichael DE (1973) The Pap Smear: Life of George N. Papanicolaou. Thoms, Springfield/3

Casola G, van Sonnenberg E, Neff CC et al. (1987) Abscesses in Crohn disease: percutaneous drainage. Radiology 163:19–22

Cavanna L, Fornari F, Buscarini L (1991) Ultrasonically guided percutaneous biopsy of the spleen. Ultraschall Klin Prax 6:167

Chang DB, Yang PC, Luh KT, Kuo SH, Yu CJ (1991) Ultrasound-guided pleural biopsy with Tru-Cut needle. Chest 100:1328–1333

Cheesbrough JS, Jones EW, Finch RG (1985) The mamagement of splenics abscess. Quart J Med 222:653–657

Chen C, Hsu W, Huang C, Chen C, Kwan P, Chiang C (1996) Ultrasound-guided fine-needle aspiration biopsy of solitary pulmonary nodules. J Clin Ultrasound 23:531–536

Chin N, Lim T (1997) Controlled trial of intrapleural streptokinase in the treatment of pleural empyema and complicated parapneumonic effusions. Chest 111:275–279

Christensen RA, Sonnenberg van E, Calosa G, Wittich RG (1988) Interventional ultrasound in the musculosceletal system. Radiol Clin North Am 26(1):145–156

Cinit D, Hawkins H (1984) Aspiration biopsy of peripheral pulmonary masses using real-time sonographic guidance. AJR 142:1115–1116

Civardi G, Fornari F, Cavanna L et al. (1990) Ultrasonically guided percutaneous drainage of abdominal fluid collections: a long-term study of ist therapeutic efficacy. Gastrointestinal Radiology 15:245–258

Cremer M, Deviere J, Delhaye M et al. (1991) Stenting in severe chronic pancreatitis: Results of medium-term follow up in 76 patients. Endoscopy 23:171–176

Cremer M, Deviere J, Engelholm L (1989) Endoscopic management of cysts and pseudocysts in chronic pancreatitis: Long-term follow-up after 7 years of experience. Gastrointest Endosc 35:1–9

Cronan JJ, Amis ES, Dorfmann GS (1984) Percutaneous drainage of renal abscess. Amer J Roentgenol 142:351

Cronen G, Dombrowski H, Adler G, Lorenz-Meyer H (1986) Die differentialdiagnostische Abgrenzung der chronischen Pankreatitis zum Pankreascarzinom anhand klinischer, laborchemischer und diagnostischer Parameter. Beobachtung an 174 Patienten über einen Zeitraum von 10 Jahren. Z Gastroenterol 24:416–425

Crosby JH, Hager B, Hoeg K (1985) Transthoracic fine-needle aspiration. Experience in a cancer center. Cancer 56:2504–2507

Cruz Y Rivero MA, Hernandez AC, Himmelstine LC, Ludewig Ch, Vogel H (1986) Ultraschallgesteuerte Drainage des Amöbenabszesses in der Leber in Mexiko. Ultraschall 7:287–289

Dahlgren SE, Nordenstrom B (1966) Transthoratic needle biopsy. Year book medical publisher. Chicago

Dähnert W, Günther R, Bröner N, Braun B, Gamstätter G, Rothmund M (1985) Die perkutane Drainage abdomineller Abszesse. Chirurg 56:584–588

Das K, Kochhar R, Mehta SK, Suri S (1989) A modified technique of ultrasonically guided percutaneous transhepatic biliary drainage. Surg Endosc 3(4):191–194

De Sio I, Castellano L, Calandra M, Coltorti M (1994) Percutaneous Ethanol injection of hepatocellular carcinoma in cirrhosis. 3 years survival rates in 46 patients. Europ J Ultrasound 1(Suppl. 1):14

DeCosse JJ, Poulin TL, Fox PS et al. (1974) Subphrenic abscess. Surgery, Gynecology and Obstetrics 138:841–846

Del Maschino A, Vanzulli Sironi S, Castrucci M, Mellone R (1991) Pancreatic cancer versus chronic pancreatitis: diagnosis with CA 19-9 asessment, US, CT, and CT-guided fine-needle biopsy. Radiology 178:95–99

Deveney CW, Lurie K, Deveney KE (1988) Improved treatment of intra-abdominal abscess. A result of improved localization, drainage, and patient care, not technique. Archives of Surgery 123:1126–1130

Do H, Lambiase RE, Devoe L, Cronan JJ, Dorfmann GS (1991) Percutaneous drainage of hepatic abscess with and without intrahepatic biliary communication. Am J Roentgenol 157(6):1209–1212

Donovan AJ, Yellin AE, Ralls PW (1991) Hepatic abscess. World J Surg 15:162–169

Dondelinger RF, De Baets P, Kurdziel JC (1987) Percutaneous aspiration and drainage of abdominal abscesses under X-ray computed tomography control. Prospective study of 63 cases. Annales de Radiology 30:373–385

Dondelinger RF, Kurdziel JC, Gathy C (1990) Percutaneous tratment of pyogenic liver abscess: a critical analysis of results. Cardiovasc Intervent Radiol 13:174

Dowlatsahi K, Gent HJ, Schmidt R, Jokich PM, Bibbo M, Sprenger E (1989) Non-palpable breast tumors: Diagnosis with stereotaxic localization and fine-needle aspiration. Radiology 170:427–433

Drinkovic I (1994) Value of Ultrasonographically Guided Drainage of Appendical Abscess. Europ J Ultrasound 1(Suppl. 1):67

Droese M, Altmannsberger M, Kehl A, Lankisch PG, Weiss R, Weber K (1984) Ultrasound duides percutanous fin needle aspiration biopsie of abdominal and retroperitoneal masses. Acta Cytol 28:368

Droese M, Schicha H (1987) Aspirationszytologie der Schilddrüse. Der Internist 28(8):542–549

Ebara M, Ohto M, Sugiura N (1990) Percutaneous ethanol injection for the treatment of small hepatocellular carcinoma: study of 95 patients. J Gastroenterol Hepatol 5:616–626

Ebara M, Kita K, Yoshikawa M (1992) Percutaneous ethanol injection for patients with small hepatocellular carcinoma. In: Tobe T, Kameda H, Okudaira M et al. (eds): Primary liver cancer in Japan. Berlin Heidelberg Tokyo, Spinger, pp 291–300

Egermont AM, Lameris JS, Jeckel J (1985) Ultrasound guided percutaneous transhepatic cholecystotomie for acute acalculous cholecystitis. Arch Surg 120:1354–1456

Elvecrog E, Lechner MC, Nelson MT (1993) Non-palpable breast lesions: Correlation of stereotaxic large-core needle biopsy and surgical biopsy results. Radiology 188:453–455

Engell HC (1959) Cancer cells in the blood. Ann Surg 149:457–461

Engell HC, Esposti PL, Rubio C et al. (1971) Investigation on tumor spread in connection with aspiration biopsy. Acta Radiol 10:385–398

Evans GHC, Harries SA, Hobbs KEF (1987) Safety of and necessitiy for needle biopsie of liver tumours. Lancet 1:8533–8620

Faught WE, Gilbertson JJ, Nelson E (1989) Splenic abscess. Presentation, treatments options and results. Am J Surg 158:612

Feiber H, Schwerk WB (1984) Möglichkeiten und Indikationen ultraschallgeführter transkutaner Eingriffe im Bereich der Nieren. Helv Chir Acta 51(3–4):421–424

Ferguson RS (1973) Diagnosis and teatment of early carcinoma of the prostate. J Urol 37:744

Ferruci JT, Wittenberg J, Müller PR (1980) Diagnosis of abdominal malignancy by radiological fine needle aspiration biopsie. Amer J Roentgenol 134:323

Filice C, Pirola F, Brunetti E, Dughetti S, Strosseli M, Foglieni CS (1990) A new therapeutic approach for hydatid liver cystaspiration and alkohol injection under sonographic guidance. Gastroenterology 98:1366–1368

Fisher B, Fisher ER (1959) Experimental evidence in support of the dormant tumor cell. Science 130:918–919

Flament JB, Delattre JF, Palot JP, Avisse C, Burde A (1991) Le drainage percutane echoguide des collections intraperitoneales. Experince d'une equipe a propos de 205 patients. Chirurgie 117:298–311

Fornage BD, Faroux MJ, Simatos A (1987) Breast masses: US-guided fine-needle aspiration biopsy. Radiology 162:409

Franzen S, Giertz G, Zajicek J (1960) Cytological diagnosis of prostatic tumors by transrectal aspiration biopsy. A preliminary report. Brit J Urol 32:193–196

Freeny PC, Lewis GP, Traverso LW, Ryan JA (1988) Infected pancreatic fluid collections: percutaneous catheter drainage. Radiology 167:435–441

Freise G, Larios R, Tekeno Y (1967) Cell dissemination and implantation of neoplasms through biopsy and excision of malignent tumors. Dis Chest 52:485–489

Frieling T, Bach D, Lübke H, Bergers W, Erckenbrecht JF, Wienbeck M (1986) Nutzen und Risiko ultraschallgeführter perkutaner Punktionen. Ultraschall Klin Prax Suppl 1:26

Fritscher-Ravens A, Schirrow L, Atay Z, Petrasch S, Brand B, Bohnacker S, Soehendra N (1999) Endosonographisch gesteuerte Feinnadelaspirationszytologie – Indikationen und Ergebnisse in der Routinediagnostik. Z Gastroenterol 37:343–351

Fröhlich E, Frank U, Junghanns K (1993) Behandlung intraperitonealer Abszesse – ultraschallgezielte perkutane oder chirurgische Drainage? Leber Magen Darm 2:73–75

Fröhlich E, Wehrmann K, Seeliger H, Vierling P, Frühmorgen P (1988) Ultraschallgezielte Feinnadelzytologie und Feinnadelhistologie bei umschriebenen Pankreasprozessen. Leber Magen Darm 5:236–244

Gebel M, Horskotte H, Köster C, Brunkhorst R, Brandt M, Atay Z (1982) Ultraschallgezielte Feinnadelpunktion abdomineller Organe: Indikation, Ergebnisse, Risiken. Ultraschall 7: 198–202

Gebel M, Martin S (1988) Sklerotherapie von symptomatischen Lebercysten und symptomatischer Cystenleber. In: Gebel M, Majewski M, Brunkhorst R (Hrsg) Sonographie in der Gastroenterologie. Diagnostik – Therapie – Neue Methoden. Springer, Berlin Heidelberg New York, S 109

Gebel M, Schulz M, Martin S (1988) Short and long term results of ultrasonically guided therapy of non-parasitic liver cysts. J Ultrasound Med 7:202 (Abstr)

Gebel M, Schulz M, Martin S (1990) Ergebnisse der transkutanen Sklerosierungstherapie von Leberzysten mit Polidocanol. In: Staubesand J, Schöpf E (Hrsg) Sklerosierungstherapie. Springer, Heidelberg, S 185–189

Gebel M, Schulz M, Mauz S, Simanowski J, Lang W, Atay Z, Zander G (1988) Fortschritte der interventionellen Sonographie. Electromedica 56(2)

Gebel M (1990) Farbdopplersonographie zur Verminderung des Risikos bei der interventionellen Sonographie. In: Simanowski JH, Mendel V (eds) Ultraschall in der Chirurgie. Springer, Berlin, S 157–160

Gerzof SG (1981) Percutaneous drainage of renal and perinephric abscess. Urol Radiol 2:171

Gerzof ST, Johnson WC, Robbins AH et al. (1985) Intrahepatic pyogenic abscesses: treatment by percutaneous drainage. American Journal of Surgery 149:487–494

Gerzof ST, Robbins A, Johnson, W (1981) Percutaneous catheter drainage of abdominal abszess. A five year experience. New Engl J Med 305:653

Giorgio A, Tarantino L, Francica G, Mariniello N, Aloisio T (1993) Efficacy of percutaneous ethanol injection (PEI) under US guidance in different subgroups of patients with hepatocellular carcinoma (HCC) in Cirrhosis. Europ J Ultrasound 1 (Suppl. 1):15

Giorgio A, Tarantino L, Mariniello N (1993) One-shot percutaneous ethanol injection (PEI) of liver tumors: efficacy to induce tumor necrosis and short-term complications. Europ J Ultrasound 1 (Suppl. 1):15

Giorgio A, Tarantino L, Mariniello N (1993) Treatment of hydatid liver cyst (HLC) by double percutaneous aspiration and alcohol injection (D-PAI) under ultrasonographic guidance. Europ J Ultrasound 1 (Suppl. 1):16

Giovannini M, Seitz JF (1994) Ultrasound-guided percutaneous alcohol injection of small liver metastases. Cancer 74:294–297

Giovannini M, Seitz JF, Monges G, Perrier H, Rabbia I (1995) Fine-needle aspiration cytologie guided by endoscopic ultrasonographie. Results in 141 patients. Endoscopy 27:171–177

Glass CA, Cohn I Jr (1984) Drainage in intra-abdominal abscesses. A comparison of surgical and computerized tomography guided catheter drainage. American Journal of Surgery 147:315–317

Gleich S, Wolin, Herbsmann H (1988) A review of percutaneous drainage in splenic abscess. Surg Gynecol Obstet 167(3):211–216

Glenn F, Becker CG (1982) Acute acalculous cholecystitis. An increasing entity. Ann Surg 195:131–136

Goldberg BB, Pollak HM (1972) Ultrasonic aspiration transducer. Radiology 102:18

Goletti O, Lippolis PV, Chiarugi M, Ghiselli G, De-Negri F, Conte M, Ceragioli T, Cavina E (1993) Percutaneous ultrasound-guided drainage of intra-abdominal abscesses. Brit J Surg 80:336–339

Gonzales A, Bradley EL, Clements J (1985) Pseudocyst formation in acute pancreatitis: ultrasonographic evaluation of 99 cases. AJR 127:315–317

Görg C, Schwerk WB, Bittinger A, Euer B, Görg K (1992) Sonographisch gesteuerte Feinnadelpunktion von Nebennierentumoren. Dtsch med Wschr 117:448–454

Görg C, Schwerk WB, Görg K, Restrepo-Specht I (1991) Sonographische Diagnostik liquider Milzläsionen. Ultraschall Klini Prax 6:186

Granberg S (1989) Ultrasound in the Diagnosis and Treatment of Ovarian Tumours. Thesis. Kompendiet Lindome, Gothenburg

Granberg S, Crona N, Enk L, Hammarberg K, Wikland M (1989) Ultrasound-guided puncture of cystic tumours in the lower pelvis of young women. Clin Ultrasound 17:107–111

Green J, Katz S, Philipps G, Bank S, Iliardic C (1988) Percutaneous sonographic needle aspiration biopsy of endoscopically negativ gastric carcinoma. Amer J Gastroenterol 83(10):1150–1153

Greig EDW, Gray ACH (1904) Note on the lymphatic glands in sleeping Sickness. Lancet 1:1570

Greiner L, Wenzel H (1985) Treffsicherheit der ultraschallgezielten Feinnadelpunktion beim Pankreaskarzinom – Einfluß von Punktionshäufigkeit und Punktionsbeschaffenheit. Leber Magen Darm 15:97–100

Gronvall S (1985) Diagnostic and therapeutic puncture of intraabdominal fluid collections. In: Holm HH, Kristensen (eds) Interventional Ultrasound. Copenhagen, Munksgaard

Grosso M, Gandini G, Cassini MC, Regge D, Righi D, Rossi P (1989) Percutaneous treatment (including pseudocystogastrostomy) of 74 pancreatic pseudocysts. Radiology 173:493–497

Grote von R, Milbradt H, Reimer P, Jähne J, Meyer H-J (1989) Die perkutane Ableitung von Abszessen nach Magenoperationen. Fortschr Röntgenstr 151(3):284–288

Guarnieri A, Canale M (1983) Ultrasonically guided fine needle druginfiltration of liver metastases. Third Inter-Congress on Interventional Ultrasound. Copenhagen

Guberman BA, Fowler NO, Engel PJ et al. (1981) Cardiac tamponade in medical patients. Circulation 64:663

Gudjonsson B, Spiro HM. Biopsie techniques in the diagnosis of pancreatic cancer. Gastroenterology 75:756

Günther E, Grabenbauer G, Cidlinsky T, Heyder N, Hahn EG (1992) Stichkanalmetastase nach sonographisch gezielter Punktion einer Lymphknotenmetastase bei Pancoast-Tumor. Dtsch med Wschr 117:88–90

Günther RW (1988) Percutane Gallenwegsdrainage. In: Günther RW, Thelen M (Hrsg) Interventionelle Radiologie. Thieme, Stuttgart New York, S 363–376

Günther RW (1988) Perkutane Nephrostomie (PNS). In: Günther RW, Thelen M (Hrsg) Interventionelle Radiologie. Thieme, Stuttgart New York

Günther RW, Alken P, Altwein JE (1979) Perkutane Nephropyelostomie – Anwendungsmöglichkeiten und Ergebnisse. Fortschr Röntgenstr 128:726–729

Guttierrez-San Roman C, Marco-Macian A, Villa-Carbo J et al. (1991) Conservative treatment of post-appendiceectomy abscesses. Anales Espanoles de Pediatria 34:273–275

Haaga JR (1983) Imaging intraabdominal abscess and nonoperative procedures. World J Surg 14:204–209

Habscheid W, Pfefferer M, Demmrich J, Müller H-A (1990) Stichkanalmetastasierung nach ultraschallgezielter Feinnadelpunktion: Eine seltene Komplikation? Dtsch med Wschr 115:212–215

Hald JK, Skatun J (1984) Percutan lungebiopsi med tru-cut nal. Tidskr Nor Laegeforen 104:1634–1636

Hancke S, Henriksen WF (1985) Percutaneous pancreatic cystogastrostomy guided by ultrasound scanning and gastroscopy. Brit J Surg 72:916–917

Hancke S, Holm HH, Koch F (1985) Ultrasonically guided puncture of pancreatic mass lesions. In: Holm HH, Kristensen JK (eds) Interventional Ultrasound. Munksgaard, Copenhagen

Hancke S, Pedersen J (1976) Percutaneous puncture of pancreatic cysts guided by ultrasound. Surg Gyn Obstet 142:551–552

Hare WSC, McOmish D (1981) Skinny needle pyelographie. Med J Aust 2:123

Heaston DK, Handel DB, Adhton PR, Korobkin M (1982) Narrow range needle aspiration of solid adrenal masses. Amer J Roentgenol 138:1143

Heckemann R, Heimann H, Meyer-Schwickerath M et al. (1982) Ultraschallgeführte Nierencystenpunktion. Biochemische und röntgenologische Befunde. Fortschr Röntgenstr 137:26

Heckemann R, Wernecke K (1968) Abszesstherapie durch ultraschallgeführte Feinnadelpunktion in der Diagnostik und Therapie von Leber- und Milzabszessen. Ultraschall 7:218–223

Heckemann R, Wernecke K (1983) Die Behandlung intraabdomineller Abszesse durch ultraschallgeführte Feinnadelpunktion. Fortschr Röntgenstr 138:208–213

Hedeland H, Östberg G, Hökfeld B (1968) On the prevalence of adrenocortical adenomas in an autopsy material in relation to hypertension ans diabetes. Acta Med Scand 184:211

Hege U, Seitz KH (1986) Perikarddrainage – Indikation, technische Probleme und mögliche Komplikationen. In: Otto R, Schnaars P (Hrsg) Ultraschalldiagnostik. Thieme, Stuttgart New York, S 199

Hegedüs L, Hansen JM, Karstrup S, Torp-Pedersen T, Juul N (1988) Tetracycline for scelrosis of thyroid cysts. A randomised study. Arch Intern Med 148:1116–1118

Heilo A (1993) Tumors in the mediastinum: US-guided histologic core needle biopsy. Radiology 189:143–146

Heilo A (1996) US-Guided transthoracic biopsy. Europ J Ultrasound 3:141–151

Ho CS, Gray RR, Goldfinger M, Rosen E, Mc Person R (1985) Percutaneous gastrostomy for internal feeding. Radiology 156:349–351

Ho CS, Tao LC, McLoughlin MJ (1978) Percutaneous fine-needle aspiration biopsie of intra-abdominal masses. Canad med Ass J 119:1311–1318

Ho CS, Taylor B (1984) Percutaneous transgastric drainage for pancreatic pseudocysts. AJR 143:623–625

Holm HH, Juul N (1985) Interventional ultrasound in cancer therapy. In: Holm HH, Kristensen JK (eds) Interventional Ultrasound. Munksgaard, Copenhagen

Holm HH, Kristensen JK, Rasmussen SN (1972) Ultrasound as a guide in percutaneous puncture technique. Ultrasonics 10:83

Holm HH, Pedersen JP, Torp-Pedersen S, Karstrup S, Nolsoe C, Glenthoj A (1993) Interventional techniques. In: Cosgrove D, Meire U, Dewburry K (eds) Abdominal and General Ultrasound, vol 1. Churchill Livingstone, S 97–126

Holtkamp W, Theilmeier A, Droese M, Ebert R, Reis HE (1990) Ultraschallgesteuerte Feinnadelpunktion – Grenzen der Methode im Abdomen und Retroperitonealraum. Dtsch med Wschr 115:809–812

Horsch R, Kreusser W, Waldherr R, Dreikorn K (1984) Erfahrung mit einer neuen Schneidbiopsiekanüle. Nieren und Hochdruckkrankheiten 13(11):444–446

Howell DA, Lehman GA, Baron TH (1995) Endoscopic treatment of pancreatic pseudocysts: A retrospective multicenter analysis. Gastroenterology 108:A 429

Ikezoe J, Morimoto S, Arisawa J, Takashima S, Kozuka T, Nakahara K (1990) Percutaneous biopsy of thoracic lesions: Value of sonography for needle guidance. AJR 154:1181–1185

Ikezoe J, Sone S, Higashihara T, Morimoto S, Arisawa J, Kuriyama K (1984) Sonographically guided needle biopsy for diagnosis of thoracic lesions. AJR 143:229–234

Ivanis N, Peric R, Rubinic, Jukic T (1991) Sonographisch geführte perkutane Pankreatographie. Abstract Drei-Länder-Treffen Lausanne. Ultraschall Klin Prax 3:185

Izumi S, Tamaki S, Natori H, Kira S (1982) Ultrasonically guided aspiration needle biopsy in disease of the chest. Am Rev Respir Dis 125:160–161

Jacobeit C (1986) Ultraschallgeleitete Punktionsverfahren: Freihandpunktion versus Biopsieschallkopfpunktion. Erfahrungen aus 5 Jahren. Ultraschall 7:290–292

Jaeger H, Graefenstein K, Petzold M, Odemar F, Ohlmann L (1989) Zur ultraschallgestützten Feinnadelpunktion mit einer speziell präparierten Punktionsnadel. Z Gesamte Inn Med 44(15):461–463

Jannssen J, Johanns W, Luis W, Greiner L (1998) Zum klinischen Stellenwert der endosonographisch gesteuerten transösophagealen Feinnadelpunktion von Mediastinalprozessen. Dtsch med Wschr 123:1402–1409

Jennings PE, Donald JJ, Coral A, Rode J, Lees WR (1989) Ultrasoundguided core biopsy. Lancet 1:1369

Jereb M (1980) The usefullness of needle biopsy in chest lesions of different sizes and locations. Radiology 134:131–135

Jereb M, Krasovec MU (1977) Transthoracic needle biopsy of mediastinal and hilar lesions. Cancer 40:1354–1357

Johnson WC, Gerzof SG, Robbins AH et al. (1981) Treatment of abdominal abscesses: comparative evaluation of operative drainage versus percutaneous catheter drainage guided by computed tomographie or ultrasound. Annals of Surgery 194:510–520

Jonasson O, Long L, Roberts S et al. (1961) Cancer cells in the circulating blood during operative management of genitourinary tumors. J Urol 85:1–12

Joseph WL, Kahn AM, Longmire WP (1968) Pyogenic liver abscess. Am J Surg 115:63–68

Juul N, Torp-Pertersen S, Gronvall S (1985) Ultrasonically guided fine needle aspiration biopsy of renal masses. J Urol 133:579

Karstrup S, Solvig J, Nolsoe CP, Nilsson P, Khattar S, Loren I, Nilsson A, Court-Payen M (1993) Acute puerperal breast abscesses: US guided drainage. Radiology 188:807–809

Khuroo MS, Zargar SA, Mahajan R (1991) Echinococcus granulosus cysts in the liver: management with percutaneous drainage. Radiology 180:141–145

Khuroo MS, Wani NA, Javid G, Khan BA, Yatoo GN, Shah AH, Jeelani SG (1997) Percutaneous drainage compared with surgery for hepatic hydatid cysts. N Engl J Med 337:881–887

Kimbrough TD (1995) Intraabdominal abscesses and fistuls. In: Yamada T, Alpers DH, Powell DW, Owyang C, Silvester FR (eds) Textbook of gastroenterology. Lippincott, Philadelphia, p 2289

Klann HA, Weidthaler A, Voeth C, Ottenjann R (1983) Perkutane ultraschallgezielte Feinnadelpunktion (Leber, Pankreas, Darm) und ultraschallgezielte Pankreasgangpunktionen. Dtsch med Wschr 108:1503

Klein TS (1981) Handbook of Fine needle Aspiration Biopsie. Cytology. Mosby, St. Louis

Klimberg S, Hawkins I, Vogel SB (1987) Percutaneous cholecystostomie for acute cholecystitis in high-risk patients. Am J Surg 153:125–129

Klinggräff von G (1990) Vergrößerte Lymphknoten im Abdomen und Retroperitoneum. In: Rettenmaier G, Seitz K (Hrsg) Sonographische Differentialdiagnostik 1. edition medizin VCH, Weinheim, S 11

Klose KCh (1988) Perkutane Pleuradrainage. In: Günther RW, Thelen M (Hrsg) Interventionelle Radiologie. Thieme, Stuttgart New York

Klose KCh, Günther RW (1988) CT-gesteuerte Punktionen. In: Günther RW, Thelen M (Hrsg) Interventionelle Radiologie. Thieme, Stuttgart New York

Kohlberger E, Waldmann D (1987) Real-Time gesteuerte Pleurapunktion bei chirurgischen Intensivpatienten. Chirurg 58(4):261–264

Koss LG, Woyke ST, Olszewski W (1984) Aspiration Biopsie. Cytologic Interpretation and Histologic Bases. Igaku-Shoin, New York

Krakamp B, Schmitz R, Knoepfle G, Leidig P (1990) Primäre und metastatische Lebertumore: Beurteilung der Tumorregression bzw. –response unter regionaler Zytostase durch Sonographie und Feinnadelpunktionshistologie. Leber Magen Darm 20(3):138–144

Krikorian JG, Hancock EW (1978) Pericardiocentesis. Amer J Med 65:808

Kubicka S, Rudolph L, Manns MP (1997) Hepatozelluläres Karzinom: Diagnostik und multimodale Therapie. Internist 38:954–962

Kuligowska E, Olsen W (1985) Pancreatic pseudocysts drained through a percutaneous approach. Radiology 154:79–82

Kuligowska E, Newmann B, White SJ, Calderone A (1983) Interventional ultrasound in detection and treatement of renal inflammatory disease. Radiology 147:521

Küpper T (1993) Optimale Präparation von Nativmaterial zur zytologischen Diagnostik. Dtsch med Wschr 118:303–305

Kwasnik EM, Koster JK Jr, Lazarus JM et al. (1978) Conservative management of uremic pericardial effusions. J thorac cardiovasc Surg 76:629

Lameris JS, Obertop H, Jeekel J (1985) Biliary drainage by ultrasound-guided puncture of the left hepatic duct. Clin Radiol 36(3):269–274

Lang E (1977) Renal cyst puncture and spiration: a survey of complication. Am J Roentgenol 128:723

Lange P, Gebel M, Wagner S, Müller MJ, Kester L, Manns M (1992) 3 Jahre Erfahrung mit der perkutanen sonographischen Gastrostomie (PSG). Ultraschall Klin Prax 7:177

Langlois SLP (1989) Fine-needle biopsie of hepatic hydatids and haemangiomas: an overstated hazard. Austral Radiol 33:144–149

Laugier R (1993) Ultrasonographie therapeutique en cas des cystes de pancreatite chronique. Schweiz med Wschr 123:1069–1073

Lebert H (1851) Traite Practique des Maladies Cancereuses et des Affections Curables Confoudues avec le Cancer. Bailiere, Paris

Lee TG, Knoche JQ (1982) Air as an ultrasound contrast marker for accurate determination of needle placement. Radiology 143:787

Lencioni R, Pinto F, Armillotta N, Bassi AM, Moretti M, Di Giulio M, Marchi S, Uliana M, Della Capanna S, Lencioni M, Bartolozzi C (1997) Long-term results of percutaneous ethanol injection therapy for hepatocellular carcinoma in cirrhosis: An European experience. Eur Radiol 7:514–519

Lerner RM, Spataro RF (1984) Splenic abscess: percutaneous drainage. Radiology 153: 643–645

Levin BH, Aaron BL (1982) The subxiphoid pericardial window. Surg Gynecol Obstet 155: 804

Liberman L, Dershaw DD, Rosen PP, Abramson AF, Detch BM, Hann LE (1994) Stereotaxic 14-gauge breast biopsy: How many core biopsy specimens are needed? Radiology 192: 793–795

Lindblom K (1952) Diagnostic kidney puncture in cysts and tumors. Amer J Roentgenol 68: 209–211

Lindner H (1967) Grenzen und Gefahren bei der perkutanen Leberbiopsie mit der Menghini-Nadel. Dtsch med Wschr 92:1751–1757

Livraghi T (1993) Ultrasound guided percutaneous ethanol injection therapy of hepatic tumors and metastases. Z Gastroenterol 31:260–264

Livraghi T, Bolondi L, Buscarini L, Cottone M, Mazziotti A, Morabito A, Torzille G (1995) No treatment, resection and ethanol injection in hepatocellular carcinoma: A retrospective analysis of survival in 391 patients with cirrhosis. J Hepatol 22:522–526

Livraghi T, Damascelli B, Lombardi C, Spagnoli I (1983) Risk in fine-needle abdominal biopsy. J Clin Ultrasound 11:77–81

Livraghi T, Festi D, Manti F, Salmi A, Vettori C (1986) US-guided percutaneous alcohol injektion of small hepatic and abdominal tumours. Radiology 161:309–312

Livraghi T, Parachhi A, Ferrari C, Bergonzi M, Garavaglia G et. al. (1990) Treatment of autonomous thyroid nodules with percutaneous ethanol injection: preliminary results. Radiology 175:827–829

Livraghi T, Salmi A, Bolondi L et al. (1988) Small hepatocellular carcinoma: Percutaneous alcohol injection – results in 23 patients. Radiology 168:313–317

Livraghi T, Terzelli G, Lazzaroni S, Vettori C (1994) Percutaneous ethanol injection (PEI) in the treatment of hepatocellular carcinoma (HCC) in cirrhosis: 5 years survival courses. Europ J Ultrasound 1 (Suppl. 1):15

Livraghi T, Vettori C, Lazzaroni S (1991) Liver metastases: Results of percutaneous ethanol injection in 14 patients. Radiology 179:709–712

Lohela P, Soiva M, Suramo I, Taavitsainen M, Holopeinen O (1986) Ultrasound duidance for percutaneous puncture and drainage in acute cholecystitis. Acta Radiol 27:543–546

Lohela P, Sovia M, Suramo I, Taavit-Sainen M, Holopainen O (1986) Ultrasonic guidance for percutaneous puncture and drainage in acute cholecystitis. Acta Radiol (Diagn) (Stockholm) 27:543–546

Lomas DJ, Padley SG, Flower DC (1993) The sonographic appearances of pleural fluid. Brit J Radiol 66:619–624

Lorenz J, Börner N, Nikolaus HP (1988) Sonographische Volumetrie von Pleuraergüssen. Ultraschall 9:212–215

Lünig M, Neuser D, Kurasawe R, Pötschke B (1983) CT guided percutaneous fine-needle biopsy in the diagnosis of small adrenal tumors. Europ J Radiol 3:358

Lurie K, Plzak L, Deveney CW (1987) Intraabdominal abscess in the 1980s. Surgical Clinics of North America 67:621–632

Lutz H (1982) Sonographisch geleitete Nadelbiopsie. Internist 23:548

Lutz H, Weidenhiller R, Rettenmaier G (1973) Ultraschallgezielte Feinnadelpunktion der Leber. Schweiz Med Wochenschr 103:1030–1033

Martin EL, Karlson KB, Fankuchen EI, Cooperman A, Casarella WJ (1981) Percutaneous drainage in the management of hepatic abscesses. Surg Clin North Am 61:157–168

Martin HE, Ellis EB (1930) Biopsy by needle puncture and spiration. Amer Surg 92:169–181

Masaaki E, Masao O, Nobuyuki S et al. (1990) Percutaneous ethanol injection for the treatment of small hepatocellular carcinoma. Study of 95 patients. Journal of Gastroenterology and Hepatology 5:616–626

Mathis G (1996) Lungen- und Pleurasonographie. Berlin Heidelberg, Springer

Mathis G, Gehmacher O (1999) Ultrasound-guided diagnostic and therapeutic interventions in peripheral pulmonary masses. Wien. Klein Wschr 111:230–235

Matter D, Ventre G, Derlon A, Olier JC, Arnaud JP (1988) Role de l'echographie et de la ponction èchoguidée dans le diagnostic du carcinome hepato-cellulaire. Gastroenterol. Clin Bio 12(6–7):512–515

Matthewson KP, Coleridge-Smith P, O'Sullivan JP, Northfield TC, Bown SG (1987) Biological effects of intrahepatic neodynium: yttrium-aluminium-Garnet laser photocoagulation in rats. Gastroenterology 93:550–557

Matzinger FR, Ho CS, Yee AC, Gray RR (1988) Pancreatic pseudocysts drained through a percutaneous transgastric approach: further experience. Radiology 167:431–434

McFadecean A, Chang K Wong C (1953) Solitary pyogenic abscess of the liver treated by closed aspiration and antibiotics. A report od 14 consecutive cases of recovery. Brit J Surg 41:141–152

McGahan JP, Lindfors KK (1989) Percutaneous cholecystostomie for acute cholecystitis? Radiology 173:481–485

McLeary RD, Alexander DK, Brown RKJ (1982) B-scan ultrasound directed pericardiocentesis: a safer approach. Radiology 44:923

Meijers H, Overhagen van H, Lanschot van JJ, Lameris SJ (1993) Percutaneous gallbladder drainage a good treatment in patients with acute cholecystitis and poor clinical status. Ned-Tijdschr Geneeskd 137:1965–1968

Memel DS, Dodd GD III, Esola CC (1996) Efficacy of sonography as a guidance technique for biopsy of abdominal, pelvic and retroperitoneal lymph nodes. AJR 167:957–962

Menghini G (1970) One second biopsie of the liver – problems of ist clinical application. New Engl J Med 283:582

Meyer JE (1992) Value of large-core biopsy of occult breasts lesions. Am J Roentgenol 158:991–992

Mitty HA, Efreidis SC, Yeh HC (1981) Impact of fine-needle biopsie on management of patients with carcinoma of the pancrea. Amer J Roentgenol 137:1119

Moessner SP, Thompson JS, Lieberman RP (1986) Comparison of operative and percutaneous catheter drainage of intraabdominal abscesses. Nebraska Medical Journal 71:7–12

Moinuddin SM, Lee LH, Montgomery JH (1984) Mediastinal needle biopsy. AJR 143:531–532

Molnar W, Stockum AE (1974) Releaf of obstructive jaundice through percutaneous transhepatic catheter – a new therapeutic method. Amer J Roentgenol 122:356–367

Montalli G, Solbiati L, Chiarra Bossi M et al. (1984) Sonographically guided fine-needle aspiration biopsy of adrenal masses. Amer J Roentgenol 143:1081

Montalli G, Solbiati L, Croce F (1982) Fine needle biopsy of liver focal lesions ultrasonically guided with a realtime probe. Brit J Radiol 55:7171

Monzani F, Goletti O, Caraccio N, Del Guerra P, Ferdeghini M et al. (1992) Percutaneous ethanol injection treatment of autonomous thyroid adenoma: hormonal and clinical evaluation. Clinical Endocrinology 36:491–497

Moore GE, Sandberg A, Schuberg JR (1957) Clinical and experimental observations of the occurence and fate of tumor cells in the blood stream. Ann Surg 146:580–587

Mostbeck GH, Korn M, Wittich GR, Wlater RM (1991) Percutane ultraschallgezielte und durchleuchtungskontrollierte Drainage perikardialer Flüssigkeiten. Fortschr Roentgenstr 155(1):53–57

Mueller PR, Dawson SL, Ferruci JT, Nardi G (1985) Hepatic echinococcal cyst.: succesful percutaneous drainage. Radiology 155:627–628

Mueller PR, Ferrucci JT, Simeone JF et al. (1985) Lesser sac abscesses and fluid collections: drainage by transhepatic approach. Radiology 155:615–618

Mueller PR, Simeone JF, Butch RJ et al. (1986) Percutaneous drainage of subphrenic abscess: a review of 62 patients. Amer J Roentgenol 147:1237–1240

Müller N, Cooperberg PL, Suen KC, Thorson SC (1985) Needle aspiration biopsy in cystic papillary carcinoma of the thyroid. Amer J Roentgenol 144:251

Murphy FB, Bernadino ME (1988) Interventional computed tomography. Curr Probl Diagn Radiol 17(4):121–154

Nosher JL, Amorosa JK, Leiman S, Plafker J (1982) Fine needle aspiration biopsy of kidney and adrenal gland. J Urol 128:895

Nunez D, Yrizarry JM, Russel E, Sadighi A, Casillas J, Guerra J, Hurson D (1985) Transgastric drainage of pancreatic fluid collections. AJR 145:815–818

Ohnishi K, Ohyama N, Ito S, Fujiwara K (1994) Small hepatocellular carcinoma: Treatment with US-guided intratumoral injection of acetic acid. Radiology 193:747–752

Ohto M, Kimura K, Tsuchiya Y, Ebara M (1989) Ultraschallkontrollierte Eingriffe an Leber und Galle. In: Sonnenberg E van (Hrsg) Interventioneller Ultraschall in Diagnostik und Therapie. Thieme, Stuttgart New York

Okuda K (1986) Primary liver cancer: quadrennial review lecture. Dig Sci 31:1335–1465

Okuda K (1994) Other therapies. In: Terblanche I (ed): Hepatobillary malignancy. London, Bath Press, pp 145–157

Okuda K, Ohtsuki T, Abata M (1985) Natural history of hepatocellular carcinoma and prognosis in realtion to treatment. Cancer 56:918–928

Olak J, Christou NV, Stein LA et al. (1986) Operative vs percutaneous drainage of intraabdominal abscesses: comparison of morbidity and mortality. Archives of Surgery 121:141–146

O'Malley VP, Cannon JP, Postier RG (1985) Pancreatic pseudocysts: cause, therapy, and results. Am J Surg 150:680–682

O'Moore P, Mueller P, Simeone J, Saini S, Butch R, Hahn P, Steiner E, Stark D, Ferrucci JJ (1987) Sonographic guidance in diagnostic and therapeutic interventions in the pleural space. AJR 149:1–5

Otto R (1983) Indikation zur ultraschallgezielten Feinnadelpunktion unter permanenter Sicht. 1. Diagnostische Punktionen. Ultraschall 4:72–76

Otto R (1984) Sonographische Feinnadelpunktion und Ergebnisse. Dtsch Ärztebl 81: 3576–3585

Otto R, Deyle P (1979) Ultraschallgezielte Feinnadelpunktion unter permanenter Sichtkontrolle. Vorläufige Ergebnisse. Dtsch medWschr 104:1667–1669

Otto R, Deyle P, Pedio L (1980) Sonographisch gesteuerte perkutane Feinnadelpunktion von Pankreastumoren unter permanenter Sicht. Dtsch med Wschr 24:853

Otto R, Wellauer CJ (1985) Ultraschallgeführte Biopsie. Springer, Berlin Heidelberg New York

Pace RF, Blenkharn JI, Edwards WJ et al. (1989) Intra-abdominal sepsis after hepatic resection. Annals of Surgery 209:302–306

Pan JF, Yang PC, Chang DB, Lee YC, Kuo SH, Luh KT (1993) Needle aspiration biopsy of malignant lung masses with necrotic centers. Chest 103:1452–1456

Pang JA, Tsang V, Hom BL, Metreweli C (1987) Ultrasound-guided tissue-core biopsy of thoracic lesions with Tru-cut and Sure-cut needles. Chest 91:823–828

Papini E, Panunzi C, Pacella CM, Bizarri G, Fabbrini R, Petrucci L, Pisicchio G, Nardi F (1993) Percutaneous ulatrasound-guided ethanol injection: a new treatment of toxic autonomously functioning thyroid nodules? J Clin Endocrinol Metab 76:411–416

Park J, Kraus F, Haaga J (1993) Fluid flow during percutaneous drainage procedures: An in vitro study of the effects of fluid viscosity, catheter size, and adjunctive urokinase. AJR 160:165–169

Parker S, Denis M, Starros R, Johnson K (1996) Ultrasound guided mammatomy Journal of Diagnostic Medical Sonography 12:113

Parker SH, Jobe WE, Dennis MA et al. (1993) US-guided automated large-core breast biopsy. Radiology 187:507–511

Pears DM, Hawkins IF, Shaver R, Vogel S (1984) Percutaneous cholecystostomie in acute cholecystitis and common duct obstruction. Radiology 152:365–367

Pedersen OM, Aasen TB, Gulsvik A (1986) Fine needle aspiration biopsy of mediastinal and peripheral pulmonary masses guided by real time sonography. Chest 89:504–508

Perrone S, Silva F, Sala A, Manfredini E, Tomirotti M, Gribaudi G, Scanni A (1993) Liver metastases from colorectal neoplasia: Treatment with percutanoeus ethanol injection (PEI) under ultrasound (US) guidance. Europ J Ultrasound 1 (Suppl. 1):15

Pichlmayr R, Gubernatis G, Neuhaus P (1991) Gallenwege und Leber: In: Pichlmayr R, Löhlein D (Hrsg): Chirurgische Therapie, 2. Aufl. Berlin, Springer, S 318–355

Pitt HA, Zuidema GD (1975) Factors influencing mortality in the treatment of pyogenic hepatic abscess. Surg Gynecol Obstet 140:228–234

Pombo F, Suarez I, Marini M, Arrajo L, Echaniz A (1991) CT-guided percutaneous treatment of solitary pyogenic splenic abscesses. Eur J Radiol 1:70

Pret PM, Fond L, Bretagnolle M, Valette PJ, Thiese P, Lambert L, Labadie M (1988) Percutaneous aspiration and drainage of hydatid cysts in the liver. Radiology 168:617–620

Prior C, Kathrein H, Mikuz G, Judmaier G (1988) Differential diagnosis of malignant intrahepatic tumors by ultrasonically guided fine needle aspiration biopsy and by laparascopic/intraoperative biopsy. A comparative study. Acta Cytol 32 (6):892–895

Pruett LT, Simmons LR (1988) Status of percutaneous catheter drainage if abscesses. Surg Clin North Amer 68:89–105

Quinn SF, Sonnenberg van E, Casola G, Wizzisch GR, Neff CC (1986) Interventional radiology in the spleen. Radiology 161:289–291

Quinn SF, van Sonnenberg E, Giovanna C et al. (1986) Interventional radiology in the spleen. Radiology 161:289

Ralls PW, Barnes PF, Johnson MB, De Cook DR, Radin DR, Halls J (1987) Medical treatment of hepatic amebic abscess: rare need für percutaneous drainage. Radiology 165:805–807

Ramani A, Ramani R, Kumar MS, Lakhar BN, Kundaje GN (1993) Ultrasound guided neddle aspiration of amoebic liver abscess. Postgrad Med J 69:381–383

Reinke M, Winkelmann W, Jaursch-Hancke C, Kaulen D, Nieke J et al. (1989) Diagnostik und Therapie asymptomatischer Nebennierentumoren. Dtsch med Wschr 114:861–865

Reix N, Joly JP, Sevstere H, Capron JP (1988) Ponction des tumeurs solides du foie l'áiguille de gros calibre guidée par l'échographie. Etude de ponctions. Gastroenterol Clin Biol 12:508–511

Renner E (1991) Nierenbiopsie Indikation und Aussagekraft. Dtsch Ärztebl 88 (18):33–38

Rettenmaier G (1977) Sonographische Diagnose und Differentialdiagnose des Pankreaskarzinoms. In: Kratochwil A, Reinold E (Hrsg) Ultraschalldiagnostik. Thieme, Stuttgart Wien

Reuss J, Seitz K (1987) Nichtoperative Therapie abdomineller und retroperitonealer Abszesse. Ultraschall 8:142–146

Riemann JF (1985) Complications of percutaneous bile duct drainage. In: Classen Geenen J, Kawai U (eds) Nonsurgical bilary drainage. Springer, Berlin, pp 29–35

Roberts S, Jonasson O, Long L et al. (1962) Relationship of cancer in the circulating blood to operation. Cancer 15:332–340

Rösch W (1983) Die segmentäre Pankreatitis. Leber Magen Darm 13:49–54

Rosi P, Valli PP, Mearini E, Micheli C, Petroni PA, Ficola F (1993) Echo-guided percutaneous drainage of renal cysts. Arch Ital Urol Androl 65:429–433

Rossi S, Di Stasi M, Buscarini E (1996) Percutaneous RF interstitial thermal ablation in the treatment of hepatic cancer. Am J Roentgenol 167:759–768

Roth S (1982) Diagnostik und Therapie der Leberabszesse. Inaugural-Dissertation, Marburg

Rowley VA, Cooperberg PL (1989) Ultraschallgeführte Biopsie. In: Sonnenberg van E (Hrsg) Interventioneller Ultraschall in Diagnostik und Therapie. Thieme, Stuttgart New York.

Sacks D, Robinson ML (1988) Transgastric percutaneous drainage of pancreatic pseudocysts. AJR 151:303–306

Sahel J (1991) Endoscopic drainage of pancreatic cysts. Endoscopy 23:181–184

Saito T, Kobayashi H, Sugama Y, Tamaki S, Kawai T, Kitamura S (1988) Ultrasonically guided needle biopsy in the diagnosis of mediastinal masses. Am Rev Respir Dis 138:679–684

Sanchez A, Caretto H (1993) Treatment of a nonfunctioning parathyroidcyst with tetracycline injection. Head-Neck 15:263–265

Sandrock D, Steinröder M, Emrich D (1993) Fibrinklebung von Schilddrüsenzysten nach Feinnadelpunktion. Dtsch med Wschr 118:1–5

Savino JA, Scalea TM, Del Guercio LRM (1983) Factoris encouraging laparotomy in acalculous cholecystitis. Critical Care Medicine 13:377–380

Sawhney S, Jain R, Berry M (1991) Tru-Cut biopsy of mediastinal masses guided by real-time sonography. Clinical Radiology 44:16–19

Scatamacchia SA, Raptopoulos V, Davidson RI (1987) Saline microbubbles monitoring sonography-assisted abscess drainage. Invest Radiol 22(11):868–870

Schäberele W, Eisele R (1993) Percutane ultraschallgesteuerte Drainagen von postoperativen intraabdominellen Abszess. Ultraschall Klin Prax 8:180

Schäberle W, Eisele R (1997) Percutane sonographisch gesteuerte Drainage großer Milzabszesse. Chirurg 68:744

Schild H, Günther RW (1988) Perkutane Zystendrainge und -verödung. In: Günther RW, Thelen M (Hrsg) Interventionelle Radiologie. Thieme, Stuttgart New York

Schmähl D, Krischke W (1963) Krebsentstehung und Krebswachstum. Internist 4:71–76

Schneider H, Schneider-Brown J, Seitz K (1989) Die sonographisch gezielte Punktion und ihr Einfluß auf die weitere Diagnostik und Therapie. Ultraschall 10:143–146

Schoenberg P, Bastid C, Guedes J, Sahel J (1990) Rapport de la cytoponction et de la microbiopsie guides par echographie dans la pathologie tumorale solide du pancreas. Schweiz Med Wochenschr 120:1649–1652

Schramek P, Hübner W, Dünser E, Umek H, Porpaczy P (1988) Ultraschallgezielte Nierenzystenpunktion. Bedeutung für Diagnostik und Therapie. Ultraschall Med 9:169–171

Schreeb von T, Arner O, Skovsted G et al. (1967) Is there a risk of spreading tumor cells in daignostic puncture? Scand J Urol Nephrol 1:270

Schumacher R, Greiner L, Mazuch M, Jacubeit C (1992) Punktionssonographische Laser – Gallenstein – Lithotripsie – erste Ergebnisse. Ultraschall Klin Prax 7:173

Schurawitzki H, Karnel F, Mostbeck G, Laengle F, Watschinger B, Huebsch P (1990) Radiologische Therapie von symptomatischen Lymphozelen nach Nierentransplantation. Fortschr Röntgenstr Nuklearmed 152(1):71–75

Schwerk WB, Goerg C, Goerg K, Restrepo I (1994) Ultrasound-guided percutaneous drainge of pyogenic splenic abscesses. J Clin Ultrasound 22:161–166

Schwerk WB, Goerg K, Richter G, Beckh K (1991) Perkutane Drainage von Leber- und Milzabszessen. Z Gastroenterol 29:146–152

Schwerk WB, Goerg K, Richter G, Rothmund M (1989) Perkutane Punktionen und Drainagen von Pankreaspseudocysten. Z Gastroenterol 27:432–437

Schwerk WB, Maroske D, Roth ST, Arnold R (1986) Ultraschallgeführte Feinnadelpunktion in der Diagnostik und Therapie von Leber und Milzabszessen. Dtsch Med Wschr 111:847–853

Schwerk WB, Schmitz-Moormann P (1980) Sonographisch gezielte perkutane transperitoneale Aspirationsbiopsie raumfordernder Pankreasprozesse. Dtsch med Wschr 105:1019

Schwerk WB, Schmitz-Moormann P (1981) Ultrasonically guided fine needle biopsy in neoplastic liver disease: Cystohistological diagnosis and echopattern of lesions. Cancer 48:1469–1477

Seitz G (1989) Warum sind Methastasen in zirrhotischen Lebern so selten? Ultraschall 10:147–151

Seitz K, Rettenmaier G, Stolte M (1985) Rinnenpankreatitis – Pathologische Anatomie und sonographische Befunde. Ultraschall Med 3:131–133

Seitz K, Pfeffer A, Littmann M, Seitz G (1999) Sonographisch gesteuerte Zangenbiopsie der Pleura. Ultraschall in Med 20:60–65

Serrano A, Dahl EP, Rubin RH et al. (1984) Eclectic drainage of subphrenic abscesses. Archives of Surgery 119:942–945

Shatney CH, Lillehei RC (1957) The timing of surgical treatment of pancreatic pseudocysts. Surg Gyn Obstet 385–388

Sheu JC, Huang GT, Chen DS et al. (1987) Small hepatocellular carcinoma: Intratumor ethanol treatment using nwe needle and guidance system. Radiology 163:43–48

Shiina S, Yasuda H, Muto H et al. (1987) Percutaneous ethanol injection in the treatment of liver neoplasm. Amer J Radiol 149:949–952

Silvermann SG, Mueller S, Ferruci JT et al. (1988) Thoracic empyema: management with image-guided catheter drainage. Radiology 196(1):5–9

Simeone JF, Mueller PR, Sonnenberg van E (1984) The use of diagnostic ultrasound in the thorax. Clin Chest Med 5:281

Sironi S, Livraghi T, Angeli E, Vanzulli A, Villa G, Colombo E, Taccagni G, Del Mschio A (1993) Small hepatocellular carcinoma: MR follow-up of treatement with percutaneous ethanol injektion. Radiology 187:119–123

Smith EH (1985) Risiko der Feinnadelaspirationsbiopsie. In: Holm HH, Kristensen JK Steinkopf, Darmstadt, S 180–189

Söderström N (1952) Puncture of goitres for aspiration biopsy. A preliminary report. Acta med Scand 144:237–244

Sonnenberg van E (1989) Interventioneller Ultraschall in Diagnostik und Therapie. Thieme, Stuttgart New York

Sonnenberg van E, Casola G, Varney RR, Zakko S, Wittich GR, Cox, Hofmann AF (1989) Interventional radiology in the gallbladder. Radiographics 9(1):39–49

Sonnenberg van E, Cubberley DA, Brown LK, Wittich GR, Lyon JW, Stauffer AE (1984) Percutaneous gastrostomy: Use of intragastric ballon support. Radiology 152:531

Sonnenberg van E, Ferruci JT Jr, Mueller PR, Wittenberg J, Simeone JF (1982) Percutaneous drainage of abscesses and fluid collctions: Technique, results, and applications. Radiology 142:1–10

Sonnenberg van E, Mueller PR, Schiffman HR, Ferruci JT, Casola G, Simeone JF, Carera OA, Gosink BB (1985) Intrahepatic amebic abscess: indications for and results of percutaneous catheter drainge. Radiology 156:631–635

Sonnenberg van E, Müller PR, Ferruci JT (1984) Percutaneous drainage of 250 abdominal abscesses and fluid collection. Part. 1: Results, failures and complications. Radiology 151:337–341

Sonnenberg van E, Müller PR, Ferruci JT, Neff CC, Simeone JF, Wittenberg J (1982) Sump catheter for percutaneous abscess and fluid drainage by trocar or seldinger technique. Amer J Roentgenol 139:613–614

Sonnenberg van E, Wing VW, Casola G et al. (1984) Temporizing effect of percutaneous drainage of complicated abscesses in critically ill patients. Amer J Roentgenol 142:821

Sonnenberg van E, Wittich GR, Cabrera OA, Quinn SF, Casola G (1986) Percutaneous gastrostomy and gastroenterostomy 2: Clinical experience. Amer J Roentgenol 146:577

Sonnenberg van E, Wittich GR, Casola G (1985) Complicated pancreatic inflammatory disease: diagnostic and therapeutic role of interventional radiology. Radiology 155:335–340

Sonnenberg van E, Wittich GR, Casola G (1986) Diagnostic and therapeutic percutaneous gallbladder procedures. Radiology 160:23–26

Sonnenberg van E, Wittich GR, Casola G et al. (1989) Percutaneous drainage of infected and noninfected pancreatic pseudocysts: experience in 101 cases. Radiology 170:7575–7761

Sonnenberg van E, Wittich GR, Casola G, Cabrera OA, Gosink BB (1987) Sonography of thigh abscess: detection, diagnosis and drainage. Am J Roentgenol 149(4):769–772

Sonnenberg van E, Wroblicka JT, d'Agostino HB, Mathieson JMR, O'Laoide R (1994) Symptomatic hepatic cysts: Percutaneous drainage and sclerosis. Radiology 190:387–392

Southam CM, Brunschwig A (1961) Quantitative studies of autotransplatation of human cancer. Cancer 14:971–978

Spjut H, Hendrix VJ, Ramirez A, Roper CL (1958) Carcinoma cells in pleural cavity washings. Cancer 11:1222–1225

Stafford S, Mueller PR (1989) Ultraschall versus Computertomographie bei Planung und Durchführung interventioneller Verfahren. In: Sonnenberg van E (Hrsg) Interventioneller Ultraschall in Daignostik und Therapie. Thieme, Stuttgart New York

Streuli R, Keiser G (1988) Vergrößerte Lymphknoten. In: Siegenthaler (Hrsg) Differentialdiagnose innerer Erkrankungen. Thieme, Stuttgart New York, S 18.2–8.10

Stuckmann G, Burger HR, Keusch G, Binswanger U, Otto R (1987) Die ultraschallgeführte Nierenbiopsie mit der Schneidbiopsiekanüle. Ultraschall Klin Prax 2:205–215

Swobodnik W, Hagert N, Janowitz P, Wenk H (1991) Diagnostic fine-needle-puncture of the gallbladder with US guidance. Radiology 178(3):755–758

Swobodnik W, Janowitz P, Kratzer W et al. (1990) Vergleich ultraschallgezielter Feinnadel- und Grobnadelpunktionen bei umschriebenen Läsionen im Abdomen. Ultraschall Med 6:287–289

Tanaka K, Okazaki H, Nakumara S, Endo O, Inoue S, Takamura Y, Sugiyama M, Ohaki Y (1991) Hepatocellular carcinoma: treatment with a combination of transcatheter arterial embolisation and percutaneous ethanol injection. Radiology 179:713–717

Tao LC, Paerson FG, Delarue NC, Langer B, Sanders DE (1980) Percutaneous Fine-needle Aspiration Biopsy. Cancer 45:1480–1485

Taylor R, Rubens M, Pearson M, Barnes N (1994) Intrapleural streptokinase in the management of empyema. Thorax 49:856–859

Teplick SK, Wolferth CC, Hayes MF, Amrom G (1982) Percutaneous puncture in obstructive jaundice. Gastrointest Radiol 7:259–261

Tikkakoski T, Pairvansalo M, Similuoto T et al. (1993) Percutaneous ultrasound-guided biopsy: fine needle biopsy, or both? Acta Radiol 34:30–34

Tikkakoski T, Siniluoto T, Ollikainen A et al. (1991) Ultrasound-guided aspiration cytology of enlarged lymph nodes. Acta Radiol 32:53–56

VanDerKolk HL (1991) Small, deep pelvic abscesses: definition and drainage guided with an endovaginal probe. Radiology 181:283–284

Van Gansbeke D, Matos C, Gelin M et al. (1989) Percutaneous drainage of subphrenic abscesses. Brit J Radiol 62:127–133

Vehmas T, Paeivaensalo M, Taavitsainen M, Suramo I (1988) Ultrasound in renal pyogenic infection. Imaging and intervention. Acta Radiol 29(6):675–680

Verbanck JJ, Demol JW, Ghillebert GL, Rutgeerts LJ, Surmont IP (1993) Ultrasound-guided puncture of the gallbladder for acute Cholecystits. Lancet 341:1132–1133

Verbanck JJ, Demol JW, Vandenberghe MM, De Soete CJ, Ghillebert GL, Rutgeerts LJ (1994) Ultrasound-guided percutaneous transhepatic puncture of the gallbladder in the management of acute cholecystitis: immediate and longterm results. In: Judmaier G, Lutz H, Kathrein H (eds) Europ J Ultrasound 1 (Suppl.) 66

Vogelgezang LR, Nemeck AA (1988) Percutaneous cholecystostomy. Diagnostic and therapeutic efficacy. Radiology 168:29–34

Wegener M, Adamek RI, Wedmann B (1992) Endosonographisch geführte transoesophageale Feinnadelaspiration zur Diagnostik mediastinaler paraösophagealer raumfordernder Prozesse. Ultraschall Med 13:289–291

Weisbrod GL, Hermann SJ, Tao LC (1987) Preliminary experience with dual cutting edge needle in thoracic percutaneous fine-needle aspiration biopsy. Radiology 163:75–78

Weisbrod GL, Lyons DJ, Tao LC, Chamberlain DW (1984) Percutaneous fine-needle aspiration biopsy of mediastinal lesions. AJR 143:52552–52559

Weiss H (1989) Metastasenbildung durch Feinnadelpunktion? Ultraschall in Med. 10:147–151

Weiss H, Düntsch U, Weiss A (1988) Risiken der Feinnadelpunktion – Ergebnisse einer Umfrage in BRD (DEGUM-Umfrage). Ultraschall 9:121–127

Weiss H, Weiss A, Bersch W (1993) Die ultraschallgezielte Feinnadelpunktion. Komplikationslose Methode mit hoher Sensitivität und Spezifität. Krankenhausarzt 11:552–556

Weiss H, Weiss A, Schöll A (1993) Tödliche Komplikationen einer Feinnadelbiopsie der Leber. Dtsch med Wschr 113:139–142

Wernecke K, Heckemann R (1985) Treatment of pyogenic splenic abscess by ultrasonically guided fine needle puncture. Eur J Radiol 5:216

Wernecke K, Heckemann R, Rehwald U (1985) Therapeutische Ergebnisse der ultraschallgeführten Nierenzystenpunktion. Fortschr Röntgenstr Nuklearmed 143(5):553–556

Wernecke K, Vasallo P, Peters PE, von Bassewitz DB (1989) Mediastinal tumors: Biopsy under US guidance. Radiology 172:473–476

Wernecke von K, Galanski M, Peters PE, Hansen J (1989) Sonographische Diagnostik des Pneumothorax. Fortschr Roentgenstr 150:84–85

Westcott JL (1980) Direct percutaneous needle aspiration of localized pulmonary lesions: Results in 422 patients. Radiology 137:31–35

Wiedemann W, Wurster K, Strohm C (1989) Ultraschallgezielte Feinnadelpunktion der Schilddrüse. Radiology 29(3):109–118

Wiersema MJ, Vilmann P, Giovannini M, Chang KJ, Wiersema LM (1997) Endosonographic-guided fineneedle aspiration biopsy: Diagnostic accuracy and complication assessment. Gastroenterology 112:1087–1095

Willenberg J, Ferruci JT (1979) Radiographically guided needle biopsie of abdominal neoplasm – who, how, where, why? J Clin Gastroenterol 1273

Witzigmann H, Geißler F, Uhlmann D, Hauss J (1998) Intraabdominelle Abscesse; Klinik für Abdominal-, Transplantations- und Gefäßchirurgie. Der Chirurg 69:813–820

Wong B, Murphy BJ, Chang CJ et al. (1979) The risk of pericardiocentesis. Amer J Cardiol 44:1110

Yang P, Luh K, Sheu J, Kuo S, Yang S (1985) Peripheral pulmonary lesions: Ultrasonography and ultrasonically guided aspiration biopsy. Radiology 155:451–456

Yang P, Luh K, Wu H, Chang D, Lee L, Kuo S, Yang S (1990) Lung tumors associated with obstructive pneumonitis: US studies. Radiology 174:717–720

Yang PC, Chang BD, Yu CJ, Lee YC, Kuo SH, Luh KT (1992) Ultrasound guided percutaneous cutting biopsy for the disagnosis of pulmonary consolidations of unknown aetiology. Thorax 47:457–460

Yang PC, Chang DB, Lee YC, Yu CJ, Kuo SH, Luh KT (1992) Mediastinal malignancy: ultrasound guided biopsy trough the supraclavicular approach. Thorax 47:377–380

Yang PC, Chang DB, Yu CJ, Wu HD, Kuo SH, Luh KT (1992) Ultrasound-guided core biopsy of thoracic tumors. Am Rev Respir Dis 146:763–767

Yang PC, Lee YC, Yu CJ, Chang DB, Wu HD, Lee LN et al. (1992) Ultrasonographically guided biopsy of thoracic tumors. A comparison of cutting biopsy with fine-needle aspiration. Cancer 69(10):2553–2560

Yeh HC (1981) Percutaneous fine needle aspiration biopsy of intraabdominal lesions with ultrasound guidance. Am J Gastroenterology 75:148–152

Yi-Hong Chou, Chui-Mei Tiu, Hong-Jen Chiou, Chong-Chuan Hsu, Jen-Huay Chiang, Chun Yu (1997) Ultrasound-guided interventional procedures in splenic abscesses. Ultrasound in Medicine and Biology 23, Supplement 1:28

Yu C, Yang P, Chang D, Wu H, Lee L, Lee Y, Kuo S, Luh K (1991) Evaluation of ultrasonically guided biopsies of mediastinal masses. Chest 100:399–405

Yuan A, Yang PC, Chang DB, Yu CJ, Lee YC, Kuo SH, Luh KT (1992) Ultrasound-guided aspiration biopsy of samll peripheral pulmonary nodules. Chest 101:926–930

Zegel HG, Pollak HM, Banner MP (1981) percutaneous nephrostomie: comparison of sonographic and fluoroscopic guidance. Amer J Roentgenol 137:925

Sachverzeichnis